# TREINAMENTO ESPORTIVO

## Aspectos Multifatoriais do Rendimento

# TREINAMENTO ESPORTIVO

## Aspectos Multifatoriais do Rendimento

**Organizador**

**YTALO MOTA SOARES**

Doutorando em Ciências do Esporte –
Universidade Federal de Minas Gerais – UFMG

Mestre em Ciência do Esporte (na Especialidade do Treinamento de Alto
Rendimento Esportivo) – Universidade do Porto – UP

Especialista em Treinamento Esportivo –
Universidade Federal da Paraíba – UFPB

Professor da UFPB

Membro do Grupo de Pesquisa em Treinamento e
Avaliação do Desempenho Humano – UFPB

Membro do Grupo de Pesquisa em Treinamento Esportivo e do
Laboratório de Avaliação da Carga – LAC/UFMG

Medbook

EDITORA CIENTÍFICA LTDA.

**Treinamento Esportivo – Aspectos Multifatoriais do Rendimento**
Direitos exclusivos para a língua portuguesa


**NOTA DA EDITORA:** O organizador e os autores de cada capítulo desta obra verificaram seus conteúdos respectivos e os nomes genéricos e comerciais dos medicamentos mencionados; também conferiram dados referentes à posologia, objetivando informações acuradas e de acordo com os padrões atualmente aceitos. Entretanto, em função do dinamismo da área de saúde, os leitores devem prestar atenção às informações fornecidas pelos fabricantes, a fim de se certificarem de que as doses preconizadas ou as contraindicações não sofreram modificações, principalmente em relação a substâncias novas ou prescritas com pouca frequência.

O organizador, os autores dos capítulos e a editora não podem ser responsabilizados pelo uso impróprio nem pela aplicação incorreta de produto apresentado nesta obra.

Apesar de terem envidado o máximo de esforços para localizar os detentores dos direitos autorais de qualquer material utilizado, o organizador e a editora desta obra estão dispostos a acertos posteriores caso, inadvertidamente, a identificação de algum deles tenha sido omitida.

**Editoração Eletrônica:** REDB – Produções Gráficas e Editorial Ltda.
**Capa:** Adielson Anselme

CIP-BRASIL. CATALOGAÇÃO-NA-FONTE
SINDICATO NACIONAL DOS EDITORES DE LIVROS, RJ

---

S657t
Soares, Ytalo Mota
Treinamento esportivo: aspectos multifatoriais do rendimento/Ytalo Mota Soares. – 1. ed. – Rio de Janeiro: MedBook, 2014.
336 p.: il.; 23 cm.

ISBN 978-85-8369-001-6

1. Esporte - Estudo e ensino. 2. Esportes - Treinamento I. Título.

14-09531 CDD: 796.07
CDU: 796.015.3

---

11/02/2014 14/02/2014



EDITORA CIENTÍFICA LTDA.
Rua Professora Ester de Melo 178 – Benfica
CEP: 20930-010 – Rio de Janeiro – RJ
Telefones: (21) 2502-4438 e 2569-2524
contato@medbookeditora.com.br e medbook@superig.com.br
**www.medbookeditora.com.br**

# Agradecimentos


A todos os mestres que contribuíram para minha paixão pelo treinamento esportivo, em especial aos professores Francisco Martins e Rossini Freire.

Ao grupo de autores que atendeu ao desafio estabelecido, de maneira imediata e com competência.

À MedBook Editora por mais uma vez investir na Educação Física/Esportes.

*O organizador*

# Autores

**Adroaldo Gaya**

Doutor em Ciências do Desporto – Universidade do Porto – UP
Professor da Universidade Federal do Rio Grande do Sul – UFRGS
Líder do Grupo de Pesquisa Projeto Esporte Brasil – UFRGS

**Alexandre Moreira**

Doutor em Ciências do Esporte – Universidade Estadual de Campinas – UNICAMP
Professor da Universidade de São Paulo – USP
Líder do Grupo de Pesquisa – Planejamento e Monitoramento do Treinamento Físico e Esportivo – USP

**Alexandre Sérgio Silva**

Doutor em Ciências da Motricidade Humana – Universidade Estadual Paulista – UNESP
Professor da Universidade Federal da Paraíba – UFPB
Líder do Grupo de Pesquisa em Treinamento e Avaliação do Desempenho Humano – UFPB

**Carlo Baldari**

Doutor em Ciências do Movimento Humano
Professor da Universidade de Roma "Foro Italico"

**_Davyson de Lima Moreira_**

Doutor em Química de Produtos Naturais – UFRJ
Pesquisador da Fundação Oswaldo Cruz – FIOCRUZ
Membro do Grupo de Pesquisa Química de Produtos Naturais PN4 – FIOCRUZ

**_Dayane Ferreira Rodrigues_**

Mestranda em Nutrição – Universidade Federal de São Paulo – UNIFESP
Membro do Centro de Estudos em Psicobiologia e Exercício – CEPE/AFIP

**_Eduardo da Silva Alves_**

Mestre em Farmacologia – UNIFESP
Doutorando em Psicobiologia – UNIFESP
Membro do Centro de Estudos em Psicobiologia e Exercício – CEPE/AFIP

**_Eduardo Santos_**

Doutor em Ciências do Desporto – Universidade do Porto – UP
Professor da Faculdade de Desporto – FADE/UP
Membro do Gabinete de Basquetebol – FADE/UP

**_Emerson Franchini_**

Livre-Docente pelo Departamento de Esporte da Escola de Educação Física e Esporte da Universidade de São Paulo – EEFE/USP
Professor da EEFE-USP
Líder do Grupo de Pesquisa em Lutas, Artes Marciais e Modalidades de Combate – USP

**_Franco Noce_**

Doutor em Psicobiologia – Universidade Federal de São Paulo – UNIFESP
Professor da Universidade Federal de Minas Gerais – UFMG
Coordenador do Setor de Psicologia do Esporte do Centro de Treinamento Esportivo – UFMG

***Gisele Augusta Maciel Franca***

Mestre em Nutrição – Universidade Federal da Paraíba – UFPB
Especialista em Nutrição Esportiva
Graduada em Nutrição – UFPB

***Gislane Ferreira de Melo***

Doutora em Educação Física – Universidade Católica de Brasília – UCB
Professora da UCB
Membro do Grupo de Pesquisa Observatório em Psicologia do Esporte

***João Paulo Borin***

Doutor em Ciências do Esporte – Universidade Estadual de Campinas – UNICAMP
Professor da UNICAMP
Líder do Grupo de Pesquisa Teoria e Metodologia do Treinamento – UNICAMP

***João Paulo Vilas-Boas***

Doutor em Ciências do Desporto – Universidade do Porto – UP
Professor da Faculdade de Desporto – FADE/UP
Coordenador do Laboratório de Biomecânica do Porto

***José Arimatéia Dantas Lopes***

Doutor em Química Orgânica – Universidade Estadual de Campinas – UNICAMP
Professor da Universidade Federal do Piauí – UFPI
Reitor da UFPI

***Lisiane Torres***

Doutora em Ciências do Movimento Humano – Universidade Federal do Rio Grande do Sul – UFRGS
Professora da UFRGS
Membro do Grupo Projeto Esporte Brasil – PROESP

**_Luciana Perez Bojikian_**

Mestre em Educação Física – Universidade de São Paulo – USP
Professora da Universidade Paulista – UNIP
Membro do Grupo de Pesquisa em Esporte e Treinamento Infanto-juvenil – USP

**_Marcelo Massa_**

Doutor em Educação Física – Universidade de São Paulo – USP
Professor da USP
Líder do Grupo de Pesquisa Capacidades e Habilidades Motoras – USP

**_Marcos Antonio Pereira dos Santos_**

Doutor em Biotecnologia – Renorbio/UFPI
Professor da Universidade Federal do Piauí – UFPI
Membro do Grupo de Pesquisa Biodiversidade e Biotecnologia – UFPI

**_Marco Túlio de Mello_**

Doutor em Psicobiologia – Universidade Federal de São Paulo – UNIFESP
Professor da UNIFESP
Diretor Técnico do Centro de Estudos em Psicobiologia e Exercício – CEPE/AFIP

**_Maria Paula Macedo Motta Capparelli_**

Graduada em Educação Física – Universidade Católica de Brasília – UCB
Mestranda pela UCB

**_Maria Tereza Silveira Böhme_**

Doutora em Ciências do Esporte – Justus Liebig Universität Giessen
Professora da Universidade de São Paulo – USP
Líder do Grupo de Pesquisa em Esporte e Treinamento Infanto-juvenil – USP

***Monica Yuri Takito***

Doutora em Saúde Pública – Universidade de São Paulo – USP
Professora da Escola de Educação Física e Esporte da Universidade de São Paulo – EEFE/USP
Pesquisadora do Grupo de Pesquisa em Fisiologia do Exercício Intermitente de Alta Intensidade – USP

***Nilton Soares Formiga***

Doutor em Psicologia – Universidade Federal da Paraíba – UFPB
Professor da Faculdade Maurício de Nassau
Membro do Grupo de Pesquisa Psicologia e Educação – UNB

***Pablo Rebouças Marcelino***

Graduado em Educação Física – Universidade Federal da Paraíba – UFPB
Aluno do Curso de Pós-Graduação (Mestrando) na área de Biodinâmica do Movimento Humano – Universidade de São Paulo – USP
Membro do Grupo de Pesquisa – Planejamento e Monitoramento do Treinamento Físico e Esportivo – USP

***Paula Teixeira Fernandes***

Doutora em Ciências Médicas – Universidade Estadual de Campinas – UNICAMP
Professora da UNICAMP
Líder do Grupo de Pesquisa Psicologia do Esporte e Neurociências – UNICAMP

***Paulo Colaço***

Doutor em Ciências do Desporto – Universidade do Porto – UP
Professor da Faculdade de Desporto – FADE/UP
Membro do Gabinete de Atletismo – FADE/UP

***Reginaldo Gonçalves***

Doutor em Ciências da Saúde – Universidade Federal de Minas Gerais – UFMG
Professor da UFMG
Membro do Laboratório de Avaliação da Carga – LAC/UFMG

***Ricardo J. Fernandes***

Doutor em Ciências do Desporto – Universidade do Porto – UP
Professor da Faculdade de Desporto – FADE/UP
Coordenador do Gabinete de Natação – FADE/UP

***Varley Teoldo da Costa***

Doutor em Ciências do Esporte – Universidade Federal de Minas Gerais – UFMG
Professor da UFMG
Coordenador do Laboratório de Psicologia do Esporte – LAPES/UFMG

***Vinicius Cardoso***

Doutorando em Ciências do Movimento Humano – UFRGS
Professor da Universidade Estadual de Roraima
Mestre em Ciências do Esporte – Universidade do Porto – UP

***Ytalo Mota Soares***

Doutorando em Ciências do Esporte – Universidade Federal de Minas Gerais – UFMG
Mestre em Ciência do Esporte (na Especialidade do Treinamento de Alto Rendimento Esportivo) – Universidade do Porto – UP
Professor da Universidade Federal da Paraíba – UFPB

# Prefácio

O professor mestre Ytalo Mota Soares, docente da Universidade Federal da Paraíba, organizador de *Treinamento Esportivo – Aspectos Multifatoriais do Rendimento*, que tenho a honra de prefaciar, conseguiu reunir um conjunto de profissionais qualificados e experientes que se dispuseram a apresentar, por escrito, suas reflexões, experiências e contribuições à área do treinamento esportivo, importante e decisivo campo de estudos e aplicação de conhecimentos imprescindíveis para a evolução do esporte como fenômeno social e relevante indicador do desenvolvimento e crescimento de uma sociedade.

O livro tem abordagem ampla e abrangente, reunindo cinco grandes e importantes dimensões relacionadas com as orientações teórico-metodológicas da preparação dos atletas para a prática esportiva, elaboradas por especialistas de diversas áreas do conhecimento, detentores de reconhecimento acadêmico e respeitabilidade prática que a experiência profissional lhes proporcionou.

Desse modo, a obra está organizada em cinco seções que, mesmo distintas, complementam-se e intercomunicam-se na perspectiva de responder aos pertinentes e atuais problemas que inquietam tanto os treinadores como os estudiosos do treinamento esportivo.

A avaliação, como recursos metodológicos e processos interpretativos de alterações e adaptações bioquímicas, morfológicas e fisiológicas relacionadas com o desempenho humano, foi tratada na Seção I, juntamente com os processos de acompanhamento e controle da preparação dos atletas e paratletas em modalidades individuais e coletivas.

A Seção II, ao abordar a imprescindível temática da metodologia do treino, privilegiou a corrida de rua, importante e crescente segmento da prática esportiva, além do ciclismo e das lutas, que, mesmo muito praticados e com crescente aceitação, carecem de orientações teóricas e procedimentos metodológicos. A mesma seção ainda destinou atenção às novas metodologias do treinamento da força, considerada uma capacidade física decisiva para o rendimento esportivo.

A preocupante e não menos atual temática do *doping* e sua relação com o resultado esportivo está apresentada na Seção III com abordagens que contemplam tanto a crescente e discutível suplementação nutricional como o controle na utilização de substâncias consideradas dopantes, legalmente proibidas e eticamente condenáveis.

O importante tema relacionado com a detecção e o encaminhamento do talento esportivo foi tratado na Seção IV, contemplando a metodologia científica empregada nesse processo e o papel da educação física escolar nessa importante e decisiva etapa da formação esportiva.

A quinta e última seção, cujo foco são questões relacionadas com a psicologia do esporte, privilegiou o estresse psicológico e o perfil psicológico de gênero, que, mesmo decisivos para o desempenho esportivo, são ainda pouco estudados e carentes de mais e melhores orientações.

Trata-se, portanto, de uma obra que, pela abrangência, diversidade de conteúdos e pertinência do assunto tratado, muito terá a contribuir com os profissionais da educação física e do esporte, na perspectiva de uma intervenção profissional fundamentada em princípios científicos, orientações pedagógicas e procedimentos éticos adequados. Na condição de uma importante fonte de informações, espera-se que não se esgote com sua leitura, já que os autores estimulam e provocam a busca de novos conhecimentos e experiências ao apresentar uma vasta revisão de literatura que nos convida a continuar nosso aprofundamento nesta importante e estimulante área do conhecimento.

Finalmente, gostaria de expressar meu entendimento de que o convite para apresentar um trabalho escrito é sempre, para aqueles que reconhecem e valorizam a lealdade como importante princípio humano, uma honra e um destaque muito especial. Com essa compreensão, expresso meus agradecimentos ao organizador e aos autores por me concederem esse privilégio. Prefaciar *Treinamento Esportivo – Aspectos Multifatoriais do Rendimento* redobra essa honra e enche-me de satisfação por haver sido lembrado dentre tantos nomes mais destacados e importantes nos cenários da educação física e do esporte no Brasil.

*Prof. Dr. Francisco Martins da Silva*
João Pessoa, agosto de 2013

# Sumário

# TREINAMENTO ESPORTIVO

Aspectos Multifatoriais do Rendimento

# Seção I

## Avaliação e Controle do Treinamento Esportivo

# Capítulo 1

# Capacidade de Desempenho de *Sprints* Repetidos (CDSR) no Esporte Coletivo

Alexandre Moreira • Pablo Rebouças Marcelino

## INTRODUÇÃO

O esporte coletivo se caracteriza por apresentar um padrão de atividade constituído de esforços intermitentes, alternando ações de baixa, moderada e alta intensidade. As ações de alta intensidade podem ser evidenciadas em tarefas como *sprints,* acelerações, desacelerações, paradas e mudanças bruscas de direção, entre outras.

Essa característica impõe elevada demanda física aos atletas, cujo desempenho competitivo parece estar intimamente relacionado com a manifestação eficiente de atributos individuais associados às diferentes capacidades motoras, como força, resistência e velocidade[1-6], e com a capacidade do atleta e da equipe em lidar com os restritores de espaço, tempo e tarefa[7].

O desempenho técnico e tático eficiente também está em parte relacionado com a condição física do atleta, que pode ser considerada como um restritor (delimitador) orgânico de natureza estrutural e funcional[8], exercendo papel relevante na configuração de padrões de atividade do jogador e da equipe. A capacidade de os jogadores realizarem com proficiência, e repetidas vezes, as tarefas e ações específicas durante partidas oficiais ou sessões de treinamento está, por sua vez, baseada e norteada pelos objetivos estratégicos e comportamentos táticos.

Dentre essas ações estão as corridas, deslocamentos em direção e sentidos diversos, saltos, acelerações, desacelerações e mudanças de direção. Os esforços de alta intensidade, inerentes às situações de destaque nos esportes coletivos, notadamente no que se refere às corridas e acelerações, têm chamado a atenção de pesquisadores e treinadores[9-12]. As corridas de alta intensidade (velocidade elevada) vêm sendo denominadas *sprints*. Os *sprints* se caracterizam pela curta duração e são separados entre si por diferentes intervalos de recuperação[13].

> A tarefa que inclui realização de *sprints*, alternados com períodos relativamente curtos de recuperação, tem sido denominada *sprints* repetidos; o desempenho dessa tarefa, por sua vez, será, para os propósitos deste capítulo, considerado como "capacidade de desempenho de *sprints* repetidos" (CDSR)[14].

A CDSR tem despertado o interesse de pesquisadores e treinadores, especialmente na última década. Em geral, as investigações têm como objetivo central o avanço do conhecimento, notadamente no que se refere ao papel da CDSR no esporte coletivo[15,16].

Ações importantes do jogo e lances decisivos no esporte coletivo se concretizam a partir dos esforços de alta intensidade, como, por exemplo, as acelerações na direção do gol no futebol ou handebol, as infiltrações para cesta no basquetebol e as acelerações e desacelerações ou mesmo mudanças de direção com diferentes objetivos, realizadas tanto em situação de ataque como de defesa[14]. A capacidade de manter a eficiência na realização desses esforços de alta intensidade pode estar associada a elevada CDSR, especialmente em condições de fadiga crescente[16,17].

> O padrão da atividade competitiva no esporte coletivo e a lógica interna do jogo implicam a realização de um grande número de *sprints*, muitas vezes em sequência, com períodos de recuperação variados, podendo inclusive, em muitas ocasiões, apresentar tempos de recuperação extremamente pequenos e, assim, não possibilitar uma completa recuperação do atleta entre sequências de *sprints*. Desse modo, uma elevada capacidade de realização de *sprints* repetidos ao longo de uma partida pode representar uma vantagem no desempenho esportivo.

A partir dessa inferência, diversos pesquisadores têm investigado a dinâmica dos *sprints* repetidos em jogos e treinamentos, paralelamente à proposição de protocolos de testes para avaliar a CDSR em diferentes esportes coletivos. Essas proposições partem do pressuposto de que o desempenho no teste poderia representar um importante indicador da CDSR e auxiliar técnicos e preparadores físicos na organização e no monitoramento do processo de treinamento.

# PROTOCOLOS DE TESTES PARA AVALIAÇÃO DA CAPACIDADE DE DESEMPENHO DE *SPRINTS* REPETIDOS (CDSR) E OBJETIVOS DAS INVESTIGAÇÕES

Diversos protocolos para testar e avaliar a CDSR têm sido propostos. Os protocolos apresentam grande variação na quantidade de *sprints* (de três a 40 *sprints*), duração (2 a 180s), estrutura (linear ou com mudança de direção), unidade de medida (segundos, watts) e meios de realização dos testes (cicloergômetro, esteira, quadra, campo)[14].

No Quadro 1.1 são apresentados os principais protocolos utilizados em estudos com atletas de esportes coletivos, como **basquetebol**[18], **handebol**[19], **futebol**[20], **hóquei**[21] e **rúgbi**[3]. É possível observar a grande diversidade entre os protocolos utilizados, amostras testadas e objetivos dos estudos.

As amostras foram constituídas por adolescentes[16], adultos[12], atletas de nível amador[22], sujeitos treinados[23] e atletas de elite[21]. O número de sujeitos avaliados também variou consideravelmente entre os estudos, com amostras compostas por sete[24] a 134 indivíduos[25].

O número de *sprints*, por exemplo, varia de cinco[21] a 12[26], com distâncias entre 20 e 75m[24], com estrutura retilínea (em linha reta)[27] ou envolvendo uma[28] ou mais mudanças de direção[29]. A natureza dos intervalos de recuperação entre os *sprints* também é variada, verificando-se a utilização de intervalos de recuperação ativos e passivos[30]. O tempo de intervalo de recuperação, por outro lado, é a variável com a menor variação, compreendendo intervalos entre 20 e 30s (Quadro 1.1).

Notam-se também diferentes objetivos e questões centrais contemplados nas investigações. Entre esses objetivos, destacam-se:

a) **Relação da CDSR com capacidades motoras** (resistência aeróbia, anaeróbia, velocidade, entre outras)[3,16,21,24,28].

b) **Relação da CDSR com o desempenho no jogo**[12,31,32].

c) **Efeito de diferentes tipos de treinamento na CDSR**[27,33].

d) **Influência do jogo na CDSR**[17,26].

e) **Diferenças de desempenho na CDSR entre grupos distintos – considerando nível de qualificação no esporte, tipo de esporte, faixa etária, entre outros**[20,22,23,34-36].

**Quadro 1.1** Protocolos de testes de *sprints* repetidos

| Autor | Modalidade | Amostra | | | Protocolo |
|---|---|---|---|---|---|
| | | N | Categoria | Nível | (Nº de *Sprints* × Distância: Intervalo) |
| Caprino et al.[17] | Basquete | 10 | Sub-17 | Elite | 10 × 30m (*shuttle* 15 + 15): 30s (passivo) |
| Castagna et al.[28] | Basquete | 18 | Sub-17 | Elite | 10 × 30m (*shuttle* 15 + 15): ciclos 30s (passivo) |
| Castagna et al.[30] | Basquete | 16 | Sub-17 | Elite | 10 × 30m (*shuttle* 15 + 15): ciclos 30s (passivo e ativo) |
| Delextrat & Kraiem[32] | Basquete | 31 | Sub-17 | Elite | 6 × 20m (*shuttle* 10 + 10): 20s |
| Gocentas et al.[24] | Basquete | 7 | Adulto | Elite | 10 × 75m: 120s (cicloergômetro) |
| Marcelino et al. (dados não publicados) | Basquete | 12 | Sub-19 | Elite | 12 × 20m: 20s (ativo) |
| Meckel et al.[26] | Basquete | 12 | Sub-18 | Elite | 12 × 20m: 20s (passivo) |
| Jimenez et al.[35] | Basquete<br>Basquete<br>Handebol<br>Handebol | 8<br>8<br>6<br>8 | Adulto | Elite<br>Amador<br>Elite<br>Amador | 8 × 30m: 25s (ativo) |
| Buchheit et al.[19] | Handebol | 18 | Adolescentes | Treinados | 6 × 30m (15 + 15 *shuttle*): ciclos de 20s (passivo) |
| Bishop et al.[21] | Hóquei | 14 | Adulto | Elite | 5 × 6s: ciclos de 30s (passivo) – cicloergômetro |
| Spencer et al.[37] | Hóquei de campo | 10 | Adulto | Elite | 6 × 30m: ciclos de 25s (ativo) |
| Gabbet & Stein[12] | Rúgbi | 38 | Adulto | Elite e treinados | 6 × 20m: ciclos de 20s (passivo)<br>8 × 12s (*shuttle*): ciclos de 28s (passivo) |
| Wadley et al.[3] | Rúgbi | 17 | Adulto | Elite e treinados | 12 × 20m (ciclos de 20s) |

| | | | | | |
|---|---|---|---|---|---|
| Buchheit et al.[31] | Futebol | 99 | Adolescentes | Elite | 10 × 30m: 30s (ativo) |
| Buchheit et al.[33] | Futebol | 20 | Sub-15 | Elite | 6 × 30m (*shuttle* 15 + 15m): ciclos de 20s (passivo) |
| Dellal & Wong[34] | Futebol | 49 | Adolescentes e adulto | Elite | 10 × 20m (4MD 100°): 25s (ativo) |
| Ferrari et al.[27] | Futebol | 22<br>20 | Sub-18<br>Adulto | Elite | 6 × 40m (*shuttle* 20 + 20m): 20s (passivo) |
| Impelizzeri et al.[20] | Futebol | 108 | Adulto | Elite | 6 × 40m (*shuttle* 20 + 20m): 20s (passivo) |
| Kaplan[22] | Futebol | 85 | Adulto | Amadores | 7 × 34,2m (com MD): 25s (ativo) |
| Meckel et al.[18] | Futebol | 33 | Adolescentes | Treinados | 6 × 40m: ciclos de 30s (passivo)<br>12 × 20m: ciclos de 20s (passivo) |
| Mendez-Villanueva et al.[36] | Futebol | 61 | Adolescentes | Elite | 10 × 30m: 30s (ativo) |
| Mujika et al.[25] | Futebol | 134 | Adolescentes | Elite | 6 × 30m: 30s (ativo) |
| Rampinini et al.[23] | Futebol | 12<br>11 | Adulto | Elite<br>Amadores | 6 × 40m (*shuttle* 20 + 20m): 20s (passivo) |
| Rampinini et al.[60] | Futebol | 18 | Adulto | Elite | 6 × 40m (*shuttle* 20 + 20m): 20s (passivo) |
| Spencer et al.[16] | Futebol | 119 | Adolescentes | Elite | 6 × 30m: ciclos de 30s (ativo) |
| Wong et al.[29] | Futebol | 25<br>16<br>18 | Adulto | Suj. ativos<br>Treinados<br>Elite | 6 × 20m: 25s (ativo)<br>6 × 20m (4MD 100°): 25s (ativo) |

f) **Validade e confiabilidade dos testes da CDSR**[20,37].

g) **Características dos intervalos de recuperação (ativo e passivo)**[30].

Considerando todas essas diferenças e particularidades dos protocolos propostos para a análise da CDSR, é razoável admitir que as divergências verificadas nos resultados dos estudos se devem, pelo menos em parte, à realização de distintos protocolos de testes, objetivos e delineamentos, bem como às diferenças entre as amostras utilizadas, tanto no que diz respeito à qualificação dos sujeitos, de maior ou menor nível, como no que se refere às diferenças de atletas com relação aos esportes avaliados.

Diante deste cenário, é importante reconhecer que a opção, na prática, por um ou outro protocolo deve ser baseada, primariamente, no objetivo e interesse do treinador e da comissão técnica quanto à avaliação da CDSR, no sentido de se obterem dados pertinentes relacionados com a natureza da tarefa. Além disso, deve ser considerada também a associação entre a característica do protocolo e a dinâmica de realização dos *sprints* repetidos no esporte específico. Nesse sentido, faz-se fundamental entender a relação da CDSR com a dinâmica do jogo.

## ANÁLISE DA DINÂMICA DO JOGO, PADRÕES DE COMPORTAMENTO E DESEMPENHO DE *SPRINTS* REPETIDOS NO ESPORTE COLETIVO

Apesar do crescente interesse pela CDSR, da proposição e investigação de diferentes protocolos de testes e, ainda, do avanço do conhecimento sobre determinantes energéticos e respostas metabólicas provenientes da realização dos *sprints* repetidos[15,38], poucos são os estudos que buscaram entender a relação entre a CDSR e o desempenho competitivo propriamente dito.

Possivelmente por conta do número reduzido de investigações nessa direção, ainda se está longe de um consenso acerca da importância da CDSR para o desempenho no esporte coletivo e sua aplicação prática, tanto no que diz respeito à avaliação da CDSR como no que se refere ao treinamento e aos atributos físicos que poderiam compor o constructo dessa tarefa.

Sequências de *sprints* repetidos acontecem frequentemente durante uma partida no esporte coletivo. No entanto, essas sequências apresentam número, duração, intervalo e estrutura variados, tanto em relação às sequências dentro do jogo como no que concerne à comparação entre os esportes coletivos[11,28,39].

Por exemplo, Castagna et al.[28] demonstraram que atletas de basquetebol podem realizar uma sequência de até 20 *sprints*, com intervalo entre os *sprints* não superior a 60s; porém, em 93% dos casos, as sequências não excedem 10 *sprints*. Atletas de hóquei de campo realizam até 17 sequências de *sprints* repetidos durante um jogo, com média e desvio padrão de 4,2 ± 1,3 *sprints* por sequência (intervalo inferior a 21s[40]), e jogadores de futebol realizam até seis sequências de *sprints* repetidos por jogo e 3,3 ± 0,5 *sprints* por sequência (intervalo inferior a 20s[11]).

Dentre as possíveis explicações para essas diferenças está o fato de que as estruturas organizadas emergentes no esporte coletivo, como, por exemplo, os padrões defensivos e ofensivos, são determinadas pela interação interpessoal dos jogadores e reguladas por meio de seus processos perceptuais[41-43], que, por sua vez, são diferentes entre os esportes.

Os jogadores podem identificar as relações entre seus companheiros e oponentes, objetivos da tarefa e do ambiente, como a bola, o gol, a cesta etc., os quais, em última instância, restringem e configuram os comportamentos inerentes ao atleta, individualmente, e ao grupo, no contexto coletivo.

Quando o atleta percebe, por exemplo, uma oportunidade de definição no ataque ou ainda uma oportunidade para um companheiro realizar uma ação, ele usa as informações provenientes do ambiente para coordenar suas próprias ações e, em consequência, as dos demais jogadores envolvidos[44,45].

Os padrões coordenativos das ações do jogo, sob esta ótica, emergem de um processo de auto-organização da interação entre jogadores, restringido e delimitado por fatores do ambiente e da tarefa[46]. Esses restritores do desempenho originam-se de pelo menos um dos fatores propostos por Newell[8]: orgânicos, ambientais e de tarefa. Nesse sentido, o esporte coletivo pode ser entendido como um sistema aberto, complexo, dinâmico e adaptativo, cuja configuração será determinada por um processo de auto-organização, com os restritores de diferentes fontes contribuindo para a formação de padrões coordenativos associados a momentos e condições de estabilidade, variabilidade e quebra da simetria no estado organizacional[44].

A adaptação constante, mediante um processo de auto-organização, e, consequentemente, a formação de novos padrões de coordenação em diversos momentos do jogo – estrutura inerente ao esporte coletivo – indicam que distintos fatores podem influenciar a dinâmica do jogo, como o nível do adversário, a tática ofensiva e defensiva, a estratégia dos times[47-50], bem como diferentes ações e categorias de atividades.

Portanto, um padrão de realização dos *sprints* repetidos em cada jogo e esporte distinto poderá ser determinado por esse processo de auto-organização e, especialmente, pelos restritores orgânicos, de ambiente e de tarefa, que configurarão o padrão emergente, o que explicaria as diferenças verificadas entre os estudos, além de indicar a necessidade de uma nova abordagem para investigação e análise da CDSR no esporte coletivo.

Apesar dessa inerente flexibilidade adaptativa do esporte coletivo, as pesquisas centradas tanto no entendimento do jogo como um todo como na importância da CDSR ainda têm sido desenvolvidas muito mais na perspectiva individual e distante de uma melhor contextualização. Mesmo considerando essas limitações, é importante destacar que as abordagens centradas no indivíduo e suas ações ainda vêm colaborando com o avanço do conhecimento.

Uma das abordagens mais frequentes no estudo do esporte coletivo é a técnica notacional, investigando diferenças na ocorrência e frequência de ações dos jogadores e equipes a fim de caracterizar as relações dessas ações com resultados e indicadores de escores considerados de sucesso ou insucesso[51].

Adicionalmente, um grande número de estudos na área da análise de jogo no esporte coletivo vem registrando, descrevendo e analisando a demanda física por meio de importantes parâmetros físicos e fisiológicos. Esse foco tem ampliado o conhecimento no que tange às informações associadas à distância total percorrida pelos jogadores, frequência de ações, tempo despendido e percentual do tempo total realizado em diferentes categorias de movimento ou zonas de intensidade, notadamente no que se refere à velocidade de deslocamento como parâmetro de discriminação.

Dessa maneira, esses estudos têm contribuído para um maior entendimento acerca da ocorrência e frequência das ações em jogos no esporte coletivo, bem como da contribuição relativa dessas ações no jogo como um todo[11,13,28,39,47].

Em geral, também se tem buscado discriminar essas ações em função da intensidade, determinada especialmente pela velocidade de deslocamento da corrida. Nesse sentido, as ações de alta intensidade e os *sprints* têm recebido grande atenção, por conta de sua elevada importância para o desempenho na competição[52-54].

O registro e a análise dessas ações em competições oficiais e simulações têm sido feitos com recursos de diferentes métodos, como a utilização de sistemas de GPS e análise de vídeo[55]. Entretanto, o uso de GPS em competições oficiais ainda não é possível na maior parte dos esportes coletivos, em razão de sua proibição nos regulamentos.

Resultados de estudos que buscaram identificar e discriminar as ações de alta intensidade no ambiente competitivo têm demonstrado que, apesar da semelhança na estrutura dos esportes coletivos – possivelmente em virtude dos aspectos inerentes ao comportamento neurobiológico social comum a esses esportes, com tarefas comuns de cooperação e oposição –, também são observadas importantes diferenças entre eles, particularmente no que tange às ações de alta intensidade e à sequência de *sprints* repetidos.

Por exemplo, evidências consistentes têm revelado que jogadores profissionais de **futebol** percorrem, em média, de 9 a 12km por partida[9,52,55,56] e a amplitude pode variar de 5 a 14km percorridos, notadamente em função das posições dos jogadores[9,55], como também devido à faixa etária analisada[9,31].

> Apesar da predominância das ações de baixa intensidade, como a caminhada ou o *jogging*, no futebol de campo o impacto das ações de alta intensidade não deve ser negligenciado e, ao contrário, tem sido sugerido que esse aspecto pode ser o mais apropriado meio de avaliação e interpretação do desempenho na modalidade[57,58].
>
> No entanto, a avaliação dessas ações e sua consequente interpretação ainda encontram limitações. Discrepâncias na classificação das ações de alta intensidade relativas à velocidade de corrida (velocidade de deslocamento) têm contribuído para a falta de consenso acerca do percentual de deslocamento percorrido em alta intensidade ou mesmo quanto à frequência e ao tempo despendido nessas ações. Essa diferença de "pontos de corte" para classificar as ações é uma das possíveis explicações para a grande variabilidade verificada nos relatos concernentes aos deslocamentos de alta intensidade e *sprints* no esporte coletivo.

Alguns estudos ilustram bem essa discrepância. Di Salvo et al.[9], por exemplo, demonstraram que jogadores de futebol participantes do Campeonato Espanhol e da *UEFA Champions League* percorrem 8% da distância total de uma partida na zona de alta intensidade; Bradley et al.[52], por sua vez, apresentaram um valor significativamente superior. Os autores registraram que os jogadores de futebol da primeira divisão inglesa (*Premier League*) percorriam 31% da distância total do jogo na zona de alta intensidade.

Mohr et al.[59] relatam que atletas de alto nível realizam, em média, 1.346 ± 34 ações por jogo, sendo aproximadamente 1.050 ações (78%) consideradas de baixa intensidade e apenas 108 (8%) de alta intensidade (>19,1km/h). As ações de alta intensidade correspondem a 5% do tempo total de jogo e apresentam uma duração média de 2 a 3s por ação[11,59].

Analisando apenas o número ou a distância percorrida em *sprints* (ações em velocidade próxima da máxima), a proporção das ações de deslocamento de alta intensidade é ainda menor. Di Salvo et al.[6] reportaram que jogadores de futebol realizam, aproximadamente, 27 *sprints* (>25km/h) ao longo de uma partida oficial e Mohr et al.[59] observaram que atletas de alto nível desempenham, em média, 39 *sprints* (>30km/h).

Outra possível explicação relacionada com a grande variabilidade existente entre esses estudos, particularmente para os deslocamentos em alta intensidade, é a dificuldade com a rigorosidade e a determinação dos limites e limiares de velocidade de corrida[55]. Por exemplo, o jogador pode em um espaço de tempo relativamente curto (7s), em uma única aceleração com ou sem bola, alternar velocidades próximas, entrando e saindo de zonas diferentes de velocidade em uma mesma tarefa de aceleração. Essa situação poderia ser interpretada como a realização de mais de um *sprint*, quando possivelmente houve somente um *sprint* executado. Essas flutuações na frequência e no tempo despendido dentro de cada zona de velocidade levarão à alteração no cálculo da distância percorrida, aumentando as chances de se verificarem discrepâncias entre as investigações.

Apesar dessas discrepâncias e do número reduzido de *sprints* realizados durante uma partida de futebol, este parece estar fortemente relacionado com o nível competitivo dos atletas e da partida avaliada[12,31,59,60]. O *status* físico dos atletas também tem sido sugerido como fator importante para o desempenho das ações de alta intensidade[12,59-61]; os jogadores com nível superior realizam maior número de ações de alta intensidade do que seus pares menos condicionados.

Outro importante aspecto relacionado com as ações de alta intensidade em situações de competição é a dinâmica de realização dessas ações. As sequências de *sprints* repetidos podem apresentar intervalos, duração e quantidades variadas de *sprints* por sequência. Assim, a investigação da relação entre o desempenho competitivo e a CDSR é importante para a compreensão da dinâmica e da estrutura do jogo.

Ainda que o tempo médio de intervalo entre ações de alta intensidade seja elevado (de 70 a 140s[9,52]), a dinâmica do jogo de futebol muitas vezes exige que os jogadores executem sucessivas ações de alta intensidade com intervalos curtos e, muitas vezes, "incompletos".

Nesse sentido, adotando como referência que sequências de *sprints* repetidos ocorreriam quando um mínimo de três *sprints* com intervalos de até 20s fosse realizado – como proposto por Spencer et al.[40] –, Carling et al.[11] observaram que jogadores de futebol podem efetuar até sete *sprints* por sequência de *sprints* repetidos (média de 3,3 *sprints* por série). Entretanto, o critério adotado (séries com um mínimo de três *sprints* com intervalo inferior a 20s) para identificar sequências de *sprints* repetidos talvez não seja o mais adequado para o futebol.

Essa ponderação está baseada no fato de que Carling et al.[11] observaram que um terço dos intervalos entre ações de alta intensidade é inferior a 60s; assim, as séries que porventura apresentaram um intervalo de 30 ou 40s foram descartadas da análise e, portanto, não foram consideradas.

Em outro estudo nesse sentido, Buchheit et al.[13] demonstraram que jovens atletas de futebol (de 13 a 18 anos de idade) realizam até 14 *sprints* por sequência de *sprints* repetidos em um jogo; essas sequências apresentam, em média, três *sprints* e duração de 2,5 a 3s por *sprint,* considerando pausas de até 60s para a análise de sequências de *sprints* repetidos.

Uma vez que esses intervalos entre *sprints* não se configuram uniformemente, é possível que em uma mesma sequência ocorram intervalos de duração variada, e, assim, esta poderia não ser descrita como uma mesma sequência de *sprints* repetidos.

Portanto, as ações de baixa intensidade e períodos prolongados de recuperação são predominantes em termos de tempo total de um jogo de futebol. Contudo, em diversas situações do jogo, o intervalo entre *sprints* se caracteriza por apresentar curta duração e, desse modo, as sequências de *sprints* repetidos também podem ser consideradas atividades de elevada relevância para compreensão da demanda do jogo. Assim, é pertinente admitir que as ações de alta intensidade são de fundamental importância para o jogo de futebol.

Por outro lado, as abordagens, critérios e propostas para a investigação da dinâmica do jogo, e particularmente dos *sprints* repetidos e sequências de *sprints* realizados durante as partidas, ainda apresentam limitações. O avanço no sentido de uma maior compreensão da dinâmica das sequências de *sprints* repetidos depende, em parte, do estabelecimento de um "ponto de corte ideal" para caracterizar de maneira mais segura e inequívoca as ações de alta intensidade, contribuindo também para o estabelecimento de critérios para avaliar sequências de *sprints* repetidos realizadas em jogos oficiais.

Abordagens semelhantes também têm sido realizadas no **basquetebol**, no que se refere à demanda e às características inerentes à atividade competitiva. Nesse sentido, tem sido descrito que atletas de basquetebol percorrem aproximadamente 7,5km por jogo[39], realizando, em média, de 600 a 1.100 ações por partida[39,47,53,62-64].

Concernente às ações de alta intensidade, os jogadores de basquetebol percorrem, em média, 1,4km em ações de alta intensidade (17% da distância total percorrida[39]), correspondendo a 12% do tempo total de jogo[39] e 18% do tempo de bola em jogo, ou seja, quando o cronômetro está ativo [47]. Em uma partida, são realizadas 280 ações de alta intensidade (25% das ações do jogo), no entanto, as ações de baixa intensidade e os momentos de recuperação correspondem a 50% das ações de jogo (77% do tempo total de jogo)[39,47].

Portanto, assim como em outros esportes coletivos, no basquetebol as ações de alta intensidade correspondem a uma pequena parcela do tempo de jogo. Ainda assim, Castagna et al.[28,30] observaram que o jogo de basquetebol pode apresentar sequências de *sprints* repetidos de até 20 *sprints* antes que ocorra uma pausa superior a 60s. Em 93% das sequências de *sprints* repetidos, a quantidade de *sprints* é inferior a 10.

Castagna et al.[28,30] utilizaram como critério para avaliar sequências de *sprints* repetidos o desempenho de *sprints* (>15km/h) com intervalo inferior a 60s; quando o intervalo entre dois *sprints* excedia esse tempo, era registrada uma nova sequência. Corroborando com estudos anteriores de análise de jogo no basquetebol, Castagna et al.[28,30] relataram que a distância média percorrida em *sprints* foi de 7,38 ± 0,86m (amplitude de 5 a 32m), com duração média de 1,41 ± 0,16s (amplitude de 1 a 8s) e velocidade média de 19,12 ± 0,72km/h.

Assim, apesar do elevado tempo dedicado a ações de baixa intensidade ou em situações de recuperação, no basquetebol podem ser observadas sequências de até 20 *sprints* antes que ocorra uma pausa superior a 60 segundos; a duração dos *sprints* é de 1,5 a 2s[28,30,39,47], revelando a importância de se manter um desempenho elevado na execução dessas ações ao longo de toda a partida.

No **handebol**, estudos que analisaram o jogo demonstraram que os jogadores realizam, em média, 500 ações em jogos oficiais, percorrendo distâncias que variam de 1,8km (adolescentes de elite[65]) até, aproximadamente, 3,5km (campeonato mundial adulto masculino[66]). Da distância total percorrida em jogo, apenas 12% a 20% o são por meio de ações de alta intensidade[65,66]; a duração média dos *sprints* e corridas de alta intensidade é de 2,5s. Em contrapartida, em média, 80% da distância percorrida é desempenhada com ações de baixa intensidade (corrida de baixa intensidade e andando).

Apesar das investigações com a CDSR em jogadores de handebol, notadamente por meio dos testes de *sprints* repetidos[19,35,67], não se tem conhecimento, até o presente momento, de estudos que buscaram avaliar a ocorrência de sequências de *sprints* repetidos em jogos oficiais ou simulados de handebol.

Mesmo com essa limitação, é possível observar que o percentual da distância percorrida em alta intensidade (12% a 20%) e baixa intensidade (80%), como também o tempo médio de duração dos *sprints* (2,5s), assemelha-se aos resultados verificados com futebol e basquetebol.

> Entretanto, ainda é necessário ampliar o número de investigações na temática da análise do jogo no handebol, com destaque para o estudo da ocorrência e das características dos *sprints* repetidos, a fim de melhor se compreender a importância da CDSR para essa modalidade.

Estudos com **rúgbi** *union* também têm demonstrado a ocorrência de sequências de *sprints* repetidos em jogos oficiais. Meir et al.[68] mostraram que os atletas percorrem de 8,5 a 10km em uma partida oficial (adultos, profissionais), sendo apenas 3% a 4% dessa distância percorridos em ações de alta intensidade[68].

Atletas de rúgbi executam um baixo número de *sprints* por partida, variando entre dois e 10 *sprints* em função da posição do jogador[69]. A relação esforço:pausa para uma partida oficial de rúgbi pode ser de 1:7 até 1:26, variando, também, em função da posição do jogador[68,69].

No rúgbi, os atletas realizam outras atividades de alta intensidade, as quais não apresentam deslocamentos importantes, porém elevam significativamente o gasto energético e a demanda fisiológica imposta aos atletas. Essas ações, como *scrumming* e *tackles*, muitas vezes não são consideradas na análise do jogo, mas podem representar, aproximadamente, 100 ações em uma única partida, demonstrando sua importância e papel fundamental para a análise do desempenho físico nessa modalidade.

No que concerne especificamente à CDSR em atletas de rúgbi, vários estudos têm sido realizados[70-73]. Austin et al.[72] relataram que os atletas podem executar até 20 ações de alta intensidade em sequência, com intervalo inferior a 21s; e as séries de *sprints* repetidos podem ser observadas até 12 vezes por jogo. Esses resultados podem apresentar variação em função da posição do jogador. Devido à alta exigência física da modalidade, especialmente em algumas ações de contato, além dos *sprints*, Austin et al.[72] incluíram os *tackles* como ações de alta intensidade. A maior parte das ações de sequências de *sprints* repetidos foi percorrida com distância inferior a 20m (65% a 82% dos *sprints* realizados).

Outros esportes coletivos também têm sido alvo de investigação cuja questão central é a sequência de *sprints* repetidos. Spencer et al.[40] demonstraram que atletas de **hóquei de campo** podem executar até 800 ações em um jogo. Aproximadamente 6% do tempo de jogo é destinado às ações de alta intensidade (duração média de 2s) e 90% às ações de baixa intensidade.

Spencer et al.[40] também analisaram as sequências de *sprints* repetidos e observaram que os jogadores realizam, em média, quatro *sprints* por sequência (com amplitude de três a sete *sprints* por série) com a duração dos *sprints* não excedendo a 4s. Nesse estudo, os autores[40] utilizaram como critério para estabelecer sequências de *sprints* repetidos um mínimo de três *sprints* consecutivos com intervalo máximo de 21s.

Levando em consideração as informações decorrentes das análises das ações no esporte coletivo nas diferentes modalidades, é possível inferir que a capacidade de o atleta desempenhar *sprints* e sequências de *sprints* repetidos emerge como importante fator de influência no desempenho competitivo. Apesar de representar um avanço no entendimento de como a CDSR pode afetar o desempenho no jogo, o modo como sequências de *sprints* repetidas são moduladas em função dos diferentes restritores ainda precisa ser mais bem compreendido. Esse entendimento é fundamental para um avanço mais significativo no campo de conhecimento da demanda de jogo e suas relações com os aspectos físicos, fisiológicos, técnicos e táticos.

Os diferentes esportes coletivos abordados aqui apresentam características similares quanto à distribuição das ações de jogo (proporcionalmente); no entanto, particularidades importantes, como duração, número de ações, distância percorrida e sequências de *sprints* repetidos, devem ser observadas, pois revelam as especificidades e singularidades de cada esporte em questão!

## RELAÇÃO DA CAPACIDADE DE DESEMPENHO DE *SPRINTS* REPETIDOS COM TIPO DE ESPORTE, POSIÇÃO E FUNÇÃO DO JOGADOR, FAIXA ETÁRIA E NÍVEL COMPETITIVO

Como anteriormente abordado, os esportes coletivos podem ser entendidos como um sistema dinâmico, complexo, aberto e adaptativo, cujos padrões de coordenação podem emergir configurados e delimitados por restritores provenientes de diferentes fontes. O ambiente, a tarefa e os restritores orgânicos funcionais e estruturais[8] irão afetar o sistema e pressioná-lo para mudanças e novas configurações.

Entre esses restritores, poderiam ser considerados o tipo de esporte praticado, a posição ocupada pelo jogador, a estratégia e a tática (ofensiva/defensiva) da equipe e do adversário, o nível competitivo das equipes e dos atletas individualmente, o momento da partida, a tarefa específica a ser realizada etc. Apesar do crescente entendimento da necessidade de análise e interpretação do esporte coletivo a partir dos princípios dos sistemas dinâmicos, ainda está distante um maior entendimento de como a CDSR é afetada e modulada por esses diferentes fatores e restritores.

Nesse sentido, a reflexão a partir de evidências do efeito de determinadas variáveis e aspectos sobre a CDSR pode auxiliar o avanço do conhecimento e ampliar esse entendimento. Assim, a seguir são apresentados e discutidos alguns fatores que podem modular a CDSR e os possíveis mecanismos envolvidos nesse processo.

### Capacidade de desempenho de *sprints* repetidos entre atletas de diferentes esportes coletivos

Conforme visto anteriormente, diversos protocolos têm sido utilizados para avaliar a CDSR (Quadro 1.1); essa diferença metodológica nas avaliações limita a comparação entre os estudos, pois fatores como número de *sprints* executados, duração e intervalo de recuperação influenciam o desempenho[14] e impõem dificuldades para a comparação dos resultados entre os estudos.

No entanto, supreendentemente, apesar da dificuldade na comparação dos resultados por conta da utilização de protocolos distintos, o desempenho nos testes de *sprints* repetidos não tem revelado diferenças significativas entre atletas de diversos esportes coletivos.

Spencer et al.[16,37], por exemplo, utilizaram protocolos similares (10 *sprints* de 30m com intervalos de 30s e 20s, respectivamente) para avaliar jogadores de futebol (do sub-13 ao sub-18) e jogadores de hóquei de campo (adultos). Curiosamente, e em oposição ao que seria razoável esperar, não foram observadas diferenças substanciais nos resultados de *tempo total* nos *sprints* repetidos obtidos pelos atletas de futebol de campo entre as categorias sub-16 a sub-18 (média e desvio padrão = 4,8 ± 0,7s) em relação aos obtidos pelos atletas de hóquei de campo (4,7 ± 0,8s).

Jimenez et al.[35] avaliaram atletas profissionais e amadores de basquetebol e handebol com um protocolo que consistia em oito *sprints* de 30m com 25s de intervalo ativo. Apesar de se tratar de atletas de duas modalidades distintas, também não foram observadas diferenças no desempenho dos atletas de basquetebol, quando comparados a seus pares do handebol.

> Esses resultados, em conjunto, sugerem que a capacidade de desempenho nos testes de *sprints* repetidos não seja determinada pelas especificidades do esporte em questão; ao contrário, os resultados apontam para uma capacidade de realização de uma tarefa de natureza "geral" para atletas de esporte coletivo, pois, apesar das reconhecidas diferenças nos padrões de atividade competitiva e no processo de treinamento, particularmente no que se refere às ações específicas das modalidades, o desempenho é similar, notadamente para os atletas de elite.
>
> Por outro lado, contradizendo os resultados dos testes de *sprints* repetidos, ao se observarem os dados de desempenho de sequências de *sprints repetidos* em situação de jogo real, é possível identificar diferenças entre padrões de realização dos *sprints* repetidos, quando comparadas com partidas oficiais de diferentes modalidades[11,13,28,30,40].

Apesar das evidências de que padrões de realização de *sprints* repetidos são diferentes, quando se comparam os jogos de distintos esportes coletivos, essa comparação entre os diferentes estudos concernentes à análise de tempo-movimento deve ser realizada com cautela, devido às diferenças de métodos, parâmetros e critérios estabelecidos pelos pesquisadores. Para ilustrar essa situação, podem ser citados os estudos de Carling et al.[11], Bishop et al.[40] e Castagna et al.[28], que adotaram diferentes critérios de velocidade de deslocamento e intervalos para identificar *sprints* e sequências de *sprints* repetidos.

> Há fortes indicações para a existência de diferentes padrões de desempenho de sequências de *sprints* repetidos entre os atletas de distintos esportes coletivos. Essa constatação pode ser justificada com base na teoria dos diferentes restritores ambientais e de tarefa inerentes às regras e características específicas de cada modalidade. Contudo, as diferenças nos critérios para classificação, e em consequência na análise dos resultados, sugerem que ainda há um longo caminho na investigação dos padrões de *sprints* repetidos durante jogos oficiais no esporte coletivo.

## Posições e função do jogador

Dentre os restritores do jogo que podem influenciar o desempenho, a posição do jogador e sua consequente função merecem papel de destaque, pois podem determinar uma especificidade tática associada às decisões estratégicas prévias e ao posterior comportamento da equipe. As diferentes funções desempenhadas por jogadores exigem demandas específicas e, em consequência, um perfil característico para cada posição, decorrente das tarefas que são executadas em jogos e treinamentos.

Por exemplo, diferenças podem existir na CDSR em um atleta que atua como *forward* no rúgbi – posição e função que exigem um nível elevado de força – e realiza grande quantidade de ações que envolvem situações de contato físico intenso[69], quando comparado a um jogador que atua, preferencialmente, como armador (posição 1) no basquetebol, e que, em geral, apresenta proficiência para se deslocar em alta velocidade, com padrões de atividade relacionados com mudanças rápidas de direção, aceleração e desaceleração em espaços reduzidos, desempenhando tarefas de jogo como infiltrações e transições ofensivas[53].

Mesmo entre os próprios jogadores de rúgbi, também são relatadas particularidades quanto ao desempenho de *sprints* para as diferentes posições. Deutsch et al.[69] descrevem que, em relação à quantidade de *sprints*, os *forwards* da primeira linha desempenham um menor número de *sprints* comparados aos *backs*, que jogam mais abertos; o tempo médio de duração dos *sprints* é superior nos *backs* (3,18 ± 0,77s) em comparação aos *forwards* (2,04 ± 0,72s), como também o máximo tempo gasto em *sprints* (média e desvio padrão = 6,22 ± 1,72s *vs*. 3,29 ± 1,78s, respectivamente).

Avaliando partidas oficiais de futebol, Mohr et al.[59] revelaram diferenças de atividade e padrões de movimento entre atletas de distintas posições. Os autores reportaram que os zagueiros percorriam menor distância em ações de alta intensidade quando comparados aos meio-campistas, laterais e atacantes. Di Salvo et al.[9] confirmaram a existência dessas diferenças e registraram que os laterais, os meio-campistas que jogavam "mais abertos" (se distanciando da zona central do campo) e os atacantes percorriam maior distância em *sprints* (>23km/h) em comparação aos zagueiros e meio-campistas centralizados.

Do mesmo modo, analisando as posições de jogo no basquetebol, Ben Abdelkrim et al.[53] constataram que os armadores (posição 1) desempenham maior número de *sprints* por jogo que os laterais (posições 2 e 3) e pivôs (posições 4 e 5); os laterais, por sua vez, realizam maior número de *sprints* quando comparados aos pivôs[53]. No entanto, os autores ressaltam que a duração média dos *sprints* não parece apresentar diferença em função das posições de jogo (em média, 2s por *sprint*).

Dessa maneira, os resultados sugerem que os jogadores que atuam preferencialmente fora da área restritiva (garrafão), como os alas e armadores, parecem efetuar maior quantidade de *sprints* no jogo em comparação aos pivôs, entretanto a duração média do *sprints* não é modulada (afetada) pela posição do jogador.

Em relação ao desempenho de sequências de *sprints* repetidos em esportes coletivos, o futebol tem recebido maior atenção dos pesquisadores. Nesse sentido, os resultados apontam para um maior número de sequências de *sprints* repetidos por parte dos laterais e meio-campistas abertos em comparação aos atacantes, zagueiros e meio-campistas centralizados[11]. Apesar disso, o número de *sprints* por sequência não apresenta grande diferença, estando por volta de três *sprints* por série[11,13].

O elevado número de *sprints* efetuados pelos atletas que atuam na lateral do campo (laterais e meio-campistas abertos) pode, em parte, ser atribuído à necessidade de se realizarem *sprints* para gerar espaços na defesa adversária, buscar situações de finalização, como também, muitas vezes, atuar em outras funções defensivas[74].

Vale destacar que mesmo os atacantes que desempenham um número elevado de *sprints*, como também uma distância total percorrida em alta intensidade similar aos laterais e meio-campistas, não apresentam semelhanças no padrão de sequências de *sprints* repetidos. Uma possível explicação para esse fenômeno é que a função do atacante no futebol – exigindo maior participação em situações ofensivas e de definição[74], quando comparado a seus pares que atuam na função de laterais ou meio-campistas – pode modular as sequências de *sprints* repetidos; desse modo, os períodos de descanso entre *sprints* e/ou ações de alta intensidade são usualmente mais longos para os atacantes do que para os jogadores que atuam como laterais ou meio-campistas abertos e impõem, portanto, diferenças nos resultados do desempenho em sequências de *sprints*.

> Estudos com análise de jogo demonstraram que os zagueiros permanecem menos tempo em ações de alta intensidade em comparação aos jogadores de outras posições[9]. Esse resultado pode ser analisado a partir da abordagem da análise de jogo baseada nos restritores[8], por meio da qual poderia ser explicado que essas diferenças são decorrentes da ação dos restritores de ambiente e tarefa, os quais configuram de modo distinto a atuação desses jogadores e delimitam seus respectivos padrões de atividade, e ainda que cada um desses jogadores, de diferentes posições, contribui com "pesos" diferentes para o sistema (jogo e time) na formação do comportamento coletivo.

Esse padrão característico de atuação para diferentes posições pode, inclusive, induzir diferenças na capacidade de realização de determinadas tarefas concernentes ao desempenho físico. O desempenho em teste de *sprints* repetidos, por exemplo, parece refletir essa dinâmica do jogo inerente às posições dos jogadores.

Impelizzeri et al.[20] constataram que os zagueiros apresentam um desempenho inferior nos testes de *sprints* repetidos (6 *sprints* de 40m [20 + 20m, mudança de direção de 180 graus] com 20s de recuperação passiva) nas variáveis melhor tempo de *sprint* (o *sprint* com menor tempo de realização entre todos realizados) e tempo médio (média de todos os tempos dos *sprints* realizados), em relação aos laterais, meio-campistas e atacantes. Por outro lado, não foi constatada diferença nos percentuais de fadiga nas diferentes posições. Este fato sugere que atletas que atuam na função de zagueiros tendem a apresentar menor capacidade de desempenho para *sprints* repetidos, possivelmente em virtude da especificidade apresentada por sua posição de jogo[59].

Os atacantes por sua vez, apesar de apresentarem um número menor de séries de *sprints* repetidos, percorrem distâncias similares em alta intensidade aos meio-campistas e laterais; com isso, é possível que a demanda exigida em jogos e treinamentos para essa posição seja suficiente para igualar o desempenho em testes de *sprints* desses atletas em relação às demais posições[20].

Possivelmente, o local de atuação, a função da posição, as tarefas e características moldam a resposta e, por sua vez, determinam um padrão específico para o volume de ações de alta intensidade para cada posição. Essas características específicas de posição também parecem induzir diferenças no desempenho em testes de *sprints* repetidos. Essas evidências sugerem fortemente que durante o treinamento físico e tático, particularmente para os atletas de elite, sejam consideradas as diferenças nos padrões de realização de *sprints* e de sequências de *sprints*.

## Faixa etária

O crescimento e a maturação são aspectos que contribuem e afetam o desenvolvimento de capacidades motoras, como força, resistência e velocidade, nos atletas das categorias de formação[75]. Resultados de investigações com atletas jovens têm demonstrado grandes variações entre indivíduos nas medidas de desempenho físico, assim como nas variáveis morfológicas, ou mesmo em habilidades específicas para o futebol ou na proficiência motora, durante a puberdade, com a habilidade fortemente associada ao *status* maturacioal[75,76].

Além disso, o *status* hormonal também parece influenciar de maneira significativa o desempenho físico de pré-adolescentes e adolescentes. Moreira et al.[77] demonstraram que a concentração de testosterona salivar era a principal variável que contribuía com a variação no desempenho em testes de resistência e de potência em jogadores pré-adolescentes de futebol; em adição, os jogadores com maior concentração de testosterona apresentavam desempenho significativamente superior no salto vertical do que seus pares com menor concentração.

Esses achados, em conjunto, sugerem que fatores orgânicos estruturais e funcionais (utilizando-se da linguagem da abordagem dos restritores) influenciam de modo substancial a execução das tarefas de desempenho físico. Essas evidências indicam que a capacidade de desempenho nos *sprints* repetidos também possa ser influenciada pelo *status* maturacional/hormonal e de desenvolvimento dos jovens atletas. Nesse sentido, alguns estudos têm demonstrado a existência de associação entre a idade cronológica – que por sua vez pode estar pelo menos em parte relacionada ao *status* maturacional e hormonal – e o desempenho em testes de *sprints* repetidos em jovens atletas.

Spencer et al.[16] e Mujika et al.[25], investigando jogadores de futebol sub-11 até sub-18, Mendez-Villanueva et al.[36], avaliando as categorias sub-14, sub-16 e sub-18, e Dellal & Wong[34], avaliando atletas sub-13, sub-15, sub-17, sub-19 e profissionais, demonstraram que os atletas mais velhos tendem a apresentar melhor tempo médio em testes de *sprints* repetidos do que seus pares de menos idade. Vale ressaltar que as investigações adotaram diferentes protocolos de teste de *sprints* repetidos e, independentemente do protocolo, os resultados apontaram na mesma direção.

No entanto, estudos com jovens atletas também têm indicado que o desempenho em testes de *sprints* repetidos parece estar associado, principalmente, à capacidade de máxima aceleração e máxima velocidade, independentemente da faixa etária. Spencer et al.[16] avaliaram os jogadores em diversos testes motores de resistência, força explosiva (potência) e velocidade/aceleração e observaram maior correlação entre o desempenho nos *sprints* repetidos (tempo médio) e o teste de *sprints* de 15m nas diferentes faixas etárias (correlação [r] de 0,5 a 0,95).

Mendez-Villanueva et al.[36] obtiveram resultados similares aos de Spencer et al.[16], reportando correlação (r) significativa, de moderada a alta, entre testes de *sprints* repetidos e de aceleração na distância de 10m (r de 0,55 a 0,76). Entretanto, foram observadas correlações mais elevadas entre os testes de *sprints* repetidos e máxima velocidade, obtida nos 20m finais em um teste de 40m (correlação [r] de 0,74 a 0,96).

Curiosamente, Spencer et al.[16] destacam que as maiores diferenças entre categorias para o teste de *sprints* repetidos estavam localizadas entre as categorias sub-13 e sub-14, nas quais também foram observadas maiores variações para massa corporal e estatura, sugerindo que fatores antropométricos e motores, associados às grandes alterações fisiológicas que ocorrem nessa etapa, poderiam influenciar fortemente a capacidade de desempenho nos *sprints* repetidos e, portanto, explicar as diferenças observadas entre categorias.

Considerando esse aspecto, outros estudos buscaram correlacionar e relativizar o desempenho dos atletas nos testes de *sprints* repetidos pela massa corporal, pelo percentual de gordura e maturidade biológica estimada, a fim de verificar a influência desses aspectos no desempenho[25,36]. Mujika et al.[25] observaram correlação positiva entre a massa corporal e o desempenho em testes de *sprints* repetidos; adicionalmente, Mendez-Villanueva et al.[36] relataram que, quando relativizadas pela massa corporal, percentual de gordura ou maturidade biológica estimada, as diferenças entre variadas categorias (sub-14, sub-16 e sub-18) não eram mais observadas.

Curiosamente, Mendez-Villanueva et al.[36] destacam, em seu estudo, o *tamanho de efeito* entre as categorias, comparando os dados absolutos com os dados relativizados. Após a relativização pela maturidade biológica estimada, foram encontrados os menores tamanhos de efeito (0,1 a 0,4) para as comparações entre categorias, sugerindo que as diferenças no desempenho podem estar ligadas, predominantemente, a fatores maturacionais e menos aos fatores antropométricos *per se*.

É importante ressaltar que, apesar de os resultados dos testes de *sprints* repetidos em diferentes categorias apresentarem um comportamento de melhor desempenho em função da idade mais avançada, essa condição parece estar mais estreitamente associada às categorias de menor faixa etária, pois essas diferenças entre os grupos tendem a desaparecer à medida que as avaliações são feitas com grupos mais velhos.

Por exemplo, Mujika et al.[25] observaram melhora significativa da capacidade de desempenho de *sprints* repetidos quando comparados os grupos do sub-11 até o sub-15; por outro lado, não foram observadas diferenças entre os grupos do sub-16 ao sub-18. Mendez-Villanueva et al.[36], por sua vez, demonstraram diferenças significativas entre os grupos sub-14, sub-16 e sub-18; porém, o tamanho de efeito (d) das comparações diminui quando as faixas etárias mais avançadas são retidas para análise (d = tamanho do efeito: sub-18 *vs.* sub-14, d = 3,2; sub-16 *vs.* sub-14, d = 2; sub-18 *vs.* sub-16, d = 1).

Alinhado aos resultados apresentados em testes de *sprints* repetidos, o desempenho nas sequências de *sprints* repetidos em jogos oficiais de futebol também tende a ser maior nas faixas etárias mais avançadas. Jogadores do sub-16 ao sub-18 apresentam maior número de sequências de *sprints* repetidos do que seus pares do sub-13 ao sub-15, com os atletas da categoria sub-18 apresentando destacadamente o maior número de sequências[13]. Esses dados referem-se à análise realizada com um "ponto de corte" fixo em 19km/h para identificar a realização dos *sprints*.

Esse mesmo estudo[13] propõe uma análise relativa, utilizando os deslocamentos realizados em velocidades superiores a 61% do pico de velocidade de cada atleta para identificar os *sprints*. Curiosamente, ao se analisar desse modo, a relação é invertida, ou seja, os atletas das categorias sub-17 e sub-18 apresentam menor número de sequências de *sprints* (aproximadamente cinco sequências por jogo) e menor número de *sprints* por sequência, quando comparados às demais categorias; os atletas da categoria sub-13, por sua vez, apresentam o maior número de sequências de *sprints* (aproximadamente 17,5 sequências por jogo).

Essas discrepâncias indicam que, ao se adotarem diferentes critérios para a análise do desempenho nos *sprints* repetidos e na sequência de *sprints*, resultados diversos podem emergir, o que tem dificultado a comparação e o consenso com relação aos fatores intervenientes, particularmente em jovens atletas.

> Considerando os resultados dos estudos com jovens atletas, quando os valores absolutos são utilizados para a análise, o desenvolvimento da CDSR, assim como da velocidade de *sprint*, é influenciado pelo aumento da idade[13,25,36,75]; o crescimento e a maturação parecem exercer um papel essencial nesse sentido, influenciando, possivelmente, os aspectos estruturais, funcionais e morfológicos, importantes para a CDSR, como, por exemplo, a disponibilidade de substratos e a capacidade de tamponamento do músculo[38]. Evidentemente, é necessário o avanço do conhecimento nesse sentido para que se possa entender melhor o papel do crescimento e da maturação na CDSR.

## Nível competitivo

O padrão da atividade competitiva compreende a realização de ações de alta intensidade, as quais têm sido associadas ao sucesso no esporte coletivo. Entre outros fatores intervenientes, o nível de condicionamento físico tem papel importante, particularmente no alto rendimento[60,78].

Nesse contexto, a CDSR tem sido considerada um componente essencial para o desempenho[60,61]. Mohr et al.[59] demonstraram que o desempenho de ações de alta intensidade nos jogos é um fator que discrimina atletas de diferentes níveis competitivos; atletas profissionais de futebol realizam maior número de ações de alta intensidade, comparados aos atletas amadores.

Resultados semelhantes foram apresentados por Ben Abdelkrim et al.[47] com atletas de basquetebol. Os autores também relataram que os jogadores profissionais desenvolvem maior número de *sprints* e ações de alta intensidade quando comparados aos atletas amadores.

Do mesmo modo que as ações de alta intensidade realizadas em jogos oficiais, o desempenho em testes de *sprints* repetidos em jogos oficiais também parece discriminar jogadores de futebol de diferentes níveis competitivos. Impelizzeri et al.[20] e Rampinini et al.[23] avaliaram jogadores de futebol no teste de *sprints* repetidos, realizado com seis *sprints* de 40m, sendo 20 + 20m com mudança de direção de 180 graus e intervalos de 20s. Rampinini et al.[23] selecionaram 12 atletas profissionais e 11 atletas amadores para compor a amostra, enquanto Impelizzeri et al.[20] avaliaram 108 jogadores divididos em três grupos: profissionais-AN (alto nível – primeira divisão do campeonato nacional), profissionais-MN (nível moderado – segunda e terceira divisões do campeonato nacional) e amadores.

O tempo médio do teste de *sprints* repetidos foi melhor para os atletas de maior qualificação (profissional) quando comparados aos amadores. Impelizzeri et al. [20] demonstraram que profissionais registram menor "melhor tempo" no teste de *sprints* repetidos (*sprint* realizado em tempo menor) em comparação com os amadores; corroborando com esses resultados, Rampinini et al.[23] apresentaram tendência semelhante de comportamento, sendo observado um tamanho de efeito moderado (tamanho do efeito [d] = 0,74) para essa comparação.

No estudo de Impelizzeri et al.[20], os profissionais-AN apresentaram também menor percentual de fadiga, comparados a seus pares profissionais-MN e amadores. No mesmo sentido, Rampinini et al.[23] demonstraram um tamanho de efeito moderado (d = 0,77) com a tendência de os valores dos atletas profissionais serem menores (menor percentual de fadiga) do que os dos atletas amadores.

Embora esses resultados indiquem a sensibilidade e a utilidade da CDSR em diferenciar atletas em relação ao nível de qualificação, o desempenho em testes de *sprints* repetidos com atletas de basquetebol e handebol contradiz os resultados apresentados com o futebol. Jiménez et al.[35] investigaram atletas amadores e profissionais de basquetebol e handebol, analisando o desempenho em oito *sprints* de 30m com intervalos de 25s. Os autores não observaram diferença significativa entre o desempenho dos jogadores profissionais e o dos amadores.

A ausência de mais estudos com outros esportes coletivos dificulta especulações no sentido de entender os resultados contraditórios quando se comparam os estudos com futebol, basquetebol e handebol.

Até o momento, a literatura apresenta resultados conflitantes. Estudos com atletas de futebol indicam diferenças no desempenho de testes de *sprints* repetidos entre atletas de diferentes níveis[20,23], porém as investigações com atletas de basquetebol e handebol refutam essas diferenças[35]. Futuras investigações poderão adicionar importantes informações para avanço do conhecimento, notadamente no que se refere ao poder discriminatório da CDSR relativo ao nível de qualificação dos atletas em cada esporte coletivo.

É desejável, também, maior entendimento da relação entre *sprints* repetidos e sequências de *sprints* realizados nos jogos com o nível de qualificação dos atletas. Além disso, é imperativo compreender melhor a relação entre o desempenho nos testes de *sprints* repetidos e o nível dos jogadores. Evidências consistentes podem auxiliar treinadores e pesquisadores na análise dos resultados da CDSR e no monitoramento do processo de treinamento ao longo da temporada competitiva e também em ciclos de maior duração.

## CAPACIDADE DE DESEMPENHO DE *SPRINTS* REPETIDOS E SUA RELAÇÃO COM O JOGO

Apesar do reconhecimento de que é necessário compreender a relação do desempenho em jogo – competição – com a CDSR, avaliada tanto a partir de testes como em condições de jogo real, poucos estudos vêm abordando e considerando essa questão.

É razoável admitir que essa é uma questão central na temática da CDSR no esporte coletivo, pois o conhecimento produzido nesse sentido pode propiciar maior entendimento da real importância desse atributo para o desempenho dos atletas em situação de competição.

Entre os poucos estudos desenvolvidos nesse sentido, Buchheit et al.[31] demonstraram que jovens jogadores de futebol tendem a apresentar relações moderadas entre número de *sprints*, ações de alta intensidade e pico de velocidade, com o desempenho no teste de *sprints* repetidos (correlação [r] de 0,3 a 0,5). Buchheit et al.[31] ressaltam que a relação da CDSR com o jogo pode ser dependente da posição. Os autores destacam que os atacantes tendem a apresentar maior correlação entre o desempenho de jogo e o resultado no teste de *sprints* repetidos. Adicionalmente, apesar do melhor desempenho em testes de *sprints* repetidos dos jogadores de faixa etária mais avançada, este grupo apresenta menor número de esforços de alta intensidade do que seus pares de menos idade[31].

> Esses resultados podem, pelo menos em parte, ser determinados por um possível incremento da condição física dos atletas de idade mais avançada, aliado a maior capacidade técnica e tática, que, em última instância, possibilitaria a emergência de um padrão de atividade mais eficiente e, ao mesmo tempo, mais "econômico". Ou seja, maior capacidade de utilizar as informações do ambiente, em conjunto com maior capacidade técnica, poderia configurar um desempenho mais eficiente, com aumento da *performance* e diminuição do "gasto energético" para tanto.

Rampinini et al.[60] registraram correlações negativas significativas e moderadas entre o tempo médio do teste de *sprints* repetidos (6 × 40 [20 + 20m]: 20s de intervalo) e ações de alta intensidade (r = –0,65) e *sprints* (r = –0,60) em jogos oficiais, corroborando em parte com os resultados de Buchheit et al.[31] Com a divisão dos atletas em dois grupos, considerando os melhores e piores desempenhos no teste, foi constatada uma diferença entre os grupos na variável distância percorrida em ações de alta intensidade e *sprints*[60].

No rúgbi, Gabbett & Stein[12] avaliaram jogadores profissionais em dois testes de corridas repetidas, um teste de *sprints* repetidos (12 × 20m com 20s de intervalo) e outro teste denominado corrida intermitente prolongada de alta intensidade, o qual será designado apenas de teste de corridas longas (8 × 12s – corridas máximas de ida e volta – com intervalos de 48s). Os resultados do estudo mostram que os jogadores com melhores desempenhos no teste de *sprints* repetidos apresentam maior número de ações de alta intensidade em jogo. Os atletas que obtiveram melhor desempenho no teste de corridas longas apresentaram maior distância total percorrida e também maior distância percorrida em alta intensidade.

A baixa correlação do desempenho em testes de *sprints* repetidos e variáveis de desempenho competitivo, em especial com a sequência de esforços repetidos de alta intensidade em jogo, pode ter sido influenciada pelo elevado número de ações de colisão, que também são consideradas ações de alta intensidade, com papel central no jogo de rúgbi[69]. As ações de colisão parecem exercer forte influência na dinâmica do jogo, e, assim, poderiam restringir e limitar o alcance de valores de velocidade concernentes à caracterização das ações de *sprints*.

Mesmo com essa possível limitação, foi observado que os jogadores com melhor desempenho no teste de *sprints* repetidos realizaram maior número de *sprints* por minuto do que seus pares com desempenho inferior no teste; assim, apesar da presença expressiva de ações de colisão no rúgbi, é possível admitir que a CDSR é importante para o desempenho físico no jogo.

> Outra abordagem na temática da relação CDSR e desempenho competitivo – jogos – tem considerado a questão da demanda física e fisiológica de jogos oficiais e/ou simulados e sua consequente influência na CDSR.

Nesse sentido, estudos com jogadores de basquetebol têm mostrado resultados conflitantes. Meckel et al.[26] e Marcelino et al. (dados não publicados), por exemplo, apresentaram resultados semelhantes, mas não alinhados com os achados de Caprino et al.[17] Meckel et al.[26] avaliaram o efeito de jogos simulados (dois tempos de 15 minutos) na CDSR, e Marcelino et al. (dados não publicados) buscaram observar o efeito de jogos reduzidos (quatro períodos de 4 minutos) na CDSR. Os resultados dos dois estudos mostraram não haver diferença no desempenho no teste de *sprints* repetidos quando comparados os momentos antes e após o jogo; em contrapartida, Caprino et al.[17] observaram queda no desempenho no teste de *sprints* repetidos após uma partida oficial.

As diferenças nos métodos aplicados dificultam a comparação dos resultados; no entanto, particularidades importantes podem ser ressaltadas e analisadas. Meckel et al.[26] avaliaram a CDSR dos atletas através de 12 *sprints* de 20m com saída em ciclos de 20s. Foram utilizados diferentes jogos (simulados) para avaliar o desempenho da CDSR nos momentos pré-jogo, intervalo e pós-jogo. Caprino et al.[17], por sua vez, utilizaram um protocolo de 10 *sprints* de 30m (com mudança de direção 15 + 15m) com 30 segundos de intervalo e realizaram todos os procedimentos de testagem em apenas uma partida oficial.

Meckel et al.[26] reportaram baixa concentração de lactato sanguíneo no intervalo (3,5 ± 0,2mmol/L) e após o jogo (3,1 ± 0,2mmol/L) (antes da realização dos testes de *sprints* repetidos). Caprino et al.[17] observaram maior concentração de lactato sanguíneo no intervalo (9,6 ± 4,0mmol/L) e após a partida oficial (7,4 ± 3,7mmol/L). Analisando o teste de *sprints* repetidos *per se*, a concentração de lactato após a realização do teste, no momento pré-jogo, revela que o protocolo utilizado por Caprino et al.[17] apresentou maior demanda metabólica

(12,4 ± 2,8mmol/L) comparado ao protocolo utilizado por Meckel et al.[26] (8,8 ± 0,7mmol/L).

Em conjunto, esses fatores sugerem que a demanda física e fisiológica do jogo oficial tende a ser mais elevada do que em simulações. Contudo, a alta demanda apresentada pelo protocolo utilizado por Caprino et al.[17] pode ter influenciado a resposta da concentração de lactato tanto no intervalo como no momento pós-jogo. Essa possibilidade deve ser considerada, pois os valores apresentados no estudo são bem mais elevados do que os verificados em estudos prévios, também com amostras semelhantes[39,64].

Caprino et al.[17] utilizaram metragem e dinâmica para o teste de *sprints* repetidos que resultou em maior tempo de esforço (tempo médio de aproximadamente 5,8s por *sprint*) em comparação aos protocolos utilizados por Meckel et al.[26] e Marcelino et al. (dados não publicados) (tempo médio de aproximadamente 3,3s por *sprint*). Desse modo, maior demanda física e fisiológica de um jogo oficial, associada a maior demanda para a execução do teste, pode ter contribuído para a queda de desempenho no teste de *sprints* repetidos no estudo de Caprino et al.[17], diferentemente do verificado por Meckel et al.[26] e Marcelino et al. (dados não publicados).

No estudo de Marcelino et al. foram avaliados diferentes modelos de jogos reduzidos (quadra oficial – 28 × 15m – e quadra reduzida – 28 × 9m) em sistema de 3 × 3 (três jogadores em cada equipe). Os resultados do estudo demonstram que ambos os modelos propostos resultaram em alta demanda metabólica. A concentração de lactato pós-jogo (5,7 ± 2,3mmol/L) foi inferior àquela apresentada por Caprino et al.[17] no momento pós-jogo oficial. Entretanto, os valores se aproximam dos registrados em estudos anteriores que investigaram a resposta metabólica em jogos oficiais[39,64].

A intensidade elevada dos jogos reduzidos também foi verificada por meio de outras medidas. A percepção subjetiva do esforço foi avaliada no estudo de Marcelino et al. (dados não publicados), mediante as respostas dos atletas, utilizando a escala CR-10[79]. O valor "7", referente à média registrada pelos atletas, pode ser considerado como resultado de esforço "muito difícil", segundo a escala proposta por Foster et al.[79] Em adição, a frequência cardíaca média do jogo representou 88% da frequência máxima, alcançada durante os jogos reduzidos. Em conjunto, os dados apontam para alta demanda física e metabólica do jogo reduzido, porém, ainda assim, não foi observada queda de desempenho no teste de *sprints* repetidos nesse estudo.

Possivelmente, a opção por protocolos de testes da CDSR com duração relativamente pequena (Meckel et al.[26] e Marcelino et al.) pode explicar a ausência de queda no desempenho dos *sprints* repetidos, quando comparados os diferentes momentos. Além da duração, outros fatores podem alterar a demanda do teste de *sprints* repetidos; no entanto, a duração (ou distância percorrida) do *sprint* pode ser considerada um dos principais fatores.

Por outro lado, os testes de *sprints* repetidos com pequena duração (distância) se aproximam da duração dos esforços desempenhados no próprio jogo de basquetebol. Os esforços de alta intensidade no basquetebol apresentam duração média de 2s[47] e, assim, a ausência de queda após os jogos simulados e jogos reduzidos sugere que os atletas com elevada CDSR são capazes de manter um ótimo desempenho, mesmo nos momentos finais de uma partida.

É possível admitir a existência de importante relação entre a CDSR e o desempenho em jogo. Entretanto, ainda estamos longe de um consenso acerca da dimensão da relevância da CDSR para o esporte coletivo. Este fato revela a pertinência e a importância de melhor compreensão da tarefa em si, mas não apenas individual ou isoladamente, e sim considerando o contexto no qual a CDSR está inserida. Avançando nesse sentido, técnicos, preparadores físicos e pesquisadores poderão utilizar essas informações tanto em situações de investigação como no dia a dia do esporte, notadamente no que se refere à organização do conteúdo de treinamento e ao monitoramento do processo de preparação.

## Referências


1. Ziv G, Lidor R. Physical attributes, physiological characteristics, on-court performances and nutritional strategies of female and male basketball players. Sports Medicine 2009; 39(7):547-68.
2. Ziv G, Lidor R. Physical characteristics, physiological attributes, and on-court performances of handball players: A review. European Journal of Sport Science 2009; 9(6):375-86.
3. Wadley G, Le Rossignol P. The relationship between repeated sprint ability and the aerobic and anaerobic energy systems. Journal of Science and Medicine in Sport 1998; 1(2):100-10.
4. Nunes JA, Costa EC, Viveiros L, Moreira A, Aoki MS. Monitoramento da carga interna no basquetebol. Revista Brasileira de Cineantropometria e Desempenho Humano 2010; 13(1):67-72.
5. Drinkwater EJ, Pyne DB, McKenna MJ. Design and interpretation of anthropometric and fitness testing of basketball players. Sports Medicine 2008; 38(7):565-78.
6. Di Salvo V, Baron R, González-Haro C, Gormasz C, Pigozzi F, Bachl N. Sprinting analysis of elite soccer players during European Champions League and UEFA Cup matches. Journal of Sports Sciences 2010; 28(14):1489-94.
7. Garganta J. Trends of tactical performance analysis in team sports: bridging the gap between research, training and competition. Revista do Porto de Ciencias do Desporto 2009; 9(1):81-9.

8. Newell K. Constraints on the development of coordination. In: Whiting H, Wade M, editors. Motor development in children: Aspects of coordination and control. Amsterdam: Martinus Nijhoff Publishers, 1986:341-61.
9. Di Salvo V, Baron R, Tschan H, Calderon Montero FJ, Bachl N, Pigozzi F. Performance characteristics according to playing position in elite soccer. International Journal of Sports Medicine 2007; 28(3):222-7.
10. Passos P, Araújo D, Davids K, Gouveia L, Milho J, Serpa S. Information-governing dynamics of attacker–defender interactions in youth rugby union. Journal of Sports Sciences 2008; 26(13):1421-9.
11. Carling C, Le Gall F, Dupont G. Analysis of repeated high-intensity running performance in professional soccer. Journal of Sports Sciences 2012; 30(4):325-36.
12. Gabbett T, Stein J. Relationship between tests of physical qualities and physical match performance in elite rugby league players. Journal of Strength and Conditioning Research 2012, epub ahead.
13. Buchheit M, Mendez-villanueva A, Simpson BM, Bourdon PC. Repeated-sprint sequences during youth soccer matches. International Journal of Sports Medicine 2010; 31(10):709-16.
14. Spencer M, Bishop D, Dawson B, Goodman C. Physiological and metabolic responses of repeated--sprint activities. Sports Medicine 2005; 35(12):1025-44.
15. Dawson B. Repeated-sprint ability: where are we? International Journal of Sports Physiology and Performance 2012; 7(3):285-9.
16. Spencer M, Pyne D, Santisteban J, Mujika I. Fitness determinants of repeated-sprint ability in highly trained youth football players. International Journal of Sports Physiology and Performance 2011; 6(4):497-508.
17. Caprino D, Clarke ND, Delextrat A. The effect of an official match on repeated sprint ability in junior basketball players basketball players. Journal of Sports Sciences 2012; 30(11):1165-73.
18. Meckel Y, Machnai O, Eliakim A. Relationship among repeated sprint tests, aerobic fitness, and anaerobic fitness in elite adolescent soccer players. Journal of Strength and Conditioning Research 2009; 23(1):163-9.
19. Buchheit M, Mendez-Villanueva A, Quod M, Quesnel T, Ahmaidi S. Improving acceleration and repeated sprint ability in well-trained adolescent handball players: speed versus sprint interval training. International Journal of Sports Physiology and Performance 2010; 5(2):152-64.
20. Impellizzeri FM, Rampinini E, Castagna C et al. Validity of a repeated-sprint test for football. International Journal of Sports Medicine 2008; 29(11):899-905.
21. Bishop D, Lawrence S, Spencer M. Predictors of repeated-sprint ability in elite female hockey players. Journal of Science and Medicine in Sport 2003; 6(2):199-209.
22. Kaplan T. Examination of repeated sprinting ability and fatigue index of soccer players according to their positions. The Journal of Strength & Conditioning Research 2010; 24(6):1495-501.
23. Rampinini E, Sassi A, Morelli A, Mazzoni S, Fanchini M, Coutts AJ. Repeated-sprint ability in professional and amateur soccer players. Applied Physiology, Nutrition, and Metabolism 2009; 34(6):1048-54.
24. Gocentas A, Landõr A, Juozulynas A. Recovery after repeated sprints associated with aerobic capacity in basketball players (recovery after sprints in basketball players). Papers on Anthropology 2007; 16:92-9.
25. Mujika I, Spencer M, Santisteban J, Goiriena J, Bishop D. Age-related differences in repeated-sprint ability in highly trained youth football players. Journal of Sports Sciences 2009; 27(14):1581-90.
26. Meckel Y, Gottlieb R, Eliakim A. Repeated sprint tests in young basketball players at different game stages. European Journal of Applied Physiology 2009; 107(3):273-9.

27. Ferrari Bravo D, Impellizzeri FM, Rampinini E, Castagna C, Bishop D, Wisloff U. Sprint vs. interval training in football. International Journal of Sports Medicine 2008; 29(8):668-74.

28. Castagna C, Manzi V, D'Ottavio S, Annino G, Padua E, Bishop D. Relation between maximal aerobic power and the ability to repeat sprints in young basketball players. Journal of Strength and Conditioning Research 2007; 21(4):1172-6.

29. Wong DP, Chan GS, Smith AW. Repeated-sprint and change-of-direction abilities in physically active individuals and soccer players: training and testing implications. Journal of Strength and Conditioning Research 2012; 26(9):2324-30.

30. Castagna C, Abt G, Manzi V, Annino G, Padua E, D'Ottavio S. Effect of recovery mode on repeated sprint ability in young basketball players. Journal of Strength and Conditioning Research 2008; 22(3):923-9.

31. Buchheit M, Mendez-Villanueva A, Simpson BM, Bourdon PC. Match running performance and fitness in youth soccer. International Journal of Sports Medicine 2010; 31(11):818-25.

32. Delextrat A, Kraiem S. Heart rate responses by playing position during ball-drills in basketball players. International Journal of Sports Physiology and Performance 2012; in press.

33. Buchheit M, Mendez-Villanueva A, Delhomel G, Brughelli M, Ahmaidi S. Improving repeated sprint ability in young elite soccer players: repeated shuttle sprints vs. explosive strength training. Journal of Strength and Conditioning Research 2010; 24(10):2715-22.

34. Dellal A, Wong DP. Repeated sprint and change-of-direction abilities in soccer players: effects of age group. Journal of Strength and Conditioning Research 2012; epub ahead.

35. Jiménez J, Ríos I, Casas J, Ríos L. Estudio comparativo de la capacidad de realizar sprints repetidos entre jugadores de balonmano y baloncesto amateurs y profesionales. Apunts Medicina de Esporte 2009; 164:163-73.

36. Mendez-Villanueva A, Buchheit M et al. Age-related differences in acceleration, maximum running speed, and repeated-sprint performance in young soccer players. Journal of Sports Sciences 2011; 29(5):477-84.

37. Spencer M, Fitzsimons M, Dawson B, Bishop D, Goodman C. Reliability of a repeated-sprint test for field-hockey. Journal of science and Medicine in Sport 2006; 9:181-4.

38. Girard O, Mendez-Villanueva A, Bishop D. Repeated-sprint ability–Part I. Sports Medicine 2011; 41(8):673-84.

39. Ben Abdelkrim N, Castagna C, Jabri I, Battikh T, El Fazaa S, El Ati J. Activity profile and physiological requirements of junior elite basketball players in relation to aerobic-anaerobic fitness. Journal of Strength and Conditioning Research 2010; 24(9):2330-42.

40. Spencer M, Lawrence S, Rechichi C, Bishop D, Dawson B, Goodman C. Time-motion analysis of elite field hockey, with special reference to repeated-sprint activity. Journal of Sports Sciences 2004; 22(9):843-50.

41. Kugler P, Turvey M. Information, natural laws, and self-assembly of rhythmic movement. Hillsdale, NJ: Erlbaum, 1987:416.

42. Araújo D, Davids K, Bennett S, Button C, Chapman G. Emergence of sport skills under constraints. In: Williams A, Hodges N, editors. Skill acquisition in sport: research, theory and practice. London: Routledge, Taylor & Francis, 2004:409-33.

43. McGarry T, Anderson D, Wallace S, Hughes M, Franks M. Sport competition as a dynamical self--organizing system. Journal of Sports Cience 2002; 20(10):771-81.

44. Vilar L, Araújo D, Davids K, Button C. The role of ecological dynamics in analysing performance in team sports. Sports Medicine 2012; 42(1):1-10.

45. Richardson M, Marsh K, Baron R. Judging and actualizing intrapersonal and interpersonal affordances. Journal of Experimental Psychology, Human Perception and Performance 2007; 33(4):845-59.
46. Araujo D, Davids K, Hristovski R. The ecological dynamics of decision making in sport. Psychology of Sport and Exercise 2006; 7(6):653-76.
47. Ben Abdelkrim N, Castagna C, El Fazaa S, El Ati J. The effect of players' standard and tactical strategy on game demands in men's basketball. Journal of Strength and Conditioning Research 2010; 24(10):2652-62.
48. Tenga A, Holme I, Ronglan L, Bahr R. Effect of playing tactics on achieving score-box possessions in a random series of team possessions from Norwegian professional soccer matches. Journal of Sports Sciences. 2010; 28(3):245-55.
49. Tenga A, Holme I, Ronglan L, Bahr R. Effect of playing tactics on goal scoring in Norwegian professional soccer. Journal of Sports Sciences 2010; 28(3):237-44.
50. Marcelino R, Mesquita I, Sampaio J. Effects of quality of opposition and match status on technical and tactical performances in elite volleyball. Journal of Sports Sciences 2011; 29(7):733-41.
51. McGarry T. Applied and theoretical perspectives of performance analysis in sport: scientific issues and challenges. International Journal of Performance Analysis in Sport 2009; 9:128-40.
52. Bradley PS, Sheldon W, Wooster B, Olsen P, Boanas P, Krustrup P. High-intensity running in English FA Premier League soccer matches. Journal of Sports Sciences 2009; 27(2):159-68.
53. Ben Abdelkrim N, El Fazaa S, El Ati J. Time-motion analysis and physiological data of elite under-19-year-old basketball players during competition. British Journal of Sports Medicine 2007; 41(2):69-75.
54. Bangsbo J, Nørregaard L, Thorsoe F. Activity profile of competition soccer. Canadian Journal of Sport Science 1991; 16(2):110-6.
55. Carling C, Bloomfield J, Nelsen L, Reilly T. The role of motion analysis in elite soccer. Sports Medicine 2008; 38(10):839-62.
56. Barros RML, Misuta MS, Menezes RP et al. Analysis of the distances covered by first division Brazilian soccer players obtained with an automatic tracking method. Journal of Sports Science and Medicine 2007; (6):233-42.
57. Krustrup P, Mohr M, Ellingsgaard H, Bangsbo J. Physical demands during an elite female soccer game: importance of training status. Medicine & Science in Sports & Exercise 2005; 37(7):1242-8.
58. Mohr M, Krustrup P, Bangsbo J. Fatigue in soccer: a brief review. Journal of Sports Sciences 2005; 23(6):593-9.
59. Mohr M, Krustrup P, Bangsbo J. Match performance of high-standard soccer players with special reference to development of fatigue. Journal of Sports Sciences 2003; 21(7):519-28.
60. Rampinini E, Bishop D, Marcora SM, Ferrari Bravo D, Sassi R, Impellizzeri FM. Validity of simple field tests as indicators of match-related physical performance in top-level professional soccer players. International Journal of Sports Medicine 2007; 28(3):228-35.
61. Pasquarelli B, Santos A. Relationship between the Bansgsbo Sprint Test with sprint, agility, lower limb power and aerobic capacity tests in soccer players. Revista Andaluza de Medicina del Deporte 2010; 3(3):87-91.
62. Matthew D, Delextrat A. Heart rate, blood lactate concentration, and time-motion analysis of female basketball players during competition. Journal of Sports Sciences 2009; 27(8):813-21.
63. Narazaki K, Berg K, Stergiou N, Chen B. Physiological demands of competitive basketball. Scandinavian Journal of Medicine & Science in Sports 2009; 19(3):453-32.

64. McInnes S, Carlson J, Jones C, McKenna M. The physiological load imposed upon basketball players during competition. Journal of Sports Sciences 1995; 13(5):387-97.
65. Chelly M, Hermassi S, Aouadi R et al. Match analysis of elite adolescent team handball players. Journal of Strength and Conditioning Research 2011; 25(9):2410-7.
66. Luig P, Manchado-Lopez C, Perse M, Kristan M, Schander I, Zimmermann M. Motion characteristics according to playing positions in international men's team handball. In: Cabri J, Alves F, Araújo D, Barreiros J, Diniz J, Veloso A, editors. 13th Annual Congress of the European College of Sports Science. Estoril, Portugal, 2008.
67. Chaouachi A, Brughelli M, Levin G et al. Anthropometric, physiological and performance characteristics of elite team-handball players. Journal of Sports Sciences 2009; 27(2):151-7.
68. Meir R, Colla P, Milligan C. Impact of the 10-meter rule change on professional rugby league: Implications for training. Strength & Conditioning Journal 2001; 23(6):42-6.
69. Deutsch MU, Kearney GA, Rehrer NJ. Time-motion analysis of professional rugby union players during match-play. Journal of Sports Sciences 2007; 25(4):461-72.
70. Clark L. A comparison of the speed characteristics of elite rugby league players by grade and position. Strength & Conditioning Coach 2002; 10:2-12.
71. O'Connor D. Physiological characteristics of professional rugby league players. Strength & Conditioning Coach 1996; 4:21-6.
72. Austin D, Gabbett T, Jenkins D. Repeated high-intensity exercise in a professional rugby league. Journal of Strength and Conditioning Research 2011; 25(7):1898-904.
73. Jougla A, Micallef JP, Mottet D. Effects of active vs. passive recovery on repeated rugby-specific exercises. Journal of Science and Medicine in Sport. Sports Medicine Australia 2010; 13(3):350-5.
74. Di Salvo V, Gregson W, Atkinson G, Tordoff P, Drust B. Analysis of high intensity activity in Premier League soccer. Internation Journal of Sports Medicine 2009; 30(3):205-12.
75. Malina R, Eisenmann J, Cumming S, Ribeiro B, Aroso J. Maturity-associated variation in the growth and functional capacities of youth football (soccer) players 13-15 years. European Journal of Applied Physiology 2004; 91(5-6):555-62.
76. Philippaerts R, Vaeyens R, Janssens M et al. The relationship between peak height velocity and physical performance in youth soccer players. Journal of Sports Sciences 2006; 24:221-30.
77. Moreira A, Mortatti A, Aoki M, Arruda A, De Freita C, Carling C. Role of free testosterone in interpreting physical performance in elite young brazilian soccer players. Pediatric Exercise Science 2013, epub ahead.
78. Delextrat A, Cohen D. Physiological testing of basketball players: toward a standard evaluation of anaerobic fitness. Journal of Strength and Conditioning Research 2008; 22(4):1066-72.
79. Foster C, Florhaug J, Franklin J et al. A new approach to monitoring exercise training. Journal of Strength and Conditioning Research 2001; 15(1):109-15.

# Capítulo 2

## Avaliação e Controle do Treinamento nos Esportes Coletivos

João Paulo Borin • Paula Teixeira Fernandes

### INTRODUÇÃO

No âmbito do treinamento desportivo, nos últimos anos tem-se observado um número crescente de estudos que apontam para diferentes aspectos, desde a seleção e orientação na formação desportiva até questões metodológicas referentes à sessão de trabalho e aos aspectos psicológicos.

Quando se fala em esportes coletivos, o pensamento é sempre relacionado a rendimento esportivo, superação de limites e excelência esportiva. O sucesso ou o fracasso da equipe e de seus atletas depende de uma combinação de fatores que integram o processo do esporte e que devem ser enfatizados: capacidades físicas, técnicas, táticas e psicológicas.

De fato, ao organizar e estruturar o treinamento desportivo, é fundamental o entendimento sobre a planificação, tanto no processo de formação do jovem atleta como no início da temporada de trabalho. Nesse sentido, Gomes[1] alerta que o planejamento consiste na tarefa de reunir os elementos resultantes da atividade organizada que se destacam, facilitando o controle das diferentes variáveis e o resultado final que se busca alcançar. O início do processo é constituído da verificação da situação ocorrida no ano ou período anterior, abrangendo desde a análise de rendimento do grupo e dos atletas nos diferentes componentes do treinamento (físico, tático, técnico e psicológico) até as questões administrativas. Essas situações são decorrentes do fato de o processo de treinamento desportivo estar em constante transformação e, atualmente, os pressupostos teóricos do treino estão sendo questionados, principalmente levando em consideração o sistema de competição existente nos esportes coletivos.

Segundo Borin & Gonçalves[2], são escassos os estudos que relacionam a *performance* desportiva com os aspectos organizacionais do treinamento, tornando possível supor que as indagações de ordens estrutural, financeira e administrativa ainda não estão totalmente esclarecidas.

Particularmente, cabe aqui destacar que o modelo de atleta contemporâneo em suas diferentes características morfofuncionais foi alterado, assim como nas partidas. Nesse sentido, o entendimento do que se pode chamar de modelação do jogo[3] é constituído por indicadores obtidos durante a realização da competição, como: número de arremessos, saltos realizados em cada posição das modalidades, deslocamentos executados e distância total percorrida nos diferentes períodos de jogo, tempo de permanência no ataque e na defesa e eficiência das ações, entre outros. Ainda nessa linha, é fundamental destacar que o entendimento dessas variáveis pode auxiliar especificamente a prescrição e o controle da carga de treinamento, bem como a adequação dos meios e métodos de treinamento.

## CARACTERIZAÇÃO DAS AÇÕES NAS MODALIDADES ESPORTIVAS

O registro das ações que caracterizam os gestos específicos das modalidades, conhecido como *scout*, tem aumentado muito nos últimos anos. Com isso, tem-se tornado uma ferramenta importante de coleta de dados estatísticos e no controle e avaliação da partida, a fim de verificar se os objetivos foram alcançados. No entanto, poucos estudos são direcionados de maneira efetiva para o entendimento do jogo, englobando os diferentes componentes do treinamento.

Cabe aqui ressaltar que vários trabalhos são realizados sobre parâmetros fisiológicos ($VO_2$ máximo, concentração de lactato, frequência cardíaca máxima) ou parâmetros antropométricos (% de gordura, massa corporal, estatura, índice de massa corporal, somatotopia). Entretanto, a maior parte destes aponta para informações de como o atleta se encontra no início da temporada. A grande limitação observada é a ausência de dados sobre os demais períodos, principalmente no competitivo e, mais ainda, ao longo da vida desportiva do jogador.

Alguns ensaios isolados em nosso meio[4-8] têm procurado caracterizar a ocorrência de ações, os aspectos metabólicos e outras informações importantes no âmbito do treinamento desportivo em diferentes modalidades desportivas.

No basquetebol, por exemplo, Borin et al.[4], procurando caracterizar o metabolismo predominante através das zonas de intensidade do esforço, utilizando modelo proposto por Zakharov & Gomes[9], indicam que a modalidade situa-se na zona mista, ou seja, aeróbio-anaeróbio. Outro estudo relevante[5] objetivou a determinação dos níveis de concentração de lactato em partidas oficiais do Campeonato Nacional, na categoria adulta, em fase semifinal. Os principais resultados apontam para valores de lactato próximos no início das partidas, em ambas as posições: 2,23 ± 0,17mM para armadores e 2,30 ± 0,40mM para laterais, porém com diferença significativa ao final, com armadores apresentando valores superiores (4,47 ± 0,21mM), em relação aos laterais (3,70 ± 20mM). Esses dados são como indicadores importantes para preparadores físicos tanto na elaboração como na prescrição e controle do treinamento.

Ainda no basquetebol, buscando analisar e comparar saltos verticais de atletas em diferentes quartos de jogo e posições, Borin et al.[10] apontam para a proximidade quanto aos dados iniciais durante todos os quartos de jogo, nas duas partidas avaliadas. Em relação às posições do jogo e ao tempo de participação, os armadores se destacam com diferenças significativas ($p < 0,05$) avaliadas ao final do segundo e terceiro quartos. A conclusão é que os resultados assemelham-se a achados de outros autores[11,12], levando a crer que a fadiga de membros inferiores no salto não ocorre devido à relação com ações fisiológicas e a quantidade de saltos durante as partidas.

No voleibol, Duarte Filho[13], procurando quantificar e classificar as ações técnicas dos atletas ponteiros do voleibol masculino de alto nível nos dois jogos das finais do Campeonato Paulista de 2011, aponta para dados relevantes no total de cada jogo, como média de 74 ± 3,4 saques; 55 ± 4,5 movimentos de manchete para realizar recepção do saque; 83 ± 3,0 movimentos de ataque e 80 ± 4,4 bloqueios.

Na mesma modalidade, porém no feminino, Cugini[14] realizou a quantificação e a análise de vários tipos de saltos que aconteceram durante as partidas finais de voleibol, em cada posição específica, em jogos da Superliga Feminina de Voleibol 2009-2010 e 2010-2011. Os principais resultados mostram que as levantadoras executaram 155 saltos verticais para realizar levantamentos, as atletas que atuam na posição de ponta executaram 111 saltos com deslocamento para realizar o ataque e as opostas, 71 saltos. Por fim, para as jogadoras que atuam no meio de rede, o maior valor obtido de salto foi o do tipo sem deslocamento para execução de bloqueio, com 166 ações.

Diante do exposto, observa-se a necessidade de caracterizar as ações executadas pelos atletas com objetivo de contribuir com informações para os treinadores, pois, com o intuito de intensificar os esforços dos desportistas, eles ainda realizam grande quantidade de exercícios com duração e intensidade acima do limite. Consequentemente, é necessária a produção de mais trabalhos no sentido de apontar para a diferenciação de valores nas diversas categorias. Isso porque a maioria dos estudos mostra valores no âmbito adulto. Para outras categorias, o mais comum é a simples transposição desses escores para as categorias menores (mirim, infantil e juvenil ou, em algumas modalidades, sub-13, sub-15 e sub-17). De fato, ao observar os valores de movimentos ofensivos no basquetebol feminino entre as categorias adulta e juvenil, apresentados por Borin et al.[15], é importante notar a diferença significativa entre ambas, mostrando que os valores devem ser adequados a cada faixa etária.

Verifica-se, assim, que informações específicas devem estar presentes nas planilhas da comissão técnica das diferentes modalidades para se adequar às cargas de trabalho de acordo com as necessidades das diferentes faixas etárias, dos períodos de treinamento ou competições.

## CONTROLE DAS CARGAS DE TREINAMENTO

O controle da carga de treinamento destaca-se por ser utilizado no processo de preparação desportiva. Considerado a longo prazo, esse controle apresenta características sistêmicas e auto-organizadas, revelando períodos, etapas e fases mutuamente dependentes que se sucedem de maneira estruturada[16].

Dessa maneira, pode ser considerado um processo objetivo, pois seus resultados devem ser previstos a partir do conhecimento das características apresentadas inicialmente pelo atleta e das diferentes intervenções realizadas.

A relação entre a condição do atleta e a carga de treinamento constitui o problema central da teoria e do planejamento do treinamento. Trata-se de um assunto que exige a atenção dos especialistas e uma investigação científica contínua e permanente[1].

No processo da utilização sistemática de cada exercício preparatório alternam-se consecutivamente duas fases mutuamente conjugadas: a de carga amparada por ações reproduzidas e a de descanso, que assegura o restabelecimento da capacidade de trabalho operativo e/ou das partes isoladas do estado funcional e morfofuncional do praticante do exercício, havendo modificações decorrentes da carga. A carga representa aqui a magnitude da atividade funcional ampliada, em comparação com o estado de repouso, aportada pela execução do exercício. Costumam ser diferenciados os parâmetros do volume (duração da influência) e da intensidade (força momentânea da influência)[17,18].

De acordo com a classificação dos exercícios físicos, convém distinguir a carga de treinamento, condicionada pela influência sobre o organismo dos diversos tipos de exercícios preparatórios, e a competitiva, condicionada pela execução do próprio exercício competitivo. Deve-se levar em consideração que a carga é determinada também por toda uma série de fatores concomitantes à execução dos exercícios – psicológicos e condições ambientais, entre muitos outros[9].

Pela expressão carga de treinamento entende-se a medida quantitativa do trabalho de treinamento desenvolvido. Em geral, distinguem-se os conceitos de carga externa, carga interna e carga psicológica. A primeira envolve a quantidade de trabalho desenvolvido; a segunda, o efeito que propicia sobre o organismo; e a terceira, como isso é visto psicologicamente pelo atleta[1].

A influência da carga sobre o organismo não se restringe ao tempo de execução do exercício de treinamento, mas aborda também o período de descanso após o trabalho. O efeito de treinamento, obtido como resultado da aplicação da carga, não permanece constante pelos seus parâmetros, mas se altera em função da continuidade do descanso, das influências e do acúmulo de efeito de novas cargas[5]. Destacam-se os seguintes tipos de efeitos do treinamento:

a) **Efeito imediato de treinamento:** caracterizado pelas alterações ocorridas no organismo do atleta no período da execução do exercício ou em sua conclusão.
b) **Posterior:** caracterizado pelas alterações no estado do organismo do atleta, no período de tempo até a próxima influência.
c) **Somatório:** caracterizado pela soma dos efeitos de treinamento de várias cargas.
d) **Acumulativo (a longo prazo):** resultado da junção dos efeitos de alguns ciclos de influências, caracterizado pelas consideráveis reestruturações de adaptação a longo prazo dos sistemas funcionais[9].

Com isso, e considerando o treinamento desportivo um processo objetivo, sistêmico e de longo prazo, as decisões tomadas em campo pelos treinadores ou preparadores físicos devem também ser fundamentadas em informações objetivas, pois cada uma delas poderá afetar potencialmente todo o processo. Essas informações constituem um aspecto fundamental e primordial do desporto moderno – o controle – que nos permite conhecer o estado atual dos atletas, fazer prognósticos de rendimento e corrigir programas de treinamento, entre outros.

Segundo Verkhoshanski[19], são três os objetos de controle no processo de treinamento desportivo que atuam de maneira interdependente:

1) **Estado do atleta – controle do estado atual e da evolução da condição:** na prática do treinamento, é comum chegar à pista, quadra ou piscina com a programação da sessão cuidadosamente elaborada, levando em conta os numerosos aspectos envolvidos no processo de treinamento. No entanto, deve-se sempre estar pronto para qualquer adaptação nesse programa, exigida por circunstâncias não previstas. Um dos fatores que mais nos obrigam a modificar o plano de treinamento é o estado do atleta. Treinadores, intuitivamente, têm se dado conta dessa necessidade, e aqueles que conversam com os atletas no início da sessão buscam pistas que lhes mostram quais são as adaptações necessárias para aquele dia. Algumas ferramentas (escalas de sensação subjetiva de bem-estar, testes de salto vertical, frequência cardíaca em repouso) podem ser usadas para tornar esse procedimento mais objetivo. Medidas bioquímicas, voltadas para a avaliação das sessões de treinamento e dos microciclos, podem fornecer informações sobre o estado de fadiga do atleta, tornando possíveis correções pontuais nas cargas de treinamento e, consequentemente, a prevenção do *overtraining*[20]. Além disso, a avaliação periódica do estágio de desenvolvimento das diferentes capacidades biomotoras fornece informações indispensáveis para um planejamento adequado.
2) **Efeito do treinamento – controle das adaptações orgânicas:** a meta final do treinamento desportivo é a melhora do rendimento em competição. Para que isso seja obtido, são estabelecidos objetivos para diversos fatores que determinem esse resultado e, então, elabora-se um programa de treinamento para desenvolvê-los. Ao término de determinado período, há necessidade de avaliar os efeitos desse treinamento sobre o estado do atleta, para que eventuais correções possam ser efetuadas. Uma seleção adequada de testes de controle válidos,

reprodutíveis e fidedignos normalmente é considerada suficiente para resolver essa tarefa. Em geral, vários dos testes utilizados para controlar o estado do atleta podem ser usados ao longo do tempo para controle, também, dos efeitos do treinamento. O conhecimento dos resultados esperados de determinado programa de treinamento e do fenômeno EPDT (Efeito Posterior Duradouro do Treinamento)[21] é fundamental para a compreensão dos dados obtidos nas avaliações. Já Viru & Viru[20] afirmam que os índices de rendimento não revelam as adaptações que ocorrem no interior do organismo do atleta e sugerem o uso de controles metabólicos, particularmente os que refletem síntese adaptativa de proteínas estruturais e enzimáticas, que seria a base para o desenvolvimento morfofuncional da célula.

3) **Cargas de treinamento – volume, intensidade, carga total e interna, comparação do programado com o realizado:** como se pode deduzir dessa abordagem inicial, a seleção da carga de treinamento tem importância fundamental em todo o processo. A partir do conhecimento do estado atual do atleta, das características de sua especialidade e dos objetivos individualmente estabelecidos, prescreve-se determinada carga. Após algum tempo, determina-se o efeito de tal carga sobre o organismo do atleta e são feitas as alterações necessárias. Mas como mensurar de maneira fidedigna a carga de treinamento? Essa questão é muito mais complexa do que pode parecer à primeira vista. Já há muito tempo a quantificação da carga de treinamento é questionada e procurada. Normalmente, quantificam-se sem grandes problemas algumas grandezas externas, mas são poucos os instrumentos fidedignos para estimativa do impacto que essas cargas efetivamente têm sobre o organismo dos atletas (cargas internas). Uma das tentativas de resolver esse problema foi apresentada por Foster[22] e envolve o uso da escala de percepção subjetiva do esforço CR-10[23], aliada ao tempo da sessão de treinamento. Com essas informações, o autor procura estimar a carga interna de cada dia e da semana (em unidades arbitrárias, representando o produto da duração da sessão pela graduação da dificuldade segundo a escala), a monotonia (média das cargas dividida pelo desvio padrão) e a demanda dessa carga sobre o organismo do atleta (produto da carga semanal pela monotonia). Cada um desses aspectos auxilia a explicação de episódios de doenças infecciosas em patinadores, que podem estar associados a uma queda na atividade do sistema imunológico provocada por uma carga interna acima dos valores desejáveis. Considerando que a demanda da carga, chamada de

*strain*, parece ser o melhor preditor de *overtraining*, é sugerido que uma mesma carga total semanal, quando melhor distribuída, resulta em *strain* diminuído e, consequentemente, em menor risco de experimentar essa situação indesejável.

No voleibol, Dias et al.[24], utilizando essa ferramenta no controle da carga e buscando analisar modulações do sistema imunológico durante 28 semanas, apontam que houve aumento estatisticamente significativo na contagem de leucócitos totais, neutrófilos e monócitos, diminuição de linfócitos e aumento na parte superior dos sintomas de infecção do trato respiratório, sem alteração nas interleucianas (IL) 2 e 6 e no fator de necrose tumoral alfa (TNF-$\alpha$). Correlações positivas também foram observadas entre os níveis subjetivos de cansaço, contagem total de leucócitos e neutrófilos e sintomas de infecção do trato respiratório superior.

No basquetebol, Brunelli et al.[25] analisaram, antes (M1) e após 8 semanas (M2), respostas imunológicas e a associação entre a variação na carga de exercício e o autorrelato de ocorrência de sintomas de doenças respiratórias superiores em jovens atletas. Os principais resultados apontam que houve diminuição significativa nos monócitos em M2 com relação ao M1 ($p = 0{,}004$), porém não houve alterações significativas na contagem total de leucócitos ($p = 0{,}07$), neutrófilos ($p = 0{,}07$) ou linfócitos ($p = 0{,}09$), bem como nas concentrações plasmáticas de TNF-$\alpha$ ($p = 0{,}30$) ou de IL-6 ($p = 0{,}90$).

Na mesma modalidade, Leite et al.[26], procurando avaliar, comparar e relacionar a carga e o cansaço de treino em oito atletas de basquetebol durante 19 semanas, divididos em três períodos (preparatório, competitivo I e competitivo II), avaliaram diariamente a percepção subjetiva de cansaço e carga de treinamento e monitoraram a potência do membro superior, quantificando sua capacidade de lançar uma bola de *medicine ball*. Os atletas relataram menor fadiga ($p < 0{,}005$) no período preparatório ($13{,}71 \pm 1{,}30$) em comparação aos períodos competitivo I ($14{,}68 \pm 1{,}51$) e competitivo II ($14{,}63 \pm 1{,}22$). Sua habilidade em lançar a bola de *medicine ball* diminuiu ($p < 0{,}005$) no período competitivo II ($3{,}59 \pm 0{,}30$m) em comparação aos períodos preparatório ($3{,}80 \pm 0{,}36$m) e competitivo I ($3{,}86 \pm 0{,}26$m). Sua monotonia diminuiu ($p < 0{,}001$) no período competitivo II ($1{,}18 \pm 0{,}43$) em comparação ao preparatório ($2{,}50 \pm 2{,}01$) e ao competitivo I ($2{,}10 \pm 1{,}61$). Os resultados revelaram a efetividade na monitoração da carga e no cansaço dos atletas por meio do método proposto para auxiliar a organização do treinamento durante um macrociclo.

Esses dados indicam a importância do monitoramento da carga de trabalho por parte de todos os membros da comissão técnica e atenção especial para distribuição da carga ao longo das semanas de treinamento ou competição, principalmente pela escolha do modelo de organização.

Cabe aqui destacar que Verkhoshanski[19] afirma que a ausência ou a carência de conhecimentos científicos e a tradicional atuação dos treinadores baseada apenas na intuição pessoal não podem, em muitas circunstâncias, resolver com eficácia os complexos problemas do treinamento. Além disso, salienta que as elevadas cargas do treinamento atual podem colocar em risco a saúde do atleta.

Por outro lado, vários parâmetros fisiológicos podem ser utilizados para determinação do índice de esforço realizado. Os mais usados referem-se a ventilação pulmonar, unidade metabólica (METs), consumo máximo de oxigênio ($VO_2$ máx), depleção de substratos, frequência cardíaca, índice de esforço percebido e limiar anaeróbio[27]. Além desses, é evidente a importância do controle da dinâmica da alteração de diferentes capacidades biomotoras, por meio de testes específicos: força (força de salto vertical, força de lançamento e potência); velocidade (velocidade de deslocamento máximo e lateral); resistência (membros superiores e inferiores) e, finalmente, testes de habilidade técnica (arremesso, passe e recepção) e psicológica. A velocidade de execução do exercício específico de competição é o principal critério para avaliação da eficiência do processo de treinamento[28].

Quanto à análise da técnica desportiva, nota-se a busca para determinar um modelo ou sistema que possibilite estabelecer questões básicas, como a distância existente entre a execução do desportista (modelo individual) e as características do modelo ideal, ou a evolução de cada um dos padrões de eficácia no modelo individual[17].

Quanto à análise qualitativa da técnica, nota-se que a metodologia observacional é a mais utilizada. Nesta, a experiência prática do treinador baseia-se em critérios subjetivos, como observar a execução e identificar possíveis erros, estabelecer uma ordem de prioridades nos erros e, até mesmo, ministrar instruções ao executante. Nesse processo, torna-se interessante estabelecer modelos de análise baseados na relação causa-efeito, ou seja, relacionar os principais fatores que favorecem a obtenção de rendimento e associá-los ao grau de causalidade e à individualidade biológica. Por exemplo: o salto em altura depende da altura de saída, da decolagem, do voo e da altura acima da barra, os quais, por sua vez, apresentam diversos fatores interdependentes.

Em relação aos aspectos quantitativos da técnica, a análise biomecânica tem contribuído de maneira positiva para o entendimento dessas diferentes variáveis, pois técnicas de registro de dados traduzem passo a passo o desempenho dos atletas. Metodologias como filmagem em 2D ou 3D, células fotoelétricas, plataformas de contato, acelerômetros, dinamômetros e eletromiografia têm sido muito utilizadas. No entanto, esses métodos são quase que exclusivos para atletas de alto rendimento, devido ao custo elevado e à complexidade[29].

Nesse sentido, a avaliação sistemática e organizada das capacidades biomotoras deve considerar os momentos da manifestação ótima dos resultados a serem coletados após um período de treinamento, atentando para os efeitos posteriores duradouros de uma fase de aplicação de estímulos específicos.

Particularmente no futebol, Borin et al.[30], com o objetivo de avaliar os efeitos do treinamento no período preparatório, controlaram 17 atletas profissionais que disputaram a terceira divisão do campeonato paulista. O programa de treinamento e os conteúdos foram classificados em funcional e neuromuscular, segundo modelo proposto por Gomes & Souza[31]. Os atletas foram avaliados antes do início do programa de treinamento e após 7 semanas, e os resultados mostram predomínio do tipo neuromuscular. Por meio dos testes de sentar e alcançar, salto sêxtuplo, salto vertical e velocidade de deslocamento em 30m, os principais resultados evidenciam melhora da flexibilidade, força explosiva e rápida e sensível diminuição na velocidade de deslocamento em 30m.

Essas informações apontam para a importância da organização racional das cargas de trabalho para futebolistas, tendo como objetivo, durante a sequência da temporada, a manutenção e o desenvolvimento das capacidades neuromusculares, consideradas determinantes para o desempenho na modalidade. O trabalho neuromuscular deve ser prioritário dentro do plano organizacional para o desenvolvimento da preparação física especial do futebolista, seguido da estimulação metabólica específica e do aprimoramento da velocidade.

Na mesma modalidade, e utilizando a mesma classificação de conteúdo, Oliveira et al.[32] buscaram avaliar e discutir o efeito de 7 semanas de treinamento em 15 atletas profissionais em diferentes capacidades biomotoras. Todos os atletas foram submetidos a dois testes: Yo-Yo *Endurance Test Nível 1 e salto horizontal em dois momentos distintos*: M1 – início do programa de treinamento – e M2 – após o término do período preparatório. Os resultados apontam que o conteúdo funcional (1.890 minutos) foi predominante sobre o neuromuscular (1.595 minutos), e nos testes houve melhora na distância percorrida no Yo-Yo *Endurance Test Nível 1* de M1 *(2376,0* ± 202,4m) para M2 (2581,3 ± 173,1m) e melhora no salto horizontal de M1 (2,44 ± 0,1m) para M2 (2,48 ± 0,1m).

São escassos os estudos com essas características que mostrem a relação entre as capacidades biomotoras em diferentes momentos. Nesse sentido, são necessários outros trabalhos que realmente relatam o que se faz no cotidiano no âmbito do treinamento no futebol.

Sendo assim, a estrutura do treinamento desportivo caracteriza-se particularmente pelos seguintes aspectos: conveniente ordenação dos conteúdos da preparação no processo de treinamento (exercícios de preparação física geral e especial, técnica e tática), relações entre os parâmetros da carga do treinamento (características quantitativas e qualitativas do treinamento e competição) e sucessão das diferentes ligações do processo (sessões isoladas e suas partes, microetapas, etapas, macrociclos). A estruturação de todos esses aspectos possibilita o desenvolvimento de momento ótimo de forma desportiva, observada dentro de uma perspectiva temporal[33].

Contudo, parece razoável que o entendimento global do processo de avaliação da aquisição desportiva depende de todos os fatores aqui apresentados. Por isso, o esclarecimento e o registro destes em todas as etapas do processo são fundamentais para avaliação das reais causas e dos melhores resultados obtidos por meio de testes e observações.

## ASPECTOS PSICOLÓGICOS DA PRÁTICA ESPORTIVA

A prática esportiva, especialmente no alto rendimento, pressupõe a vivência de emoções fortes e intensas, às vezes positivas, outras vezes negativas. Em ambos os casos, podem ser responsáveis por flutuações no desempenho do atleta, melhorando sua *performance* ou prejudicando sua atuação. Nesse sentido, além dos aspectos físicos, táticos e técnicos, é importante que o esportista tenha conhecimento do que acontece internamente para conseguir controlar suas emoções e, consequentemente, ter um desempenho próximo de seu máximo[34].

Nesse contexto, o trabalho da psicologia é analisar os fatores que influenciam o desempenho esportivo e, posteriormente, propor um treinamento psicológico para lidar com as questões emocionais que aparecem no decorrer do processo competitivo.

Para isso, a avaliação das demandas cognitivas e emocionais dos atletas constitui o primeiro passo. Essa avaliação consiste em conhecer de modo mais próximo o atleta no interior da equipe. Avaliam-se habilidades emocionais e psicológicas que interferem no desempenho, como ansiedade, motivação, estresse, habilidades sociais, características de personalidade, confiança e controle emocional, entre outras. No que se refere às habilidades cognitivas, são avaliadas as capacidades exigidas no esporte em questão, como atenção, concentração, memória, velocidade de processamento e raciocínio, entre outras. O objetivo é ter um diagnóstico do atleta no grupo do ponto de vista psicológico e cognitivo. Dessa maneira, conhecemos as habilidades que auxiliam os atletas na tomada de decisão e no melhor desempenho dentro e fora de campo, podendo fortalecer as que já existem ou trabalhar com aquelas que ainda não estão presentes da maneira desejada.

A partir desse primeiro passo, é importante que sejam trabalhados a segurança do atleta e o domínio de suas emoções e sentimentos dentro do contexto esportivo[35]. O esportista deve ser capaz de conhecer, monitorar e controlar suas emoções, por meio de técnicas psicológicas, para melhor desempenho tanto nos jogos como no ato de lidar com a equipe técnica, a torcida e a pressão externa. Esse trabalho é realizado por meio do treinamento de habilidades psicológicas, que pressupõe a melhora das capacidades individuais de cada atleta, levando a estabilização e otimização de seu comportamento e objetivando sempre a excelência esportiva. Nesse treinamento, são trabalhados aspectos psicológicos que influenciam positivamente a excelência esportiva, como autoestima, autoconfiança, autocontrole, estabelecimento de metas, atitude positiva, motivação e relaxamento.

Com isso, pode-se dizer que as exigências que um atleta recebe em situações de treinamento e competição podem ser mais bem trabalhadas se os princípios da psicologia estiverem inseridos no processo esportivo, aliados aos aspectos físicos, táticos e técnicos.

## CONSIDERAÇÕES FINAIS

Diante do exposto, nota-se, nas modalidades coletivas, a importância da interação entre fatores físicos, técnicos, táticos e psicológicos para o desempenho ótimo dos atletas. Com isso, programas de treinamento devem considerar os princípios expostos, utilizando estratégias de desenvolvimento para cada atleta, objetivando o rendimento máximo e completo dos atletas.

## Referências


1. Gomes AC. Treinamento desportivo: estrutura e periodização. 2. ed. Porto Alegre: Artmed, 2009. 276p.
2. Borin JP, Gonçalves A. Alto nível de rendimento: a problemática do desempenho desportivo. Revista Brasileira de Ciências do Esporte 2004; 26(1):9-17.
3. Matveev LP. Teoria general del entrenamiento deportivo. Madri: Paidotribo, 2001. 278p.
4. Borin JP, Gonçalves A, Padovani CR, Aragon FF. Variabilidade da intensidade de esforço nas três posições do basquetebol: ensaio quantitativo em nosso meio. Revista Brasileira de Ciências do Esporte 1999; 20(2-3):119-25.
5. Borin JP, Oliveira V, Franciscon C, Vieira NA. Modelação competitiva de basquetebolistas por concentração de lactato. Saúde em Revista (UNIMEP) 2007; 9:13-8.
6. Braz TV, Borin JP. Análise quantitativa dos jogos de uma equipe profissional da elite do futebol mineiro. Revista da Educação Física/UEM (Online) 2009; 20:1-10.
7. Braz TV, Spigolon LMP, Vieira NA, Borin JP. Modelo competitivo da distância percorrida por futebolistas na UEFA Euro 2008. Revista Brasileira de Ciências do Esporte 2010; 31:6-10.
8. Olívio Júnior JA, Borin JP, Pasqualoto BB, Braz TV. Modelação competitiva dos aspectos temporais em lutas de judô na classe juvenil. Saúde em Revista (UNIMEP) 2009; 11:17-26.
9. Zakharov A, Gomes AC. Ciência do treinamento desportivo. 2. ed. Rio de Janeiro: Grupo Palestra, 2003. 199p.
10. Borin JP, Maldaner G, Fachina RJFG, Daniel JF, Bencli LM, Montagner PC. Desempenho de basquetebolistas no salto vertical: comparação em diferentes momentos da partida. Revista Salusvita (USC. Impresso) (Cessou em 2005) 2011a; 31:77-88.
11. Abdelkrim NB, Castagna C, Fazaa SE, Tabka Z, Ati JE. Blood metabolities during basketball competitions. Journal of Strength and Conditioning Research, Connecticut, 2009; 23(3):765-73.
12. Cortis C, Tessitore A, Lupo C, Pesce C, Fossile E, Figura F, Capranica L. Inter limb coordination, strength, jump and sprint performances following a youth men's basketball game. Journal of Strength and Conditioning Research, Connecticut, 2011; 25(1):135-42.
13. Duarte Filho PR. Quantificação e classificação das ações técnicas dos atletas ponteiros do voleibol masculino de alto nível: finais do Campeonato Paulista de 2011. 2012. 43f. Trabalho de Conclusão de Curso (Graduação) – Faculdade de Educação Física. Universidade Estadual de Campinas, Campinas, 2012.
14. Cugini TMB. Voleibol: proposta de quantificação e análise dos saltos verticais que acontecem durante partidas finais de voleibol em cada posição específica em jogos finais da Superliga Feminina de Voleibol 2009-2010 e 2010-2011. 51F. Trabalho de Conclusão de Curso (Graduação) – Faculdade de Educação Física. Universidade Estadual de Campinas, Campinas, 2011.
15. Borin JP, Santanna FL, Padovani CRP, Padovani CR. Análise comparativa da intensidade de partidas de basquetebol feminino: estudo a partir de equipes da liga mundial adulta de clubes e da copa Eletrobrás juvenil, em 2004. Anais XXXVII Simpósio Internacional de Ciências do Esporte, São Paulo, Outubro, 2004.
16. Tschiene P. Nuovi orientamenti nella planificazione dell'allenamento. Atletica Studi 1988; 6:569-86.
17. Granell JC, Cervera VR. Teoria e planejamento do treinamento desportivo. Porto Alegre: Artmed, 2003. 220p.
18. Matveev LP. Preparação desportiva. Londrina: Centro de Informações Desportivas, 1996. 76p.
19. Verkhoshansky YV. Entrenamiento deportivo. Barcelona: Ed. Martinez Roca, 1990. 197p.

20. Viru A, Viru M. Análisis y control del rendimiento deportivo. Barcelona: Editorial PaidoTribo, 2003. 300p.
21. Siff M, Verkhoshanski YV. Supertraining. 2009. 298p.
22. Foster C. Monitoring training in athletes with reference to overtraining syndrome. Med Sci Sports Exerc 1998; 30:1164-8.
23. Borg G. Borg's perceived exertion and pain scales. Champaign, IL: Human Kinetics, 1998. 197p.
24. Dias R, Frollini AB, Brunelli DT et al. Immune parameters, symptoms of upper respiratory tract infections, and training-load indicators in volleyball athletes. International Journal of General Medicine 2011; 201:837-44.
25. Brunelli DT, Borin JP, Rodrigues A et al. Immune responses, upper respiratory illness symptoms, and load changes in young athletes during the preparatory period of the training periodization. American Journal of Sports Medicine 2012; 3:1-7.
26. Leite GS, Prestes J, Urtado CB et al. Variáveis objetivas e subjetivas para monitoramento de diferentes ciclos de temporada em jogadores de basquete. Revista Brasileira de Medicina do Esporte (Impresso) 2012; 18:229-33.
27. Wilmore JH, Costill DL. Physiology of sport and exercise. 5rd ed. Champaign, IL: Human Kinetics, 2011.
28. Verkhoshanski YV. Principles for a rational organization of the training process aimed at speed development. Revista Treinamento Desportivo 1999; 4:3-7.
29. Chimera NJ, Swanik KA, Swanik CB, Straub SJ. Effects of plyometric training on muscle-activation strategies and performance in female athletes. J Athletic Training 2004; 39:24-31.
30. Borin JP, Oliveira RS, Campos MG, Creatto CR, Padovani CRP, Padovani CR. Avaliação dos efeitos do treinamento no período preparatório em atletas profissionais de futebol. Revista Brasileira de Ciências do Esporte 2011b; 33:219-33.
31. Gomes AC, Souza J. Futebol: treinamento desportivo de alto rendimento. Porto Alegre, RS: Artmed, 2008. 256p.
32. Oliveira RS, Creato CR, Pascoal EHF et al. Sete semanas de treinamento melhoram a resistência aeróbia e a potência muscular de jogadores de futebol. Revista Brasileira de Ciência e Movimento 2012; 20:77.
33. Oliveira PR. Efeito Posterior Duradouro de Treinamento (EPDT) das cargas concentradas de força. Tese de Doutorado. Unicamp, Campinas, 1998.
34. Brandão MRF, Casal HMV. Modelos de prática profissional na psicologia do esporte. In: Brandão MRF, Machado AA. Coleção psicologia do esporte e do exercício. Vol. 1, Teoria e Aplicação. São Paulo: Atheneu, 2007:59-70.
35. Samulski D. Áreas de atuação da psicologia do esporte. In: Brandão MRF, Machado AA. Coleção psicologia do esporte e do exercício. Vol. 1, Teoria e Aplicação. São Paulo: Atheneu, 2007:31-58.

# Capítulo 3

# Economia de Nado: Parâmetro Determinante na Avaliação e no Controle do Treino

Ricardo J. Fernandes • João Paulo Vilas-Boas • Carlo Baldari

## INTRODUÇÃO

A natação pura desportiva é uma modalidade individual, cíclica (os movimentos realizados pelo nadador ocorrem de maneira sequenciada), fechada (o desempenho desportivo depende mais de questões inerentes ao praticante do que do comportamento do adversário) e contínua (não existem momentos de pausa em oposição às modalidades intermitentes, como, por exemplo, o polo aquático). A natação pura desportiva é igualmente uma modalidade mista, uma vez que o rendimento do nadador é determinado por fatores bioenergéticos e por parâmetros biomecânicos. Essa dependência biofísica para o desempenho desportivo em natação é evidenciada na equação do rendimento desportivo[1]:

$$v = E \cdot (e \cdot D^{-1}) \quad (1)$$

Nesta equação, a velocidade de nado [v], indicador por excelência do rendimento desportivo do nadador, depende de dois fatores: (i) do [E] (*input* energético total, decorrente do metabolismo aeróbio e anaeróbio) e (ii) da razão entre [e] (eficiência mecânica propulsiva total) e [D] (força de arrasto hidrodinâmico oposta ao deslocamento do nadador), a qual reflete a habilidade técnica do nadador.

O propósito deste texto é discorrer sobre a importância da economia de nado – um dos parâmetros que influenciam o rendimento em natação que mais importância assume para a prestação final nessa modalidade desportiva – na avaliação e no controle do treino de nadadores. De fato, a economia de nado, quantificada e expressa por meio do custo energético, tem sido considerada o melhor preditor bioenergético do rendimento em diferentes formas de locomoção humana, nomeadamente no meio aquático[2], e, como tal, deverá ser alvo de estudo de treinadores investigadores ligados a essa modalidade desportiva.

## DESENVOLVIMENTO

Um observador atento do fenômeno desportivo pode perceber que, principalmente nas duas últimas décadas do século XX, os resultados desportivos evoluíram devido, principalmente, ao aumento do número de horas diárias e da frequência de treino semanal destinados à preparação desportiva. Desse modo, a evolução dos resultados desportivos decorreu, sobretudo, de um apreciável aumento do volume de treino, especialmente nas modalidades cíclicas e fechadas, de que a natação é exemplo[3,4] (mas também a ginástica artística, o remo e a esgrima[5]).

Essa tendência parece ter prevalecido até nossos dias, preferindo os treinadores realizar o aumento da carga de treino utilizando o volume, em detrimento do uso da intensidade. Isso pode ser facilmente constatado pelo fato de a principal unidade de medida da carga de treino ser a distância realizada (em metros ou quilômetros), enquanto a quantificação da intensidade dos exercícios prescritos é raramente levada em consideração (não obstante já terem sido propostas maneiras de quantificar a intensidade dos exercícios de treino em natação, notadamente utilizando as unidades arbitrárias de treino[6,7]). Por outro lado, quando analisados os processos de treino (e respectivos planejamentos) em natação pura desportiva, a complexidade e a densidade da carga de treino[5] são componentes cuja importância é desprezada e raramente mensurada.

No entanto, essa preferência pela quantidade em detrimento da qualidade de treino provoca, frequentemente, uma acumulação muito significativa das cargas de trabalho, sendo negligenciado um fundamento importante do treino: o princípio da alternância entre a carga e a recuperação[5,8]. O desrespeito a essa lei do treino poderá limitar a evolução desportiva do nadador e até assumir consequências graves, repercutindo em estados de sobretreino e, no limite, levar ao abandono da modalidade[9,10]. Por outro lado, parece ser de difícil compreensão o fato de os nadadores realizarem treinos de longa duração (habitualmente, cada unidade de treino na água tem duração $\geq$ 2 horas, consubstanciando-se em distâncias entre 80 e 120km/semana[11,12]) a velocidades marcadamente inferiores às utilizadas em competição[6,13]. Sabendo que a maioria das provas de natação pura desportiva (os 50, 100 e 200m das quatro técnicas convencionais – borboleta, costas, peito e *crawl*, esta última utilizada nas provas livres) tem duração < 2 minutos e exige esforços de significativa contribuição glicolítica[14,15], parece haver uma contradição significativa entre o que se realiza em situação de treino e as exigências bioenergéticas e biomecânicas da competição.

Desse modo, com base na necessidade de promoção do incremento da eficiência do treino e apesar do desenvolvimento do rendimento em natação desportiva única e exclusivamente através do aumento do volume de treino, surgiu a necessidade de dispor de mecanismos concretos e objetivos que traduzam o estado de preparação desportiva do nadador (principalmente dos nadadores que integram a etapa de especialização e posterior ingresso no percurso de alto rendimento). Assim, surgiram a avaliação do nadador e o controle (e respectivo aconselhamento) do processo de treino, cujas tarefas constituem (ou deveriam constituir em modelos de treino pedagógica e cientificamente avançados) parte fundamental do processo de treino, possibilitando a treinadores e equipes técnicas[16-18]: (i) a detecção de talentos; (ii) a orientação dos jovens praticantes para as diferentes disciplinas da natação (natação pura desportiva, polo aquático, natação sincronizada e saltos ornamentais) mais adequadas às suas capacidades e interesses; (iii) o melhor conhecimento do estado atual de treino e desenvolvimento do praticante; (iv) a avaliação dos efeitos do treino; (v) o melhor conhecimento e a compreensão das vantagens e dificuldades do desportista em relação à referida disciplina e, dentro dela, seus vários componentes (por exemplo, especialização em provas de velocidade, meio-fundo ou fundo, ou a escolha de sua posição de jogo preferencial); (vi) o recolhimento de informações sobre o estado de saúde e nutricional do nadador; (vii) a objetivação (mediante a confirmação ou negação) das impressões subjetivas resultantes da observação no dia a dia do nadador; (viii) a verificação da adequação do planeamento e periodização do treino; (ix) a verificação, pontual, do melhor (ou pior) desenvolvimento de uma capacidade particular; (x) o seguimento longitudinal dos progressos ligados ao processo de treino; (xi) a detecção de eventuais falhas e insuficiências no processo de treino e a validação de novos procedimentos; (xii) a realização do perfil das principais capacidades do nadador; (xiii) o prognóstico do desempenho desportivo futuro.

A estruturação de um programa de avaliação do nadador e respectivo controle do treino pressupõe o cumprimento de várias etapas, a primeira das quais está relacionada com a definição dos diferentes fatores que influenciam um desempenho bem-sucedido[19]. Assim, é fundamental avaliar o nível de desenvolvimento dos pressupostos de rendimento em diferentes momentos, ou seja, avaliar o conjunto de fatores determinantes do rendimento competitivo em cada tarefa motora específica[16]. Na literatura da especialidade foi salientado que, não obstante o elevado número de parâmetros (que se inter-relacionam entre si) determinantes da prestação desportiva na natação, existem três grupos de fatores que determinam diretamente o rendimento do nadador (fatores bioenergéticos, biomecânicos e psicológicos) e dois grupos de fatores que o influenciam indiretamente (fatores genéticos e contextuais)[4]. Na Figura 3.1 é apresentado um diagrama síntese proposto anteriormente pelo nosso grupo[20], no qual é possível observar o conjunto de fatores que, por meio de sua inter-relação, influenciam direta ou indiretamente o rendimento do nadador. Complementarmente, importa sublinhar a complexidade das múltiplas interações de fatores que caracterizam a prestação desportiva do nadador.

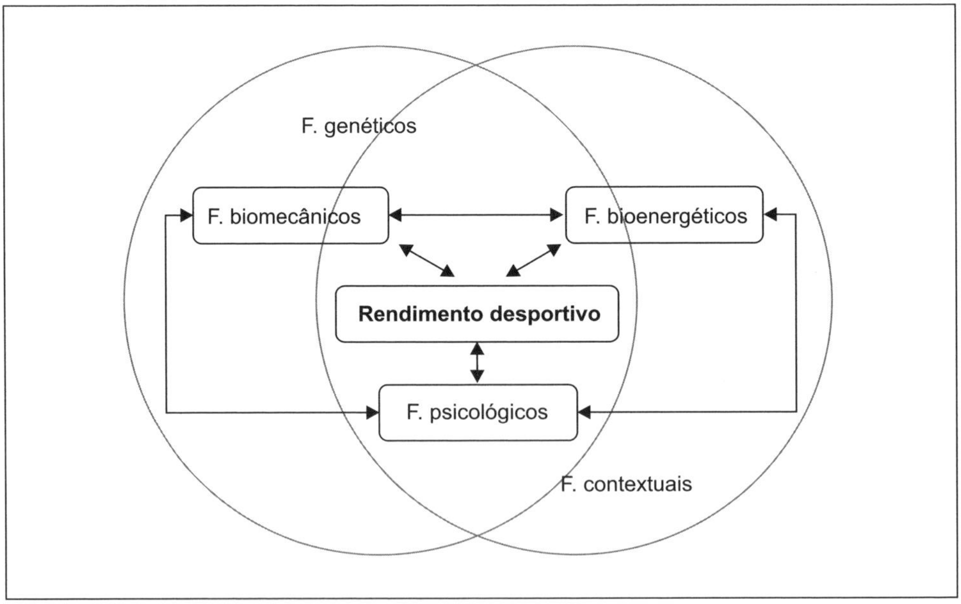


**Figura 3.1** Diagrama síntese dos fatores determinantes do rendimento desportivo do nadador (adaptada de Fernandes et al.[20]).

O custo energético é um parâmetro condicionante do rendimento desportivo do nadador que, conceitualmente, se situa na interseção da mecânica e da fisiologia. De fato, o custo energético tem sido alvo de estudos no âmbito da biofísica da natação, sendo definido como o dispêndio energético total requerido para o desportista se deslocar ao longo de determinada distância[21]. No caso da locomoção no meio aquático, o custo energético relaciona-se com a eficiência e com o trabalho mecânico total, assumindo-se que seu aumento implicará uma diminuição da eficiência do nadador[22]. O custo energético pode ser obtido como o dispêndio energético total associado a uma determinada velocidade de deslocamento. Da equação 1 pode-se obter a igualdade (2), da qual se pode concluir que o custo energético do nado, dado pela razão $[E] \cdot [v]^{-1}$, expressa o inverso do nível de adequação mecânica global da técnica, dado por $[D] \cdot [e]^{-1}$ [22]:

$$D \cdot e^{-1} = E \cdot v^{-1} \quad (2)$$

A determinação do custo energético se constitui, então, em um dos procedimentos essenciais para compreensão do rendimento desportivo em natação. De fato, já em meados da década de 1980 se dizia que "*the measurement and evaluation of swimming economy has great practical information that both coach and scientist can benefit from*"[23], pelo que seu estudo, mediante a determinação do custo energético de cada técnica de nado, já foi realizado por vários autores (para uma revisão mais exaustiva, consulte as referências 22 e 24). Essa profusão de estudos justifica-se devido: (i) à sua utilidade, pois permite estimar o percentual de participação energética aeróbia e anaeróbia em diferentes distâncias de prova e avaliar quantitativamente o nível de adequação mecânica global do gesto técnico, e (ii) ao seu significado motor, pois constitui um parâmetro chameira entre os domínios da fisiologia do exercício e da biomecânica (por um lado, constitui um parâmetro fisiológico em substência e, por outro, é especialmente sensível às flutuações de variáveis biomecânicas, especialmente se relacionadas com o aproveitamento propulsivo da energia química ou com os fenômenos dissipativos da mesma, como a força de arrasto hidrodinâmico).

Sabendo da relevância da determinação do custo energético para avaliação e controle do treinamento de nadadores, investigadores ligados à natação pura desportiva cedo procuraram efetuar essa determinação. Como os eventos competitivos nessa modalidade desportiva têm uma duração compreendida entre aproximadamente 20 segundos e 15 minutos, o sistema energético aeróbio ganha especial realce, pelo que os primeiros investigadores procuram centrar-se na medição do consumo de oxigênio para determinar o custo energético do nado. Esses estudos determinaram o custo energético (através do consumo de oxigênio) em diferentes intensidades de nado, embora em geral em velocidades inferiores à velocidade mínima correspondente ao consumo máximo de oxigênio, tendo demonstrado diferenças entre técnicas de nado, nível desportivo, gênero e idade[25-30]. No entanto, para melhor se avaliar a contribuição do sistema aeróbio durante o nado, a cinética do consumo de oxigênio deve ser rigorosamente monitorada, pelo que, em vez de se proceder à coleta de gases expirados através de sacos de Douglas[25] ou apenas no período de recuperação[28], a técnica de oximetria direta deverá ser a adotada. Complementarmente, sabe-se que para avaliação do custo energético de exercício em sua plenitude, além de ser necessário analisar um maior espectro de intensidades de nado, o dispêndio energético não deve contemplar apenas os valores de consumo de oxigênio (como frequentemente realizado[29-31]), mas considerar igualmente a contribuição energética anaeróbia, nomeadamente mediante a avaliação das concentrações sanguíneas de lactato[32].

Nosso grupo tentou ultrapassar as dificuldades inerentes à investigação em atividades aquáticas, principalmente no que se refere à determinação do custo energético (por exemplo, a complexidade do recolhimento de dados ventilatórios durante o nado e a impossibilidade de realizar a coleta sanguínea em situação real de exercício), por meio da validação e da consequente implementação de um protocolo incremental intermitente em situação real de nado[33,34]. De fato, o protocolo de n × 200m (com 0,05m · segundo$^{-1}$ de incrementos de velocidade e 30 segundos de intervalo entre repetições), realizado até a exaustão, possibilita a obtenção de dados relativos à utilização dos sistemas energéticos aeróbio e anaeróbio lácticos. Esse protocolo foi adaptado e aperfeiçoado de um estudo pioneiro de nosso grupo que, por meio de um teste de 3 × 200m de peito (com dois patamares submáximos e o último na intensidade máxima, com intervalo de recuperação completa), procurou determinar o custo energético das diferentes variantes da técnica de peito[35]. Mais recentemente, procurando avaliar o custo energético de um esforço realizado na intensidade máxima (200m *crawl* no ritmo utilizado em situação de competição), fomos capazes de incluir o componente energético proveniente do sistema anaeróbio aláctico no cálculo do dispêndio energético, obtendo uma mais completa determinação do custo energético em natação pura desportiva[36].

Complementarmente, sabendo das diferenças existentes entre o nado livre em piscina e o desempenho do nadador em *swimming flume*[37], tentou-se implementar a determinação do custo energético nas condições mais semelhantes possíveis às de treino e competição, ultrapassando as limitações mecânicas impostas pelos ergômetros de água. Assim, o consumo de oxigênio tem sido por nós determinado durante o nado livre por meio de oxímetros de diferentes gerações: (i) Sensormedics 2900 (Yorba Linda, Califórnia, EUA), percorrendo a piscina em um *charriot* conduzido por um investigador[22,33-35] (Figura 3.2, painel da esquerda), e (ii) $K4b^2$ (Cosmed, Roma, Itália), que, por sua portabilidade, é carregado na extremidade de uma vara ou pendurado em um cabo de aço colocado longitudinalmente na piscina[36,38,39] (Figura 3.2, painel da direita).

Para que isso fosse possível, cada nadador usou um *snorkel* respiratório (válvula mais tubos de captação do ar inspirado e do ar expirado) que, conduzindo os gases expiratórios ao oxímetro, possibilita a avaliação individualizada do consumo de oxigênio em situação específica de nado (para uma revisão mais aprofundada dos diferentes dispositivos respiratórios utilizados em natação pura desportiva consulte as referências 24 e 40). Hoje em dia, nosso grupo utiliza o *snorkel* Aquatrainer (Cosmed, Roma, Itália – Figura 3.3), o qual permite elevada precisão e resolução temporal, assim como tem um formato hidrodinâmico ade-

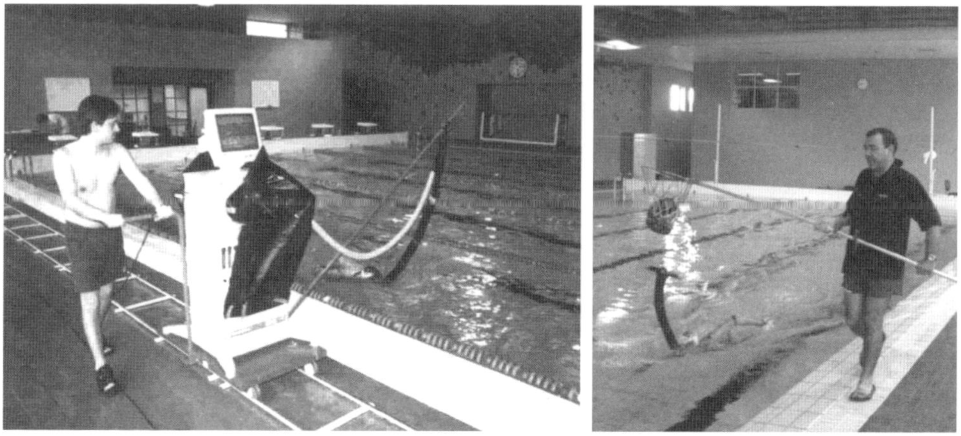

**Figura 3.2** Equipamento usado para avaliação do consumo de oxigênio em protocolos incrementais e intermitentes em natação pura desportiva, observando-se Ricardo J. Fernandes e J. Paulo Vilas-Boas (no painel da esquerda e da direita, respectivamente) transportando oxímetros de diferentes gerações.

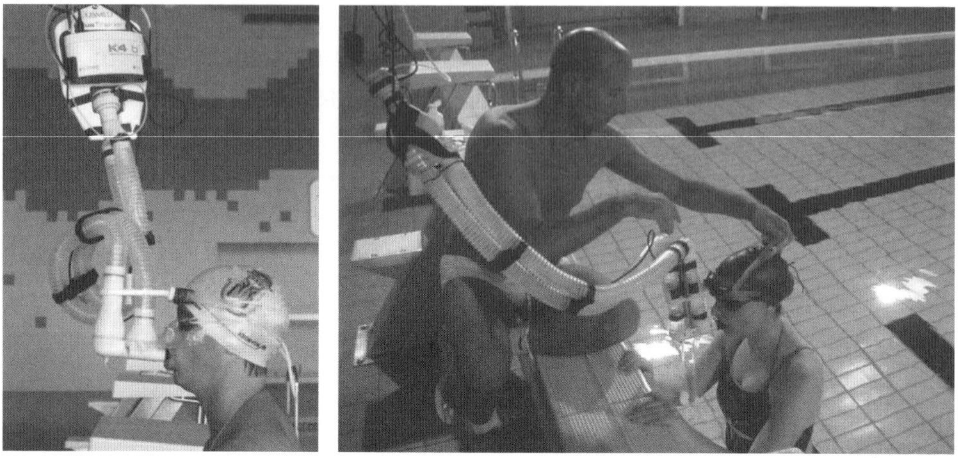

**Figura 3.3** *Snorkel* Aquatrainer, utilizado para determinação do consumo de oxigênio em natação pura desportiva. Pode-se observar Carlo Baldari durante a preparação da nadadora para o teste.

quado, parecendo não acrescentar uma resistência hidrodinâmica significativa ao deslocamento do nadador[41].

A realização do protocolo incremental e progressivo acima descrito possibilita a determinação da curva de economia de nado (dispêndio energético por unidade de tempo/velocidade) entre velocidades submáximas (habitualmente os primeiros seis patamares) e velocidade máxima aeróbia (geralmente o último patamar), determinando o *input* energético total correspondente a cada estágio de intensidade através do total líquido (*net*) medido continuamente durante a prova por oximetria direta. Não desvalorizando a contribuição anaeróbia láctica, que ganha relevância após a intensidade de nado correspondente ao limiar anaeróbio (usualmente coincidindo com o terceiro ou quarto patamar do protocolo), inclui-se igualmente a concentração líquida (*net*) máxima de lactato no sangue, realizando-se a coleta de sangue capilar antes, nos intervalos entre os patamares e após o término do protocolo. Em seguida, utiliza-se o valor do equivalente energético de 1 mmol · litro$^{-1}$ de lactato sanguíneo (2,7 mililitros de oxigênio · mmol$^{-1}$ · quilograma$^{-1}$)[32] para converter ambas as medições ao valor global de dispêndio energético. Fundamentalmente, procura-se conjugar os resultados mais tradicionais de economia aeróbia com os resultados relativos à economia anaeróbia láctica[42,43].

No caso de um esforço retangular realizado na intensidade máxima (por exemplo, 200 metros *crawl*), a contribuição anaeróbia láctica para a determinação do dispêndio energético total também pode ser obtida mediante a coleta de sangue capilar no início e no final do exercício, assim como de sua cinética ao longo do teste. Como não é possível interromper o teste no final de cada parcial de 50m, sob o risco de adulterar significativamente as contribuições específicas de cada sistema energético, adotou-se a metodologia de repetir, isoladamente, cada parcial de 50, 100 e 150m ao ritmo preciso de sua passagem durante os 200m originais[36,44]. Para que isso seja possível, os tempos de cada parcial foram anotados e durante os testes de 50, 100 e 150m foi utilizado um *pacer* visual (GBK, Aveiro, Portugal) que, com luzes de alerta colocadas no fundo da piscina, permite que o nadador possa controlar melhor sua velocidade de deslocamento[33,34,36,38,39]. Para o cálculo mais completo e fidedigno do *input* energético total, a contribuição anaeróbia aláctica também deve ser contemplada, nomeadamente com base na seguinte equação (para maiores detalhes consulte a literatura da especialidade[36]):

$$AnAl = PCr\ (1 - e^{-t/tau})M \quad (3)$$

onde AnAl é a energia proveniente da fonte anaeróbia aláctica, PCr é a concentração de fosfocreatina em repouso (27,75mM · quilograma$^{-1}$ [45]), t é a duração temporal (segundos), tau é a constante temporal do desdobramento da fosfocreatina no início do exercício (23,4s[46]) e M (quilogramas) é a massa do nadador.

No âmbito da avaliação de nadadores e do controle do treino, vários estudos foram realizados de modo a melhor compreender a relação entre economia e velocidade de nado. Constatação unânime é a de que o dispêndio energético aumenta com o incremento da velocidade, independentemente das técnicas de nado utilizadas ou da idade, gênero ou nível de proficiência dos nadadores[25,28,35,38,43,47,48]. No entanto, parece não ser consensual se a relação entre essas variáveis é linear ou não linear (cúbica). Como o aumento da velocidade de nado induz o aumento da força de arrasto hidrodinâmico a que o nadador se sujeita (veja a equação 4), sabendo que a potência externa necessária para ultrapassá-la ([P]) é descrita por uma função cúbica (veja a equação 5), do ponto de vista teórico a relação entre o dispêndio energético e a velocidade de nado deverá ser descrita por uma função cúbica[31,49,50]:

$$D = K \cdot v^2\ (4) \quad e \quad P = K \cdot v^3\ (5)$$

Todavia, diversos autores sugerem um ajuste melhor quando é adotado um modelo linear[35,38,51,52] (veja a Figura 3.4). A explicação está relacionada com a possibilidade de, a velocidades mais elevadas, os nadadores se tornarem mais eficientes reduzindo, desse modo, a quantidade de energia necessária para a propulsão, isto é, o dispêndio energético[43,53].

A comparação da economia entre as quatro técnicas convencionais de nado é um tema de grande interesse. Na sequência de estudos pioneiros conduzidos em *swimming flume*, os quais levaram em consideração apenas a energia proveniente do sistema aeróbio para o cálculo do dispêndio energético e foram realizados a velocidades submáximas[25,49], nosso grupo verificou que, para determinada velocidade de nado, a técnica de *crawl* foi a mais econômica, seguida, respectivamente, por costas, borboleta e peito[38] (veja a Figura 3.5). Essa ordenação das técnicas de nado, observando-se, inclusive, um emparelhamento entre técnicas alternadas (*crawl* e costas)[38,50] e simultâneas (borboleta e peito)[38], parece dever-se às menores flutuações intracíclicas da velocidade horizontal do centro de massa no *crawl*, seguido dos nados de costas, borboleta e de peito (veja Vilas-Boas et al.[54] para uma análise mais telhada desse fenômeno). No entanto, o estudo mais antigo sobre este tema verificou que a técnica de borboleta era

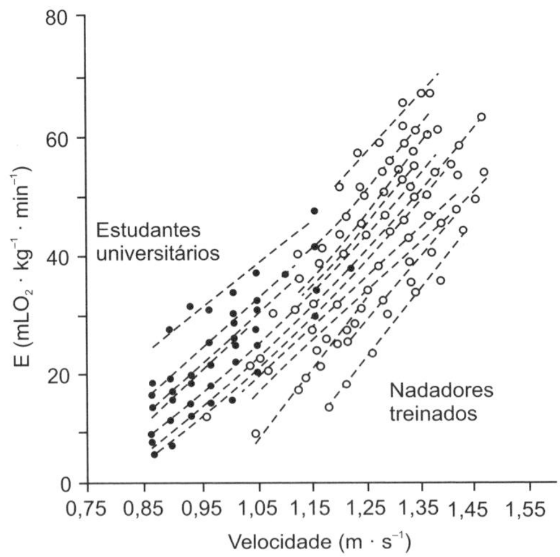


**Figura 3.4** Relação linear entre dispêndio energético e velocidade de nado (adaptada de Fernandes et al.[52]).

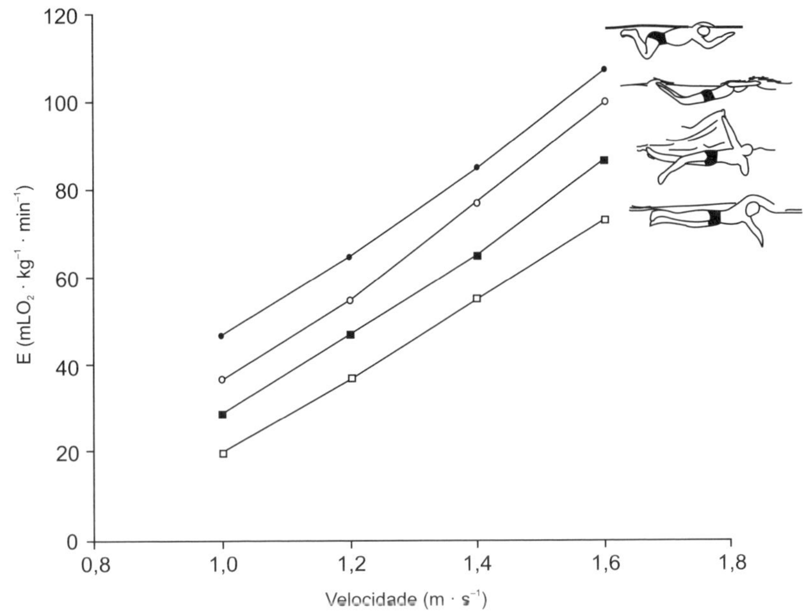


**Figura 3.5** Relação entre dispêndio energético e velocidade nas quatro técnicas convencionais de nado (adaptada de Barbosa et al.[38]).

menos econômica em comparação ao nado de peito[25]. De fato, no início da década de 1970, o estilo borboleta ainda apresentava um período curto de desenvolvimento (surgiu apenas na década de 1960), sendo realizado com a ação dos membros inferiores de peito. Posteriormente, a utilização progressiva do *dolfin kick* tornou a técnica de borboleta mais eficiente pelo que, quando comparada em termos de economia de nado com o estilo peito, assume valores de custo energético menores para a mesma velocidade[49].

Para complementar, é interessante observar que esse comportamento entre dispêndio energético e velocidade nas técnicas de nado alternadas e simultâneas é igual quando se avalia o correspondente arrasto hidrodinâmico. De fato, quando se determina o arrasto ativo, verifica-se que a sequência se mantém, isto é, para velocidade igual a técnica com menor resistência ao avanço é a do *crawl*, seguida das de costas, peito e borboleta[55]. Do mesmo modo, essa sequência foi observada para o impulso resultante médio por ciclo para as quatro técnicas de nado convencionais[54], o que evidencia a significativa relação entre as variáveis bioenergéticas e biomecânicas em natação pura desportiva (como descrito na introdução deste capítulo).

Quando comparamos nossos resultados com o estudo pioneiro de Holmer[25], percebemos que, nas quatro técnicas de nado a uma dada velocidade, os nadadores atuais são mais econômicos do que os das décadas passadas, o que se justifica pelo desenvolvimento dos pressupostos técnico-científicos do processo de treino e da participação em competição. No entanto, a técnica de peito apresenta menor evolução em comparação às demais, o que poderá estar relacionado com as fortes restrições regulamentares que dificultam o surgimento de inovações técnicas que promovam um aumento de sua economia[22,38]. Talvez por isso se discuta a possibilidade de alterar progressivamente os aspectos regulamentares específicos das provas de peito, nomeadamente estabelecendo uma distância limite para as saídas da parede após a partida e as viradas, mas sem exigências limitadoras do ponto de vista dos movimentos a executar pelo nadador (permitindo, por exemplo, a realização de movimento ondulatório durante o percurso subaquático).

Em outro estudo de nosso grupo[56], procuramos identificar as relações existentes entre custo energético, velocidade de nado e flutuações intracíclicas da velocidade horizontal do centro de massa nas quatro técnicas de nado, constatando uma relação linear positiva entre o dispêndio energético e a velocidade de nado ($r = [0{,}67\text{-}0{,}88]$), assim como entre o custo energético e as flutuações intracíclicas da velocidade ($r = [0{,}38\text{-}0{,}79]$). Já a relação entre as flutuações intracíclicas da velocidade e a velocidade de nado apresentou uma função polinomial de segundo grau positiva para borboleta, costas e *crawl* ($r = [0{,}47\text{-}0{,}65]$), observando-se que aumentos da velocidade induziram aumentos das flutuações intracíclicas até um valor crítico, após o qual a curva caiu.

No seguimento desse trabalho, estudou-se a relação entre o custo energético e os parâmetros biomecânicos gerais (frequência gestual e distância de ciclo) nas quatro técnicas de nado[57], tendo sido verificado que incrementos da frequência gestual induziram aumentos significativos do custo energético em todas as técnicas analisadas ($r^2 = [0{,}14\text{-}0{,}25]$). Em oposição, verificou-se uma tendência para que aumentos da distância de ciclo se relacionassem inversamente com a diminuição do custo energético (embora esta relação tivesse poder estatístico apenas para a técnica de peito: $R^2 = 0{,}24$, $P = 0{,}02$).

Quando tivemos por objetivo comparar a economia de nado entre nadadores de níveis desportivos diferenciados[52], foram selecionados os três seguintes indicadores (obtidos através do protocolo incremental e intermitente de n · 200m anteriormente descrito): o custo energético correspondente à velocidade mínima ao consumo máximo de oxigênio ($CvVO_2$ máx), o declive da reta de regressão entre os valores de dispêndio energético e velocidades de nado correspondentes ($C_{declive}$) e a razão entre o valor médio de dispêndio energético e a velocidade média ($C_{inc}$). Ambos os grupos de nadadores (estudantes universitários e treinados) apresentaram valores médios de consumo máximo de oxigênio concordantes com a literatura[28,43,58], isto é, valores mais elevados nos nadadores envolvidos em treino regular e sistemático (com uma frequência superior a oito unidades de treino por semana) comparativamente com aqueles que apenas nadavam três vezes por semana. De fato, os valores de $VO_2$ máx, $vVO_2$ máx e dispêndio energético correspondente à $vVO_2$ máx foram superiores no grupo de nadadores treinados (veja a Figura 3.4), refletindo níveis superiores de treino, proficiência e rendimento desportivo desses desportistas.

Verificou-se igualmente que o grupo de nadadores treinados apresentava valores de $CvVO_2$ máx, $C_{declive}$ e $C_{inc}$ significativamente superiores em comparação ao grupo dos estudantes universitários[52]. Para melhor compreensão desses resultados, é importante perceber que os nadadores de menor nível desportivo realizaram o teste incremental a menores velocidades absolutas que os nadadores treinados, evidenciando uma impossibilidade de nadar a velocidades mais elevadas devido a menores capacidade energética e eficiência mecânica nos últimos patamares do protocolo[28]. Essa menor habilidade técnica em nadadores de nível desportivo reduzido quando atingem altas intensidades de exercício está bem descrita na literatura[28], nomeadamente quando se refere que, à mesma velocidade, nadadores mais proficientes adotam uma maior distância de ciclo[28,31]. Como tal, o alcance de patamares de elevadas intensidades de exercício pelos nadadores treinados parece dever-se a uma contribuição mais significativa do metabolismo anaeróbio, levando a crer que o protocolo realizado por esses indivíduos foi mais extenuante em comparação com o teste feito pelos estudantes universitários.

Para melhor comparação da economia de nado entre grupos de diferente proficiência de nado, Fernandes et al.[52] consideraram o custo energético específico a uma velocidade de nado comum (neste caso, 1,20 metros · segundo$^{-1}$), sendo possível observar valores mais reduzidos no grupo de nadadores treinados do que no grupo dos estudantes universitários. Este fato sugere que os melhores nadadores necessitam de menor quantidade de energia para nadar à mesma velocidade absoluta e/ou que dispõem de uma eficiência mecânica superior ou se sujeitam a menor arrasto hidrodinâmico.

Complementarmente, sabendo que os valores de custo energético, mesmo relativizados às dimensões corporais, dependem do gênero, e que as nadadoras em geral são mais econômicas do que os nadadores[1,27,53], nosso grupo realizou nova investigação onde se comparou o custo energético (por meio dos três parâmetros descritos no parágrafo anterior) entre grupos de nadadores e nadadoras. Os nadadores apresentaram valores superiores de consumo de oxigênio comparativamente às nadadoras de acordo com a literatura da especialidade[27,28,59]. Adicionalmente, como esperado, os valores de $vVO_2$ máx e dispêndio energético correspondente à $vVO_2$ máx foram superiores nos nadadores em relação às nadadoras (veja a Figura 3.6), refletindo as melhores características bioenergéticas e antropométricas (por exemplo, altura, peso e área de superfície corporal) dos nadadores masculinos.

Quando comparada a economia de nado entre gêneros, verificou-se que as nadadoras obtiveram valores menores de $CvVO_2$ máx e $C_{inc}$ do que os nadadores, o que se justifica pelo fato de os nadadores terem realizado o protocolo incre-

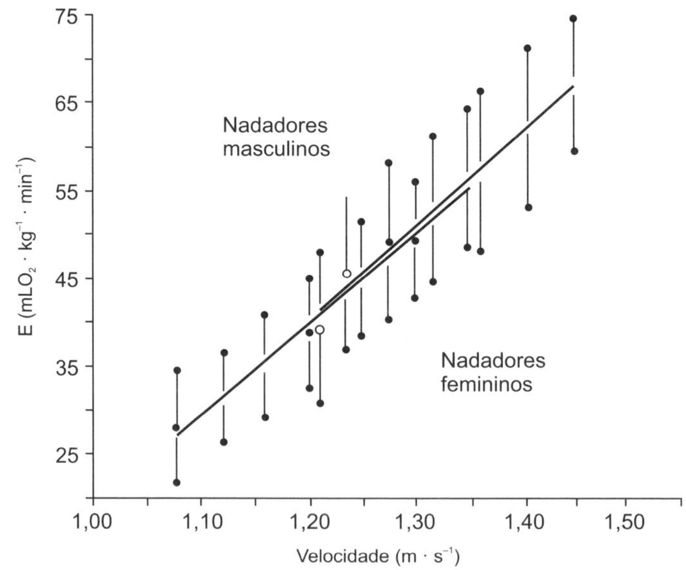


**Figura 3.6** Relação entre dispêndio energético e velocidade de nado em grupos de nadadores e nadadoras (adaptada de Fernandes et al.[51]).

mental a velocidades absolutas superiores às das nadadoras, implicando valores aumentados de dispêndio energético. De fato, como o arrasto hidrodinâmico varia com o quadrado da velocidade (equação 4), a potência mecânica requerida para ultrapassá-lo também tem de ser significativamente superior. Complementarmente, as características corporais das mulheres permitem-lhes maior flutuabilidade horizontal e, como tal, menor secção transversal relativa oposta ao deslocamento, reduzindo o arrasto hidrodinâmico a que se sujeitam e, assim, obtendo maior economia de nado[53,60]. O fato de os homens disporem de maiores valores de momento hidrostático faz com que tenham maior predisposição para assumir uma posição menos horizontal na água (notadamente em virtude da maior densidade dos membros inferiores), o que é considerado um dos principais determinantes do custo energético[27,61].

No entanto, no estudo acima referido, o $C_{declive}$ e o custo energético específico a uma velocidade de nado comum (neste caso, 1,30m · segundo$^{-1}$) não foram sensíveis ao efeito do gênero, não existindo diferenças significativas entre grupos. Este fato já havia sido reportado na literatura[43], sendo justificado: (i) pela elevada homogeneidade intragrupo e por se terem relativizado os valores de custo energético ao peso corporal, ao contrário do realizado em estudos anteriores[27,28]; (ii) pela vantagem das nadadoras em termos de dimensões e densidade corporais (contribuindo para um menor momento hidrostático) ser igualada pela maior potência aeróbia dos nadadores.

A literatura relativa à determinação do custo energético a velocidades de nado acima da $vVO_2$ máx é muito reduzida. De fato, para determinar este parâmetro em sua plenitude as três fontes energéticas devem ser avaliadas, o que não é uma tarefa fácil. Um estudo de nosso grupo[36] teve por objetivo determinar o custo energético de um esforço retangular realizado à máxima intensidade: os 200m *crawl* (o protocolo de testagem foi descrito em parágrafos anteriores). Na Figura 3.7 podem ser observados os valores de custo energético em cada uma das parciais de 50m dos 200m *crawl.*

As diferenças de custo energético do primeiro para o último parcial de 50m podem ser atribuídas parcialmente às diferenças na velocidade média obtida pelos nadadores, a qual foi significativamente superior nos primeiros 50m (1,56 ± 0,08 metros · segundo$^{-1}$) comparativamente com as parciais restantes (1,40 ± 0,02 metros · segundo$^{-1}$, em média). Este fato pode explicar os valores superiores de custo energético nos primeiros 50m, levando em consideração a relação cúbica entre

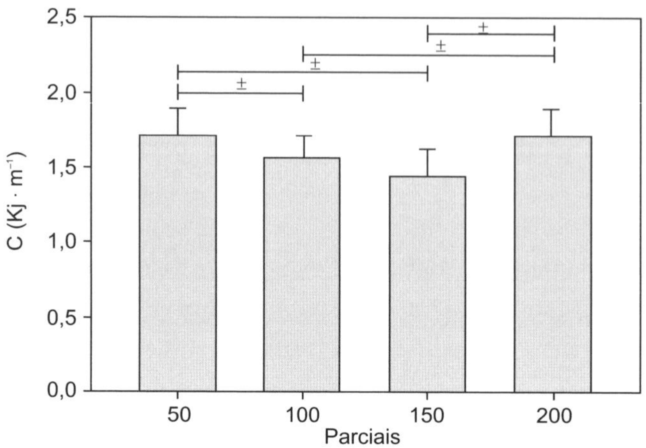


**Figura 3.7** Valores de custo energético nos parciais de 50, 100, 150 e 200m *crawl* (adaptada de Figueiredo et al.[36]).

potência metabólica e velocidade de nado[45]. Como não existiram diferenças na velocidade de nado entre as últimas três parciais, outras razões que não esta têm de ser consideradas para justificar os diferentes valores do custo energético. De fato, sabendo que o custo energético é influenciado pelo arrasto hidrodinâmico e pela eficiência propulsiva, e que se espera que esses parâmetros se alterem com a instalação da fadiga (o arrasto aumenta e a eficiência diminui), também se espera que o custo energético aumente ao longo do evento, sobretudo se for realizado a uma intensidade elevada, como é o caso. Esta explicação parece ser satisfatória, particularmente quando se levam em consideração a terceira e a quarta parciais.

Percebendo que a avaliação de nadadores e o respectivo controle do treino, paralelamente à investigação em natação pura desportiva, deverão ter cada vez mais um componente biofísico, procuraremos, em futuro breve, analisar a relação existente entre os sistemas ventilatório, cardiovascular, muscular e biomecânico a intensidades de nado moderadas a severas, procurando caracterizar o custo energético e sua relação com outros fatores bioenergéticos e biomecânicos que influenciam o rendimento em natação, principalmente a cinética do consumo de oxigênio e das concentrações de lactato sanguíneo e os mecanismos fisiológicos implícitos, as flutuações intracíclicas da velocidade, o índice de coordenação, a atividade elétrica muscular e o arrasto ativo, como fatores biomecânicos atuais tradutores da técnica de nado. Procurar-se-á que o nadador compreenda melhor seu desempenho e os requisitos da modalidade, aumente seus níveis motivacionais, principalmente por sentir que outros agentes estão empenhados em contribuir para sua evolução, e defina melhor sua participação ativa e contextualizada no processo de treino, compreendendo a razão das coisas.

## CONSIDERAÇÕES FINAIS

Em nossa opinião, as ciências do desporto aplicadas à natação pura desportiva poderão contribuir decisivamente para um aumento da eficiência do processo de treino, permitindo melhores resultados desportivos, assim como a diminuição da ocorrência de lesões típicas do nadador e dos processos de abandono precoce da modalidade. A economia de nado, mais especificamente traduzida pelo inverso do custo energético específico do exercício, é um parâmetro que deveria ser incluído nos protocolos de avaliação de nadadores e controle do treino, pois, em conjunto com outros indicadores mais divulgados (por exemplo, a curva lactato/velocidade e os parâmetros biomecânicos gerais), poderá permitir, cada vez mais, alargar a base e a qualidade da avaliação (e a consequente prescrição de programas de treino), tornando o processo de treino mais objetivo e eficiente.

## AGRADECIMENTOS

Projeto PTDC/DES/101224/2008 (FCOMP-01-0124-FEDER-009577). À Mestre Marisa Sousa pela colaboração na realização das ilustrações.

### Referências

1. Di Prampero PE, Pendergast D, Wilson DW, Rennie DW. Energetics of swimming in man. J Appl Physiol 1974; 37(1):1-5.
2. Alexander M. Motion in fluids. In: Animal mechanics. Oxford: Blackwell Scientific Publications, 1983:183-233.
3. Vilas-Boas JP, Duarte JA. Fatores de eficiência no treino de nadadores. In: Comunicações do XVII Congresso Técnico da Associação Portuguesa de Técnicos de Natação, 1994:1-19.
4. Fernandes R, Silva JV, Vilas-Boas JP. A importância da avaliação e controlo do treino em natação. In: Libro de resumos do VI Congreso de Educación Física e Ciências do Deporte dos Países de Língua Portuguesa e VII Congreso Galego de Educación Física. INEF-Galicia. España, 1998:273-4.
5. Bompa TO. Periodización. Teoria y metodología del entrenamiento. Editorial Hispano Europea, 2007.

6. Mújika I, Chatard JC, Busso T, Geyssant A, Barale F, Lacoste L. Effects of training on performance in competitive swimming. Can J Appl Physiol 1995; 4(20):395-406.
7. Figueiredo P, Abraldes JA, Fernandes R. Operativización de un macrociclo de entrenamiento de un club con escasos recursos. Comunicaciones técnicas 2008; 2:19-27.
8. Olbrecht J. The science of winning – planning, periodizing and optimizing swim training. England: Swimshop, 2000.
9. Gould D. Intensive sport participation and the prubescent athlete: competitive stress and burnout. In: Cahill BR, Pearl AJ eds. Intensive participation in children's sports. Champaign Ilinois: Human Kinetics Publishers, 1993:19-38.
10. Mújika I. Métodos de cuantificación de las cargas de entrenamiento y competición. Kronos 2006; V(10):45-54.
11. Platonov VN, Fessenko SL. Los sistemas de entrenamiento de los mejores nadadores del mundo. Editor Paidotribo, 1994.
12. Maglischo EW. Swimming Fastest. Champaign, Illinois: Human Kinetics, 2003.
13. Costill DL, Thomas R, Robergs RA et al. Adaptations to swimming training: influence of training volume. Med Sci Sport Exer 1991; 20:249-54.
14. Trappe SW. Metabolic demands for swimming. In: Troup JP, Hollander AP, Strasse D, Trappe SW, Cappaert JM, Trappe TA eds. Biomechanics and medicine in swimming VII. London: E & FN Spon, 1996:127-34.
15. Ribeiro J, Sousa A, Figueiredo P et al. Energy characterization of 100m maximal front crawl. J Sports Sci Med 2012; 11:777.
16. Vilas-Boas JP. Controlo do treino em natação: considerações gerais, rigor e operacionalidade dos métodos de avaliação. In: Comunicação apresentada às Jornadas Técnicas Galaico-Durienses de Natação. Corunha, Espanha, 1989.
17. Cazorla G. Tests specifiques d'evaluation du nageur. Association pour la resherche et l'evaluation en activité physique et en sport. Cestas, 1993.
18. Pyke F. Introduction. In: Gore CJ ed. Physiological tests for elite athletes. Australia: Australian Sports Commission, 2000:xii-xiv.
19. Costill DL. The 1985 C. H. McCloy research lecture practical problems in exercise physiology research. Res Quat 1985; 56(4):378-84.
20. Fernandes RJ, Aleixo I, Soares S, Vilas-Boas JP. Anaerobic critical velocity: a new tool for young swimmers training advice. In: Beaulieu NP ed. Physical activity and children: new research. New York: Nova Science Publishers, 2008:211-23.
21. Schmidt-Nielsen K. Locomotion: energy cost of swimming, flying, and running. Science 1972; 177:222-8.
22. Vilas-Boas JP. Caracterização biofísica de três variantes da técnica de bruços. Tese de Doutoramento. FCDEF-UP, Porto. Porto: Medisa – Edições e divulgações científicas, 1993.
23. Troup JP, Daniels T. Swimming economy: an introductory review. J Swim Res 1986; 2(1):5-9.
24. Fernandes RJ, Vilas-Boas JP. Time to exhaustion at the $VO_2max$ velocity in swimming: a review. J Human Kinetics 2012; 32(1):121-34.
25. Holmer I. Physiology of swimming man. Acta Phys Scand 1974; 407(Suppl):1-55.
26. Troup JP. Aerobic characteristics of the four competitive strokes. In: Troup JP ed. International Center for Aquatic Research Annual. Studies by the International Center for Aquatic Research (1990-1991). Colorado Spring: US Swimming Press, 1991:3-7.

27. Pendergast D, di Prampero PE, Craig A, Wilson D, Rennie D. Quantitative analysis of the front crawl in men and women. J Appl Physiol 1977; 43(3):475-9.
28. Costill D, Kovaleski J, Porter D, Kirwan J, Fielding R, King D. Energy expenditure during front crawl swimming: predicting success in middle-distance events. Int J Sports Med 1985; 6(5):266-70.
29. Poujade B, Hautier CA, Rouard A. Determinants of the energy cost of front-crawl swimming in children. Eur J Appl Physiol 2002; 87:1-6.
30. Kjendlie PL, Ingjer F, Stallman R, Stray-Gundersen J. Factors affecting swimming economy in children and adults. Eur J Appl Physiol 2004; 93:1164-8.
31. Wakayoshi K, D'Acquisto L, Cappaert J, Troup J. Relationship between oxygen uptake, stroke rate and swimming velocity in competitive swimming. Int J Sports Med 1995; 16(1):19-23.
32. Di Prampero P, Pendergast D, Wilson D, Rennie D. Blood lactatic acid concentrations in high velocity swimming. In: Eriksson B, Furberg B eds. Swimming Medicine IV. Baltimore: University Park Press, 1978:249-61.
33. Cardoso C, Fernandes R, Magalhães J et al. Comparision of continuous and intermitent incremental protocols for direct $VO_2$ máx assessment. In: Chatard JC, ed. Biomechanics and medicine in swimming IX. Saint-Etienne: University of Saint-Etienne, 2003:313-8.
34. Fernandes R, Cardoso C, Soares S, Ascenção A, Colaço P, Vilas-Boas JP. Time limit and $VO_2$ slow component at intensities corresponding to $VO_2$ máx in swimmers. Int J Sports Med 2003; 24(8):576-81.
35. Vilas-Boas JP, Santos P. Comparison of swimming economy in three breaststroke techniques. In: Miyashita M, Mutoh Y, Richardson AB eds. Medicine and science in aquatic Sports, Med Sport Sci 39. Basel: Karger, 1994:48-54.
36. Figueiredo P, Zamparo P, Sousa A, Vilas-Boas JP, Fernandes RJ. An energy balance of the 200 m front crawl race. Eur J Appl Physiol 2011; 111:767-77.
37. Thompson KG, Atkinson G, MacLaren DP, Lees A. Reliability of metabolic and stroke-cycle responses during sub-maximal breaststroke swimming. J Hum Mov Stud 2004; 46:35-54.
38. Barbosa TM, Fernandes RJ, Keskinen KL et al. Evaluation of the energy expenditure in competitive swimming strokes. Int J Sports Med 2006; 27: 894-9.
39. Fernandes RJ, Keskinen KL, Colaço P et al. Time limit at VO2max velocity in elite crawl swimmers. Int J Sports Med 2008; 29:145-50.
40. Fernandes RJ, Figueiredo P, Vilas-Boas JP. About the use and conclusions extracted from a single tube snorkel used for respiratory data acquisition during swimming. J Physiol Sci 2013; 63(2):155-7.
41. Baldari C, Fernandes RJ, Meucci M, Ribeiro J, Vilas-Boas JP, Guidetti L. Validity of a new AquaTrainor® snorkel for gas exchange measurements. Int J Sports Med 2013; 34(4):336-44.
42. Thevelein X, Daly D, Persyn U. Measurement of total energy use in the evaluation of competitive swimmers. In: Bachl N, Prakup L, Suckert R eds. Current topics in sports medicine. Wien: Urban & Schwarzenberg, 1984:668-76.
43. Van Handel P, Katz A, Morrow R, Troup JP, Daniels JT, Bradley PW. Aerobic economy and competitive performance of U.S. elite swimmers. In: Ungerechts BE, Wilke K, Reichie K eds. Science of swimming V. Champaign, Illinois: Human Kinetics Publishers, 1988:219-27.
44. Vilas-Boas JP, Duarte JA. Blood lactate kinetics on 100 m freestyle event. Xth FINA International Aquatic Sports Medicine Congress. Rio de Janeiro, 1991.
45. Di Prampero PE. Factors limiting maximal performance in humans. Eur J Appl Physiol 2003; 90(3-4):420-9.

46. Binzoni T, Ferretti G, Schenker K, Cerretelli P. Phosphocreatine hydrolysis by 31p-nmr at the onset of constant-load exercise in humans. J Appl Physiol 1992; 73(4):1644-9.
47. Chatard J-C, Lavoie J, Lacour J. Analysis of determinants of swimming economy in front crawl. Eur J Appl Physiol 1990; 61(1-2):88-92.
48. Rodriguez FA. Cardiorespiratory and metabolic field testing in swimming and water-polo: from physiological concepts to practical methods. In Keskinen K, Komi PV, Hollander AP eds. Proceedings of the VIII International Symposium on Biomechanics and Medicine in Swimming. Jyväskylä: Grummerus Printing, 1999:219-26.
49. Troup JP. Aerobic characteristics of the four competitive strokes. In Troup JP ed. International Center for aquatic research annual. Studies by the International Center for aquatic research (1990-1991). Colorado Springs: US Swimming Press, 1991:3-7.
50. Alves F, Gomes-Pereira J, Pereira F. Determinants of energy cost of front crawl and backstroke swimming and competitive performance. In: Troup JP, Hollander AP, Strasse D, Trappe SW, Cappaert JM, Trappe TA eds. Biomechanics and medicine in swimming VII. London: E & FN Spon, 1996:185-92.
51. Fernandes RJ, Billat VL, Cruz AC, Colaço PJ, Cardoso CS, Vilas-Boas JP. Has gender any effect on the relationship between time limit at VO2max velocity and swimming economy? J Hum Mov Studies 2005; 49: 127-48.
52. Fernandes RJ, Billat VL, Cruz AC, Colaço PJ, Cardoso CS, Vilas-Boas JP. Does net energy cost of swimming affect time to exhaustion at the individual's maximal oxygen consumption velocity? J Sports Med Phys Fitness 2006; 46(3):373-80.
53. Montpetit RR, Lavoie J-M, Cazorla G. Aerobic energy cost of swimming the front crawl at high velocity in international class and adolescent swimmers. In: Hollander AP, Huijing PA, Groot G eds. Biomechanics and medicine in swimming. Campaign, Illinois: Human Kinetics Publishers, 1983:228-34.
54. Vilas-Boas JP, Fernandes RJ, Barbosa TM. Intra-cycle velocity variations, swimming economy, performance and training in swimming. In: Seifert L, Chollet D, Mujika I eds. World book of swimming: from science to performance. New York: Nova Science Publishers, 2011:119-34.
55. Kolmogorov S, Rumyantseva O, Gordon B, Cappaert J. Hydrodynamic characteristics of competitive swimmers of different genders and performance levels. J Appl Biomech 1997; 13:88-97.
56. Barbosa TM, Lima F, Portela A et al. Relationships between energy cost, swimming velocity and speed fluctuation in competitive swimming strokes. In: Vilas-Boas JP, Alves F, Marques A eds. Biomechanics and medicine in swimming X. Port J Sport Sci 2006; 6(supl 2):192-4.
57. Barbosa TM, Fernandes RJ, Keskinen KL, Vilas-Boas JP. A mecânica da braçada enquanto fator preditivo do custo energético em nadadores de elite. In: Rodrigues HC, Fernandes PR, Veloso AP, Simões JA, Vaz MA eds. 2º Encontro Nacional de Biomecânica. Lisboa: IST Press, 2007:219-4.
58. Capelli C, Pendergast D, Termin B. Energetics of swimming at maximal speeds in humans. Eur J Appl Physiol 1998; 78:385-93.
59. Rodriguez FA, Mader A. Energy metabolism during 400 and 100m crawl swimming: Computer simulation based on free swimming measurements. In: Chatard JC, ed. Biomechanics and medicine in swimming IX. Saint-Etienne: University of Saint-Etienne, 2003:373-8.
60. Pendergast D, di Prampero P, Craig A, Rennie D. The influence of some selected biomechanical factors on the energy cost of swimming. In: Eriksson B, Furberg B eds. Swimming medicine IV. Baltimore: University Park Press, 1978:367-8.
61. Zamparo P, Antonutto G, Capelli C et al. Effects of body size, body density, gender and growth on underwater torque. Scand J Med Sci Sports 1996; 6:273-80.

# Capítulo 4

## Avaliação e Treinamento no Esporte Paralímpico

Marco Túlio de Mello • Dayane Ferreira Rodrigues • Eduardo da Silva Alves

### INTRODUÇÃO

Os Jogos Paralímpicos surgiram a partir do final da Segunda Guerra Mundial, em razão do grande número de combatentes com lesão na coluna vertebral. Diante deste fato, o neurocirurgião Ludwig Guttmann começou a trabalhar na Unidade de Lesões Medulares de Stoke Mandeville, em Aylesbury, no ano de 1944, e usou o esporte como parte do processo de reabilitação dos pacientes[1].

A evolução do desempenho atlético no esporte paralímpico nos últimos anos fez com que o Brasil conquistasse um maior número de medalhas e uma melhor colocação nas últimas edições dos Jogos Paralímpicos. Em 2012, nos Jogos de Londres, o Brasil alcançou a sétima colocação, com 21 medalhas de ouro, 14 de prata e oito de bronze. Além disso, a cada ano as Paralímpiadas tornam-se um evento de maior abrangência: em Londres competiram 4.280 atletas de 166 países. Estima-se ainda que, durante os 11 dias de competição, 4 bilhões de telespectadores acompanharam os Jogos Paralímpicos em Londres[2].

O esporte paralímpico é considerado um esporte de alto rendimento por conduzir o atleta à sua plenitude física, técnica e psicológica, dentro de um planejamento, visando à busca constante de um melhor desempenho. Neste contexto, torna-se necessário analisar as variáveis fisiológicas, como força muscular, capacidade anaeróbia e aeróbia e composição corporal, as quais influenciam diretamente a prescrição do treinamento e os resultados individuais de cada atleta.

Sendo assim, o objetivo deste capítulo é descrever os testes mais utilizados e os principais protocolos de avaliação física e fisiológica (força muscular, do metabolismo aeróbio e anaeróbio e da composição corporal), além de tecer algumas considerações sobre o treinamento físico nos diferentes tipos de deficiência. Desse modo, espera-se contribuir com técnicos e treinadores na escolha adequada de protocolos de avaliações, auxiliando de maneira mais concisa a prescrição do treinamento físico desses atletas.

## AVALIAÇÃO FÍSICA E FISIOLÓGICA PARA ATLETAS COM DEFICIÊNCIA

As avaliações das capacidades físicas desempenham papel fundamental na prescrição e no acompanhamento das respostas fisiológicas[3] ante o treinamento de atletas paralímpicos. Desse modo, o emprego adequado de protocolos de avaliação e a especificidade dos testes podem auxiliar a prescrição do treinamento de maneira mais precisa, agregando benefícios ao desempenho esportivo e, consequentemente, levando à conquista de melhores resultados no esporte.

O treinamento físico deve ser constantemente monitorado por meio do controle das principais variáveis ligadas ao desempenho do atleta, para que se tenha um desenvolvimento apropriado das qualidades físicas pertinentes à atividade esportiva[4,5].

Além do monitoramento das principais variáveis físicas e fisiológicas, está indicada a utilização de ergômetros e/ou testes que mais se aproximem das ações e gestos esportivos da modalidade praticada, tanto nas avaliações em laboratório como em campo. Desse modo, para a obtenção de resultados mais próximos da realidade esportiva do avaliado, deve-se levar em conta a especificidade dos testes, pois pode haver discrepâncias nos resultados obtidos quando se utilizam ergômetros diferentes, como a bicicleta ergométrica e a esteira.

Contudo, faremos uma descrição dos testes mais utilizados para avaliação da força muscular, do metabolismo aeróbio e anaeróbio e da composição corporal em diferentes tipos de deficiência.

### Avaliação da força muscular

A avaliação isocinética torna possível identificar e quantificar a força e o equilíbrio muscular de atletas[6]. Essa avaliação permite caracterizar as alterações e desequilíbrios musculares resultantes da prática de esportes, levando à melhoria do desempenho esportivo, prevenção e tratamento de lesões[7].

As adaptações musculares específicas da modalidade esportiva podem dar início a um desequilíbrio das forças que agem tanto estática como dinamicamente sobre as articulações, provocando alterações posturais e mecânicas. Esse desequilíbrio pode predispor os atletas a lesões e redução do desempenho[7].

Estudos que trabalharam com o balanço muscular demonstraram diminuição no índice de novas lesões[8]. Nesse sentido, autores relatam que a persistência da fraqueza muscular e o desequilíbrio podem dar origem a lesões musculares recorrentes, com o processo de reabilitação contribuindo para a redução dos sintomas e o retorno à atividade[9,10]. Um programa de aquecimento global destinado a melhorar a força, a consciência e o controle corporal neuromuscular pode agir de maneira preventiva[7].

Nos atletas paralímpicos das modalidades de atletismo, natação e futebol de 5 que realizam avaliações no Centro de Estudos em Psicobiologia e Exercício (CEPE) utiliza-se o dinamômetro isocinético para avaliação da força muscular dinâmica em diferentes velocidades e número de repetições, com o intuito de analisar força, potência muscular e resistência de força.

Utiliza-se um protocolo padrão que consiste nas seguintes etapas: primeiramente os atletas realizam um aquecimento prévio de 15 minutos em bicicleta ergométrica estacionária, seguido por alongamento do membros inferiores; após o aquecimento, os atletas são posicionados sentados na cadeira do dinamômetro isocinético. A amplitude de movimento avaliada é de 90 graus, entre extensão completa (0 grau) e 90 graus de flexão do joelho. As avaliações são realizadas no modo isocinético concêntrico/concêntrico, em três velocidades, avaliadas em ordem crescente. A cada velocidade, inicialmente são realizadas três repetições submáximas para familiarização com o equipamento. Após 2 minutos de repouso são realizadas 5, 10 e 15 repetições máximas, de flexão e extensão, nas velocidades de 60 graus/s, 180 graus/s e 300 graus/s, respectivamente. Entre cada velocidade avaliada é dado um intervalo de 2 minutos de repouso. Quando possível, ambos os membros inferiores são avaliados; no entanto, conforme a necessidade de cada atleta, e de acordo com a deficiência, são realizadas adaptações nas avaliações.

Em avaliações realizadas no CEPE no ano de 2009, participaram 12 atletas (quatro mulheres e oito homens) da modalidade atletismo, corredores de provas de velocidade e meio-fundo, sendo seis com deficiência visual, dois com paralisia cerebral, quatro com amputação, e também cinco atletas-guia. No protocolo de avaliação de joelho foi constatado que nove atletas apresentaram déficit no pico de torque maior que 15%, quando se compararam os músculos extensores direito e esquerdo e os músculos flexores direito e esquerdo. Dentre esses atletas, três apresentaram déficit (19,1%, 92,9% e 17,7%) de força nos músculos extensores de joelho, quatro atletas apresentaram déficit (21,4%, 23,7%, 79,5% e 40,9%) dos músculos flexores de joelho e dois atletas apresentaram déficit em ambos os músculos flexores (19,5% e 60,1%) e extensores (23,4% e 28,5%). Já os atletas-guia não apresentaram nenhum déficit no pico de torque. Os treinadores, bem como os atletas, foram orientados, após as avaliações, sobre a diferença de força muscular e o treinamento adequado para minimizar esse déficit muscular. Na avaliação de julho de 2010, apenas três atletas apresentaram déficit no pico de torque para os músculos flexores e extensores de joelho.

Os atletas que apresentaram déficit no pico de torque foram orientados a realizar um trabalho específico de treinamento de força e com isso diminuíram o déficit de força.

Em conclusão, podemos afirmar que a dinamometria isocinética possibilita uma quantificação e avaliação das variáveis relacionadas com a *performance* muscular e permite a identificação de déficits na força muscular, entre membros ou entre grupos musculares agonista e antagonista, da articulação avaliada. Além disso, auxilia o acompanhamento dos efeitos do programa de treinamento e também o processo de reabilitação.

Contudo, além de o teste isocinético ser um recurso objetivo para avaliação e controle de treinamento de atletas paralímpicos, também é um recurso importante para orientar os técnicos e atletas a adequarem os treinamentos e, desse modo, minimizarem os efeitos negativos do desequilíbrio muscular, bem como melhorarem o desempenho do atleta nas competições.

## Avaliação anaeróbia

Testes anaeróbios mensuram a potência e a capacidade anaeróbia[11,12]. A potência anaeróbia está ligada à quantidade de energia gerada pelas vias anaeróbias (ATP-CP e glicogênio) em um intervalo de tempo, enquanto a capacidade anaeróbia é definida como a quantidade máxima de ATP ressintetizado, via metabolismo anaeróbio, por todo o organismo, durante um modo específico de exercício máximo de curta duração[11].

Dentre os diversos testes que mensuram a capacidade e a potência anaeróbia, podem ser destacados o teste de Wingate e os testes de velocidades realizados em campo[13].

O teste de Wingate, na maioria das vezes realizado em cicloergômetro, é utilizado para medir a potência anaeróbia de pico (potência anaeróbia), bem como a potência anaeróbia média (capacidade anaeróbia). O teste geralmente é executado no ergômetro de perna ou braço, em um tempo definido (normalmente 30s), pedalando em velocidade máxima contra uma carga constante de aproximadamente 7% da massa corporal[11-13].

Diante disso, procuramos destacar estudos que avaliaram a capacidade anaeróbia para diferentes tipos de deficiência e se o grau da deficiência pode interferir nos resultados coletados durante a avaliação.

## *Avaliação anaeróbia em lesionados medulares*

A lesão medular acomete os sistemas motor, sensorial e autônomo, influenciando o desempenho no exercício físico e a capacidade funcional, ao exercer efeito sobre o sistema nervoso autônomo, interrompendo o estímulo simpático para o miocárdio em níveis de lesões acima de T1[14,15].

Poucos laboratórios têm a possibilidade de usar em suas avaliações ergômetros específicos para cadeira de rodas, tendo em vista seu alto custo e a dificuldade de manutenção. Por isso, utiliza-se o cicloergômetro de braço para a maioria dos testes realizados em laboratório.

Existe uma correlação direta entre a classificação funcional em atletas lesionados medulares e a potência máxima e média (0,90 e 0,93, respectivamente) durante o teste de Wingate realizado com os membros superiores[16].

Um estudo conduzido com 67 atletas de elite cadeirantes (incluindo lesionados medulares) elucidou que a potência anaeróbia apresenta uma relação direta com a classificação funcional do atleta (quanto menor o comprometimento do atleta, maior o grau de funcionalidade)[17]. Além da capacidade funcional, esses autores verificaram também que a capacidade anaeróbia apresenta forte correlação com as horas de treinamento do atleta e gênero. No mesmo contexto, outro estudo destacou uma correlação positiva entre grau de funcionalidade e desempenho de jogadoras de basquete feminino em cadeira de rodas[18].

Diante disso, podemos ressaltar que o nível da lesão medular irá influenciar a capacidade anaeróbia em atletas, ou seja, quanto mais alta for a lesão na coluna vertebral, menor será a capacidade anaeróbia do atleta.

## *Avaliação anaeróbia em paralisados cerebrais*

A paralisia cerebral é uma desordem não progressiva que resulta de um distúrbio no cérebro fetal ou infantil que, apesar de variar em etiologia, resulta em deficiências motoras na criança em desenvolvimento. Indivíduos com paralisia cerebral têm fraqueza e espasticidade muscular anormalmente altas nas extremidades afetadas, o que resulta em atrasos no desenvolvimento motor[19].

Crianças com paralisia cerebral que apresentavam comprometimento motor obtiveram menores potência e capacidade anaeróbia durante o teste de Wingate, em comparação com crianças com desenvolvimento típico[20].

Um estudo demonstrou valores reduzidos para potência máxima e média em crianças com paralisia cerebral, mesmo quando os valores encontrados foram corrigidos pelo peso corporal[21]. Existe uma relação entre a potência anaeróbia e o nível de classificação, ou seja, quanto maior o grau de severidade motora, maior a dificuldade no desempenho funcional. De acordo com o Sistema de Classificação Gross Motor Function (GMFCS), o comprometimento é dividido em cinco níveis: as crianças nos níveis I e II são capazes de andar sem muletas, as crianças de nível III são capazes de caminhar com muletas, e as crianças nos níveis IV e V não caminham[19].

Além disso, menores valores de força e potência muscular também foram encontrados em indivíduos com paralisia cerebral, quando comparados a indivíduos sem deficiência[22].

Entretanto, não encontramos nenhuma evidência científica que compare a potência anaeróbia de paralisados cerebrais esportistas e não desportistas. Apesar disso, acreditamos que paralisados cerebrais atletas também apresentam capacidade anaeróbia menor, quando comparados a indivíduos sem deficiência, por apresentarem fraqueza muscular associada a comprometimento no desenvolvimento motor.

Contudo, é importante escolher um protocolo adequado e adaptá-lo ao grau de severidade motora, pois este influencia diretamente a realização e o resultado do teste.

### *Avaliação anaeróbia em amputados*

A amputação de membros pode ser congênita (ocorre antes do nascimento ou no primeiro mês de vida) ou pode ser adquirida em decorrência de acidentes, doença vascular periférica, diabetes tipo 2, tumores e outras condições médicas[14,23].

Indivíduos submetidos a amputação podem ser classificados como[23]:

- **Syme:** desarticulação da articulação do tornozelo com preservação de um retalho do calcanhar para permitir a sustentação de peso na extremidade do coto.
- **Transtibial:** amputação abaixo do joelho.
- **Transfemoral:** amputação ou acima do joelho.
- **Desarticulação do quadril:** remoção desde o fêmur, a patela, a tíbia, a fíbula e os ossos do pé.

A condição física dos indivíduos com amputações de membros é menor do que os valores de referência para as pessoas saudáveis da mesma idade[24]. No entanto, os indivíduos com amputações de membros têm maior capacidade aeróbia e anaeróbia do que os indivíduos com outras deficiências motoras, como, por exemplo, lesionados medulares e indivíduos com paralisia cerebral[25].

Outro fato que pode afetar o desempenho no teste anaeróbio é o tamanho da amputação do membro[26]. Um estudo que avaliou idosos amputados destacou a existência de uma relação entre a massa muscular envolvida e o desempenho em teste fisiológico[27].

Concluímos, então, que em atletas paralímpicos o tamanho da amputação vai interferir nas respostas anaeróbias coletadas durante uma avaliação em razão de uma menor massa muscular envolvida durante a realização do teste.

### *Avaliação anaeróbia em deficientes visuais*

Deficiência visual é um distúrbio sensorial que inclui uma vasta gama de acuidade visual, compreendendo desde a perda parcial da visão, baixa visão que não possa ser corrigida com recursos ópticos, até a perda total da visão[23].

Algumas classificações da deficiência visual são utilizadas para diferentes finalidades, sendo divididas no esporte como[28]:

- **B1:** incapacidade visual com ausência de percepção luminosa.

- **B2:** baixa acuidade visual com campo visual de diâmetro reduzido (<5 graus).
- **B3:** baixa acuidade visual com campo visual de diâmetro reduzido (<20 graus).

A deficiência visual afeta indivíduos de todas as idades, desde aqueles com deficiências congênitas, como oxigenação excessiva durante a incubação, doença do nervo óptico e tumores, até os portadores de doenças adquiridas, como infecções e lesões. Em indivíduos adultos, doenças como diabetes, degeneração macular, glaucoma e catarata são as principais causas de deficiência visual[23,29].

Ao fazer uma busca na principal base de dados (Medline), não foi encontrado nenhum estudo que teve como objetivo avaliar a capacidade anaeróbia em indivíduos cegos. Entretanto, acreditamos que essa variável se comporte da mesma maneira em indivíduos com ou sem deficiência visual, pelo fato de não haver diferenças fisiológicas relacionadas com a potência e a força muscular entre as duas populações.

## Avaliação aeróbia

Potência aeróbia é a capacidade do indivíduo realizar uma atividade física utilizando predominantemente a energia proveniente do metabolismo oxidativo dos nutrientes. A capacidade aeróbia é um componente importante do condicionamento físico, dependendo do sistema de transporte e consumo de oxigênio dos tecidos em exercício. Assim, o treinamento aeróbio engloba adaptações centrais como as funções cardíaca e respiratória e adaptações periféricas ou musculares que podem limitar o desempenho físico[30].

Entre os índices mais estudados para a predição do desempenho aeróbio estão o consumo de oxigênio de pico ($VO_{2pico}$), que foi descrito como dependente de três sistemas fisiológicos (função muscular, função cardiovascular e função respiratória)[30], e a economia do movimento durante a prática esportiva[31,32].

O consumo de oxigênio de pico é avaliado pelo teste ergoespirométrico. Esse teste é o padrão-ouro para avaliação da capacidade funcional (sistemas respiratório, cardiovascular e muscular)[33] e torna possível identificar variáveis importantes para prescrição do treinamento aeróbio, como os limiares ventilatórios[31,34].

Contudo, é importante destacar estudos que avaliaram a capacidade aeróbia de pessoas com deficiência, quais testes foram empregados para diferentes tipos de deficiência e se o grau desta pode interferir nas respostas das variáveis aeróbias coletadas durante uma avaliação.

## *Avaliação aeróbia em lesionados medulares*

A capacidade de trabalho em indivíduos com lesão medular é limitada devido à diminuição de massa muscular funcional e do controle simpático[35]. Portanto, o $VO_{2pico}$ e outras medidas fisiológicas relacionadas, tais como o pico de ventilação e a concentração de lactato no sangue, estão inversamente relacionados com o nível da lesão[36].

A capacidade aeróbia em indivíduos com lesão medular apresenta redução de aproximadamente 30% em relação a indivíduos sem lesão medular, devido, principalmente, ao nível da lesão, a uma menor massa muscular envolvida e também por uma menor resposta da frequência cardíaca[15,35].

A redistribuição do fluxo sanguíneo durante o exercício de braço em indivíduos com lesão medular é prejudicada pela falta de vasoconstrição simpática abaixo da lesão e por perda de inervação motora dos músculos da perna, resultando em menor retorno venoso. Isso provoca incapacidade de redistribuição de sangue abaixo da lesão e, como consequência, menor pressão de enchimento ventricular durante o exercício de braço[37].

Por outro lado, com relação à resposta da frequência cardíaca, além das adaptações anteriores, a inervação autonômica do coração em indivíduos com níveis de lesão acima do quinto segmento torácico (T5) é prejudicada[38], resultando em frequência cardíaca máxima encontrada de 100 a 135 batimentos por minuto[38,39]. Como consequência, o enchimento ventricular é menor, além de haver diminuição da massa ventricular cardíaca esquerda de 25% em comparação com indivíduos sem lesão[39].

Contudo, uma relação linear entre a frequência cardíaca e o $VO_{2pico}$ parece não existir em todos os indivíduos tetraplégicos, e a frequência cardíaca de reserva é limitada[39,40]. Assim, tem sido questionado o uso da frequência cardíaca durante a prescrição do treinamento nessa população.

Consequentemente, para a prescrição do treinamento para essa população devem-se utilizar, além da frequência cardíaca, outros parâmetros, como os limiares ventilatórios e a percepção de esforço devido às alterações fisiológicas causadas pela diminuição ou ausência da estimulação simpática (principalmente em tetraplégicos). Além disso, quando se realiza o teste em ergômetro específico (cadeira de rodas), os resultados são mais fidedignos em virtude da maior proximidade da realidade em que o atleta compete.

## *Avaliação aeróbia em paralisados cerebrais*

Em indivíduos com paralisia cerebral, grande parte dos trabalhos está relacionada com a capacidade cardiorrespiratória em crianças[21-23].

Crianças com paralisia cerebral têm menor ativação motora, o que afeta diretamente a força muscular. Além disso, indivíduos com paralisia cerebral têm menor massa muscular[21], mudanças no tipo de fibra muscular (glicolíticas/rápidas para oxidativas/lentas)[22] e também falta de coordenação[23]. Esses fatores levam a menor economia de movimento, acarretando maior gasto energético para determinadas atividades, quando se comparam indivíduos com paralisia cerebral com indivíduos sem a deficiência.

Quanto ao fato de paralisados cerebrais terem menor massa muscular, isso resulta em menor extração de oxigênio, diminuindo o $VO_{2pico}$, que por sua vez pode provocar redução dos limiares ventilatórios[21-23].

A falta de coordenação neuromuscular também deve ser levada em consideração na realização do teste ergoespirométrico, pois a predisposição para a ocorrência de acidentes (quedas) é aumentada, especialmente em velocidades mais altas. Além disso, para que a falta de coordenação não seja um fator limitante no teste ergoespirométrico, ao perceber que há condições cardiorrespiratórias para continuar o teste, mas que existe exacerbação da falta de coordenação, em vez de aumentada a velocidade da esteira, deve ser feito o incremento de carga pela inclinação.

Indivíduos com paralisia cerebral, por terem dificuldade de entendimento, são os que mais precisam de explicações detalhadas sobre os testes a serem aplicados. Assim, o ideal, nesse caso, é começar as avaliações por atletas que já fizeram o teste outras vezes, para que os que nunca o fizeram possam assistir e entender melhor o modo de execução e os objetivos do teste.

Contudo, para a avaliação aeróbia de paralisados cerebrais deve-se tentar controlar esse conjunto de fatores que podem influenciar os resultados obtidos.

## *Avaliação aeróbia em amputados*

Uma avaliação de 39 indivíduos amputados constatou que estes alcançavam em média apenas 80% da frequência cardíaca máxima prevista, quando comparados a indivíduos da mesma idade sem deficiência[41].

Em um estudo de caso, foi descrita a aptidão física de um paraciclista com amputação de membros superiores. O $VO_{2pico}$ desse atleta é maior do que o de indivíduos amputados não atletas. Além disso, ele apresenta melhor $VO_{2pico}$, em comparação aos dados normativos da população geral[42].

O desempenho em testes aeróbios vai depender do membro amputado (massa muscular envolvida) e também se o indivíduo vai realizar ou não o teste com prótese[25,26]. A prótese deve estar bem-ajustada e equilibrada, levando o atleta a um menor gasto energético e uma economia de movimento. Além disso, quanto maior o nível da amputação, maior a exigência metabólica, ou seja, o custo energético em um esforço físico.

Outro detalhe que pode interferir na resposta fisiológica é a ausência de membros inferiores, o que pode diminuir o retorno venoso, levando a menor débito cardíaco e, consequentemente, menor $VO_{2pico}$ durante um teste aeróbio[25,26]. Contudo, o ideal é que o atleta realize a avaliação utilizando a prótese, aproximando-se mais da realidade em que treina e compete.

### *Avaliação aeróbia em deficientes visuais*

Crianças com deficiência visual apresentam níveis mais baixos de atividade física em comparação a crianças sem deficiência. Isso pode comprometer a capacidade física e também a força muscular, diminuindo tanto a capacidade aeróbia como a anaeróbia[43].

Apesar disso, a avaliação da capacidade física de pessoas cegas, com idade entre 17 e 37 anos, revelou que o resultado médio de $VO_{2pico}$ para os homens foi 45,85 $\pm$ 8mL$^{-1} \cdot$ kg$^{-1} \cdot$ min$^{-1}$ e para as mulheres, 34,46 $\pm$ 3,8mL$^{-1} \cdot$ kg$^{-1} \cdot$ min$^{-1}$. A diferença entre a cegueira congênita e a adquirida nos valores de $VO_{2pico}$ foi de 2,9mL$^{-1} \cdot$ kg$^{-1}$ $\cdot$ min$^{-1}$, não sendo estatisticamente significativa ($p = 0,468$)[44].

Dados coletados no CEPE descrevem a capacidade funcional de atletas paralímpicos da modalidade futebol de 5 (veja o Quadro 4.1). Devido ao fato de serem cegos, esses atletas podem ter uma limitação (insegurança) ao realizar o teste ergoespirométrico em esteira, e talvez por esse motivo não alcancem seu limite máximo durante essa avaliação.

Diante disso, ao realizar o teste ergoespirométrico em deficientes visuais, é necessária orientação verbal sobre sua biomecânica e situação espacial. Ressalta-se ainda a importância da realização de testes de campo em atletas paralímpicos devido à especificidade do teste e da modalidade[45], diminuindo assim a limitação relacionada com a insegurança causada pela esteira e obtendo resultados mais fidedignos.

**Quadro 4.1** Variáveis cardiorrespiratórias de atletas paralímpicos da modalidade futebol de 5 no teste ergoespirométrico

| Variáveis | Resultados |
|---|---|
| $VO_{2pico}$($mL^{-1} \cdot kg^{-1} \cdot min^{-1}$) | 51,8 ± 5,8 |
| FC máx. prev. (bpm) | 194,0 ± 5,8 |
| FC máx. test. (bpm) | 190,4 ± 7,5 |
| Velocidade máx. (km/h) | 17,1 ± 1,4 |
| $VO_2$LV1 ($mL^{-1} \cdot kg^{-1} \cdot min^{-1}$) | 40,2 ± 6,5 |
| $VO_2$LV2 ($mL^{-1} \cdot kg^{-1} \cdot min^{-1}$) | 48,6 ± 5,7 |
| %L1 $VO_2$ | 72,7 ± 21,7 |
| %L2 $VO_2$ | 93,9 ± 5,2 |

Resultados descritos em média ± desvio padrão de 12 atletas de futebol de 5. Legendas: bpm: batimentos por minuto; km/h: quilômetros por hora; LV1: limiar ventilatório 1; LV2: limiar ventilatório 2.

## Avaliações em campo

As avaliações realizadas em campo são mais vantajosas pelo fato de avaliarem o atleta em seu ambiente esportivo, tendo a possibilidade de mensurar e avaliar as respostas fisiológicas com maior especificidade dentro da modalidade esportiva.

Ao comparar os resultados de um teste de esteira rolante com as de um teste em campo, em esquiadores fundistas, pode-se observar que o $VO_{2pico}$ obtido nos testes em campo foi menor do que os resultados obtidos no laboratório[46]. Esse achado pode ser justificado pelo fato de que no ambiente laboratorial o avaliador dispõe de recursos (pelas análises cardiorrespiratórias e metabólicas) para verificar se o atleta está em sua capacidade máxima. Em campo, o avaliador não tem controle dessas variáveis, e o atleta pode parar o teste antes de alcançar a capacidade máxima.

No entanto, ao ser avaliado o $VO_{2pico}$ pelo teste de campo e laboratório em tenistas paralímpicos, observou-se que não houve diferença significativa entre os resultados obtidos. Entretanto, em campo, os atletas exerceram intensidades maiores do que o limiar anaeróbio, em particular em esportes intermitentes (basquete e tênis em cadeira de rodas)[45].

Esses resultados demonstram que valores semelhantes são obtidos quando comparamos resultados de laboratório e de campo, porém em campo é possível avaliar a resposta do indivíduo em um ambiente que reflete melhor a realidade do desporto praticado. É importante notar que os valores de capacidade aeróbia imprecisos podem atrapalhar a periodização e, consequentemente, o desempenho competitivo dos atletas.

## Avaliação da composição corporal

A composição corporal é considerada um componente da aptidão física relacionada com a saúde, devido às relações existentes entre a quantidade e a distribuição da gordura pelo corpo, com alterações no nível de aptidão física e no estado de saúde das pessoas. Entretanto, existe uma carência de trabalhos científicos associados a este tema em atletas paralímpicos.

Dentro deste contexto, as principais técnicas que avaliam a composição corporal são: a pesagem hidrostática, plestimografia e absortometria radiológica de dupla energia (DEXA), a bioimpedância elétrica e a antropometria, incluindo o índice de massa corporal (IMC), as dobras cutâneas e as medidas de perímetros (circunferência da cintura, relação cintura/quadril).

Para avaliação da composição corporal (massa mineral óssea, massa magra e gorda) é necessário verificar o método mais adequado para cada deficiência.

Diante disso, é importante destacar estudos que avaliaram a composição corporal de pessoas com deficiência, quais protocolos foram utilizados para diferentes tipos de deficiência e se esta pode interferir nos resultados dos dados coletados durante uma avaliação.

### *Avaliação da composição corporal em lesionados medulares*

A perda excessiva de massa magra é uma das consequências da lesão da medula espinhal, principalmente devido à imobilização, ao desuso e ao sedentarismo. Algumas semanas após a medula ter sido lesionada, a pessoa tende a perder de 30% a 50% de massa muscular da coxa[47]. Ferramentas avançadas como o DEXA[48], a ressonância magnética e o ultrassom de imagem têm sido utilizadas para mensurar a massa magra e a massa gorda, porém essas técnicas não são rotineiramente aplicáveis na clínica em razão de seu alto custo[49,50].

Ao comparar a gordura corporal relativa a partir de métodos de campo (dobras cutâneas, impedância bioelétrica) e pelo método laboratorial DEXA, em atletas com lesão medular (nível T5 e L5), observa-se uma superestimativa do percentual de gordura, quando comparado ao DEXA[50].

Contudo, mais estudos com amostras maiores são necessários para o desenvolvimento de equações de predição adequadas para atletas com lesão medular.

### *Avaliação da composição corporal em paralisados cerebrais*

Características antropométricas e parâmetros da composição corporal foram mensurados em crianças com e sem paralisia cerebral, utilizando a técnica de bioimpedância elétrica. Crianças com paralisia cerebral apresentaram menor quantidade de massa magra, especialmente aquelas com deficiência motora grave e disfunção motora[51].

Oito indivíduos com paralisia cerebral foram submetidos à análise da composição corporal por bioimpedância elétrica, dobras cutâneas e DEXA. Os coeficientes de correlação para gordura corporal e massa magra foram calculados para os três métodos e foi encontrada uma correlação positiva (> 0,90) para todos os métodos. Assim, a aferição das dobras cutâneas é um método confiável, barato e de fácil aplicabilidade para avaliação da composição corporal em atletas com paralisia cerebral[52].

Em conclusão, a utilização de métodos segmentados para avaliação da composição corporal em indivíduos com paralisia cerebral apresenta resultados satisfatórios. A utilização do método de dobras cutâneas seria um recurso viável para avaliação nessa população, devido ao fato de não haver diferença dos resultados entre DEXA e dobras cutâneas citados no estudo anterior.

### *Avaliação da composição corporal em amputados*

Estimativas de avaliação da composição corporal, como o IMC, foram adaptadas para indivíduos amputados, evitando discrepâncias. A correção da fórmula do IMC para amputados foi proposta para mostrar que a perda de um segmento do corpo pode influenciar a distribuição do peso corporal[53].

Um estudo avaliou o efeito do nível de amputação de membros transfemorais e transtibiais nas massas magra e gorda nos membros sem amputações. Segundo esses autores, o membro amputado tem maior percentual de gordura do que os membros não amputados e a atrofia muscular foi predominante no membro residual, com maiores quantidades relativas de gordura nas coxas, sugerindo que, nesses indivíduos, seria interessante realizar uma avaliação por segmento corporal, como, por exemplo, dobras cutâneas[54].

Diante disso, um método adequado para essa população seria o segmentado, porque não existe nenhuma fórmula que leve em consideração a falta de algum membro; sendo assim, o resultado poderá está superestimado ou subestimado.

## *Avaliação da composição corporal em deficientes visuais*

Um valor de percentual de gordura de 26% em homens e 37% em mulheres foi encontrado em um estudo que avaliou a composição corporal de indivíduos cegos[55]. Ao se compararem os valores encontrados (26% em homens e 37% em mulheres) aos recomendados para indivíduos sem deficiência (10% a 22% para homens e 20% a 32% para mulheres)[56], pode-se notar que indivíduos cegos apresentaram percentual de gordura acima do recomendado. O IMC também foi calculado, e foi encontrada uma média de 29,9kg/m$^2$ ± 5,6kg/m$^2$, o que é classificado como sobrepeso[57].

A principal causa do aumento da adiposidade em indivíduos cegos não atletas é o baixo nível de atividade física/exercício físico, devido à sua dependência para locomoção e para realizar as atividades da vida diária. Nesse sentido, ao se observarem os dados de composição corporal de atletas cegos da modalidade de futebol de 5, a média encontrada de gordura foi de 15,7%, ou seja, de acordo com os valores recomendados (veja o Quadro 4.2).

Observe que o indivíduo cego atleta, apesar da dependência para se locomover e executar atividades da vida diária (menor gasto energético), compensa esse fato realizando o treinamento físico sistematizado, aumentando assim o gasto energético e acarretando menor acúmulo de gordura.

**Quadro 4.2** Composição corporal de atletas da modalidade futebol de 5 pelo método de dobras cutâneas e pletismografia

| | IMC (kg/m$^2$) | Densidade (kg · L$^{-1}$)* | Gordura (%)* | S5Dc (mm) | S9Dc (mm) |
|---|---|---|---|---|---|
| Média | 25,65 | 1,064 | 15,76 | –96,17 | –147,06 |
| DP | 5,64 | 0,018 | 7, 92 | 56,76 | 88,05 |
| Mínima | 18,89 | 1,025 | 4, 7 | 39 | 59 |
| Máxima | 42,35 | 1,089 | 32,8 | 241 | 369 |

Quadro adaptado de De Mello, 2004.
**Bodpod* = pletismografia.
DP: desvio padrão; S5Dc: somatório das cinco dobras; S9Dc: somatório das nove dobras.

## PRESCRIÇÃO DO TREINAMENTO PARA ATLETAS DEFICIENTES

Atletas paralímpicos competem em uma variedade de esportes em que o desempenho é diretamente influenciado por três fatores: o condicionamento do atleta, o equipamento utilizado na prova (prótese, cadeira de rodas) e a interface entre o atleta e seu equipamento[58].

O treinamento físico deve ser abordado de maneira diferente quando prescrito para o atleta, considerando a modalidade esportiva e os demais aspectos específicos envolvidos. Esses fatores estão associados à compreensão da natureza e da extensão da deficiência do atleta que será submetido ao treinamento, para que sejam feitas possíveis adaptações necessárias ao programa de treinamento.

Entretanto, características fisiológicas específicas de cada deficiência podem alterar as respostas metabólicas dos atletas diante da prática do treinamento físico. A seguir serão abordados aspectos do treinamento físico (aeróbio e força) nos diferentes tipos de deficiência, bem como o efeito dos principais protocolos de treinamento.

### Treinamento físico para indivíduos com lesão medular

Como salientado anteriormente, lesionados medulares apresentam o estímulo simpático interrompido para o miocárdio em níveis de lesões acima de T1. Com isso, os indivíduos tetraplégicos são incapazes de atingir um aumento da frequência cardíaca em razão da diminuição ou ausência da estimulação simpática, sendo a principal razão para o aumento da frequência cardíaca nesses indivíduos a retirada do estímulo parassimpático durante o exercício físico. Com isso, a frequência cardíaca nesses indivíduos é bastante variável (entre 120 e 130bpm), dependendo da lesão e da capacidade funcional[15].

Indivíduos com lesão medular não têm controle vasomotor abaixo do nível da lesão, o que resulta em hipotensão. Este fator está combinado à perda da bomba muscular devido à paralisia muscular nos membros inferiores, o que resulta em retorno venoso diminuído. Portanto, a circulação é reduzida em repouso e durante o exercício físico, resultando em redução significativa da capacidade de transporte de oxigênio e se refletindo, assim, na redução da capacidade aeróbia e da tolerância ao exercício[59].

O treinamento aeróbio tem impacto positivo sobre a saúde e a qualidade de vida de indivíduos lesionados medulares[60]. Estudos conduzidos com esses indivíduos avaliaram parâmetros fisiológicos para determinar a intensidade mínima do treino de modo a aumentar a capacidade aeróbia em lesionados medulares[61-63]. Avaliações subjetivas realizadas por meio da escala de Borg foram validadas[64] e demonstraram eficácia para essa população[65].

De acordo com as diretrizes disponíveis, a prescrição do treinamento para indivíduos lesionados medulares não atletas são:

- **Intensidade:** 50% a 80% do $VO_{2pico}$ ou 60% a 85% da frequência cardíaca máxima.
- **Volume/frequência:** 20 a 30 minutos de três a quatro vezes por semana.
- **Cicloergômetro de braço ou ergometria em cadeira de rodas.**

Contudo, a prescrição do exercício aeróbio para atletas com base na frequência cardíaca máxima relativa não deve ser considerada, sendo o método mais indicado a prescrição de > 85% do $VO_{2pico}$[66,67].

Poucos estudos avaliaram os efeitos do treinamento de força em lesionados medulares. Em um estudo, foram demonstrados aumentos significativos nos valores de pico de potência muscular e $VO_{2pico}$ em homens e mulheres paraplégicos após 9 semanas de exercícios de resistência[68].

Outro estudo avaliou lesionados medulares após 12 semanas de treinamento em circuito combinado com exercícios em cicloergômetro de braço. Houve melhora significativa nos índices de pico de condicionamento aeróbio e força muscular dos ombros; além disso, não foi reportada nenhuma lesão dos indivíduos causada por esse método de treinamento. Foi observada melhora significativa do perfil lipídico dos lesionados medulares após o treinamento em circuito[36].

Para delimitar a intensidade para prescrição do treinamento aeróbio em atletas lesionados medulares, o mais indicado é a prescrição entre 65% e 85% do $VO_{2pico}$, independentemente da altura da lesão. Já para o treinamento resistido são necessários mais estudos que esclareçam qual a intensidade ideal a ser prescrita.

## Treinamento físico para indivíduos com paralisia cerebral

A paralisia cerebral é uma desordem não progressiva congênita que afeta os movimentos e a postura em decorrência dos danos ao sistema nervoso central, particularmente o cérebro[14,23]. As desordens motoras da paralisia cerebral são geralmente acompanhadas por alterações na sensação, percepção, cognição, comunicação e comportamento, podendo também ser acompanhadas por crises convulsivas[69].

Um estudo indicou que os indivíduos com paralisia cerebral que treinaram aerobicamente durante 8 semanas aumentaram significativamente sua capacidade física e o desempenho em tarefas funcionais simuladas[70]. Em apoio a este, outro estudo demonstrou que um programa de treinamento físico (duas vezes por semana, durante 8 semanas) realizado para melhorar a capacidade funcional e a flexibilidade de indivíduos com paralisia cerebral melhorou significativamente a capacidade funcional, mas não a flexibilidade dos participantes do estudo, mostrando que a especificidade do treinamento deve ser considerada[71].

Há um número limitado de estudos que tenham examinado os efeitos do treinamento de força em adultos com paralisia cerebral. Um estudo demonstrou que um treinamento de força com progressão de carga realizado por 10 semanas aumentou significativamente a força de pernas e braços, bem como melhorou o desempenho do teste "*sit-to-stand*"[72].

Outro estudo que comparou os efeitos de 8 semanas de treinamento de resistência e plataforma vibratória demonstrou aumento significativo da força de extensão da perna em ambos os grupos de treinamento[73]. No entanto, os grupos que treinaram na plataforma vibratória demonstraram redução na espasticidade muscular. Outra pesquisa sugere que adultos com paralisia cerebral que participam de um programa de treinamento de força percebem uma melhora em sua força e capacidade de executar atividades da vida diária[74].

Contudo, pode-se observar que para o treinamento resistido em atletas paralisados cerebrais a inclusão de exercícios na plataforma vibratória pode ser benéfica para diminuir a espasticidade muscular.

## Treinamento físico para amputados

Em amputados, os procedimentos podem ser realizados unilateralmente (envolvendo um membro) ou bilateralmente (envolvendo os dois membros). O tipo de amputação determinará a musculatura disponível para o exercício e, consequentemente, vai influenciar a capacidade física do indivíduo para a prática de exercícios físicos.

Há indicações de que existe uma relação entre imagem corporal e padrões de atividade física em indivíduos amputados, demonstrando que a melhora da autoimagem dessa população pode ser uma etapa importante para o início da prática de exercícios físicos[75]. Para tanto é necessário enfatizar a restauração da mobilidade em indivíduos com amputação de membros inferiores mediante a seleção adequada de componentes protéticos e treinamento de marcha. Esses fatores irão maximizar a capacidade funcional global do indivíduo e aumentar a probabilidade de sucesso em seu desempenho atlético.

Outras pesquisas relativas a exercício físico, testes e treinamento para amputados avaliam agudamente os parâmetros fisiológicos, como o limiar de lactato[76] e a capacidade funcional[77], sendo necessários estudos que avaliem o efeito crônico do treinamento físico em indivíduos amputados.

As respostas metabólicas e cardiovasculares (consumo de oxigênio, frequência cardíaca e ventilação pulmonar) durante a caminhada são significativamente maiores em amputados bilaterais (acima do joelho), em comparação com indivíduos não deficientes da mesma faixa etária[78]. Com isso, é importante que a capacidade cardiorrespiratória atinja níveis satisfatórios para que essa população esteja apta a realizar suas atividades diárias sem fadiga.

Foi sugerido que amputados devem sustentar um exercício com uma intensidade de 50% do $VO_{2pico}$ para utilizar de maneira satisfatória sua prótese[27].

Embora o treinamento em cicloergômetro de braço possa melhorar significativamente a eficiência cardiovascular e a força de membros superiores em amputados, a eficácia desse modo de treino em atletas paralímpicos não foi relatada[41,79,80]. Ao avaliar o treinamento para atletas amputados, o treinamento deverá ser específico para a modalidade esportiva, a fim de maximizar os efeitos dessa transferência. O uso de ergômetros adaptados que representem de modo mais fiel o gesto motor dos atletas mostra-se ideal para possibilitar a avaliação e o treinamento físico desses indivíduos.

Estudos apontam que o treinamento de força pode influenciar a força muscular, a resistência muscular e as características de marcha em indivíduos com amputação de membros inferiores. Em um estudo foram relatados aumentos significativos no pico de torque e na força isométrica dos músculos flexores do joelho e músculos extensores após 8 a 12 semanas de treinamento isocinético nas velocidades angulares de 60 graus/s, 180 graus/s e 240 graus/s[80]. Em outro estudo, o aumento de força foi seguido por hipertrofia do membro amputado, o que não foi observado no membro não amputado, que também foi treinado. Os participantes do estudo relataram melhora na capacidade funcional em comparação ao período pré-treinamento[81].

O treinamento muscular isométrico demonstrou aumento significativo na área de secção transversa muscular em amputados transtibiais[82].

Um estudo de caso revelou que um programa de treinamento em circuito foi eficaz em aumentar a capacidade aeróbia, a força e a resistência muscular em indivíduos amputados[83]. O programa de treinamento de 4 meses incluiu musculação, utilização de bicicleta ergométrica horizontal e treinamento de estabilização do "core" (referente aos 29 pares de músculos que suportam e estabilizam a lombar, a pelve e a coluna vertebral durante os movimentos utilizando exercícios na bola)[84], e induziu um ganho de 30,3% no $VO_{2pico}$. A força para 10RM no Legpress unilateral (membro esquerdo) aumentou 36,8%, e ganhos de força de 7,7% foram observados para todos os outros grupos musculares testados.

Em atletas amputados, contudo, o ideal é a utilização de próteses para o treinamento de marcha. Para avaliação e treinamento desses atletas é necessário o uso de ergômetros adaptados, que deverão ser específicos para a modalidade esportiva.

### Treinamento físico para deficientes visuais

Quando comparados a pessoas sem deficiência visual, deficientes visuais têm maior gasto energético em tarefas funcionais, como caminhar e correr[85]. Esse maior gasto foi atribuído a aumento do tônus muscular residual devido à insegurança em realizar essas tarefas, com redução da eficiência mecânica e o desenvolvimento de fadiga precoce[23,29].

Em adultos jovens com deficiência visual, aumentos significativos da capacidade aeróbia e do bem-estar psicológico têm sido relatados após 6 semanas de treinamento de baixa intensidade no cicloergômetro[86].

Para realização do treinamento aeróbio é recomendado que os treinadores conduzam os exercícios por meio de constante orientação verbal, de modo a situar o atleta no espaço.

Poucos estudos avaliaram os efeitos do treinamento de força em deficientes visuais, não havendo diferenças fisiológicas significativas no treinamento empregado para essa população.

Entretanto, para a execução de um treinamento resistido é importante que os treinadores forneçam orientação verbal e corporal, com ênfase nas articulações e musculaturas envolvidas no exercício, com intuito de auxiliar a execução correta do gesto motor para uma maior consciência corporal. O local de realização do exercício físico deverá ser adaptado para que os indivíduos possam participar de modo independente, após um período de familiarização ao espaço a ser utilizado.

## CONSIDERAÇÕES FINAIS

O treinamento físico em atletas paralímpicos deve ser constantemente monitorado por meio do controle das principais variáveis ligadas ao desempenho físico, considerando cada avaliação e a característica da deficiência, a fim de determinar testes e protocolos específicos que visem maximizar os resultados provenientes do treinamento físico desses atletas.

Com relação à avaliação da força muscular, o dinamômetro isocinético é um método que nos fornece informações muito importantes com relação às variáveis relacionadas com a força muscular. No entanto, nem todos os estabelecimentos podem ter acesso a esse equipamento, cabendo ao treinador adaptar testes que consigam se aproximar do dinamômetro isocinético no que diz respeito à avaliação da força muscular. Para avaliação da composição corporal de atletas com deficiência, deve-se considerar se o tipo de deficiência para a escolha do método.

Por outro lado, para avaliar o componente anaeróbio desses atletas, o teste de Wingate consiste em uma importante ferramenta, porém o ergômetro utilizado para a realização do teste varia para cada tipo de deficiência e, se necessário, o protocolo deverá ser adequado ao atleta. Para avaliação da capacidade aeróbia, o teste padrão-ouro é a ergoespirometria, a qual exige alguns cuidados com relação ao protocolo, que pode variar nos diversos tipos de deficiência. Para resultados mais fidedignos, o ideal é que os testes aeróbios e anaeróbios sejam realizados tanto em campo como no laboratório.

A aplicação dos conceitos e teorias envolvendo o treinamento esportivo tem como principal característica a utilização dos princípios na prescrição do treinamento. Percebe-se que o princípio da especificidade enquadra-se de maneira significativa na prescrição e no acompanhamento do comportamento de variáveis fisiológicas resultantes do treinamento físico, devido às particularidades da deficiência de cada atleta.

Os fatores que envolvem o treinamento esportivo são determinantes para um desempenho atlético satisfatório, visto que diversos elementos que compõem o cenário esportivo podem influenciar a *performance*.

Com a escassez dos estudos publicados envolvendo a temática abordada, esperamos que este capítulo sirva de incentivo para o surgimento de novos estudos que busquem adaptar os protocolos de avaliação física e fisiológica de atletas paralímpicos, levando em consideração o tipo de deficiência e o desporto praticado.

## AGRADECIMENTOS

Os autores agradecem aos colegas João Paulo Pereira Rosa, Valdir Aquino Lemos e Andressa da Silva de Mello, do Centro de Estudos em Psicobiologia e Exercício, pela ajuda na revisão da literatura e na construção do presente capítulo.

### Referências

1. Parsons A WC. Esporte e a pessoa com deficiência – Contexto histórico. In: De Mello MT, Winckler C. Esporte paralímpico. São Paulo: Editora Atheneu, 2012:3-14.
2. IPC – International Paralympic Committee. Disponível em: <http://www.paralympic.org/news/london-2012-numbers>. Consulta em: 10/3/2013.
3. Balady GJ, Arena R, Sietsema K et al. Clinician's guide to cardiopulmonary exercise testing in adults: a scientific statement from the American Heart Association. Circulation 2010; 122(2):191-225.
4. Barker AR, Armstrong N. Exercise testing elite young athletes. Med Sport Sci 2011; 56:106-25.
5. Issurin VB. New horizons for the methodology and physiology of training periodization. Sports Med 2010; 40(3):189-206.
6. Siqueira CM, Pelegrini FR, Fontana MF, Greve JM. Isokinetic dynamometry of knee flexors and extensors: comparative study among non-athletes, jumper athletes and runner athletes. Rev Hosp Clin Fac Med Sao Paulo 2002; 57(1):19-24.
7. Soligard T, Myklebust G, Steffen K et al. Comprehensive warm-up programme to prevent injuries in young female footballers: cluster randomised controlled trial. BMJ 2008; 337:a2469.
8. Barroso GC Thiele ES. Lesão muscular nos atletas. Rev Bras Ortop 2011; 46: 354-8.
9. Croisier JL, Forthomme B, Namurois MH, Vanderthommen M, Crielaard JM. Hamstring muscle strain recurrence and strength performance disorders. Am J Sports Med 2002; 30(2):199-203.
10. Stickley CD, Hetzler RK, Freemyer BG, Kimura IF. Isokinetic peak torque ratios and shoulder injury history in adolescent female volleyball athletes. J Athl Train 2008; 43(6):571-7.
11. Gastin PB. Energy system interaction and relative contribution during maximal exercise. Sports Med 2001; 31(10):725-41.
12. Vandewalle H, Peres G, Monod H. Standard anaerobic exercise tests. Sports Med 1987; 4(4):268-89.
13. Green S, Dawson B. Measurement of anaerobic capacities in humans. Definitions, limitations and unsolved problems. Sports Med 1993; 15(5):312-27.

14. Steadward R. Musculoskeletal and neurological disabilities: implications for fitness appraisal, programming, and counselling. Can J Appl Physiol 1998; 23(2):131-65.
15. Bhambhani Y. Physiology of wheelchair racing in athletes with spinal cord injury. Sports Med 2002; 32(1):23-51.
16. Molik B, Laskin JJ, Kosmol A, Skucas K, Bida U. Relationship between functional classification levels and anaerobic performance of wheelchair basketball athletes. Res Q Exerc Sport 2010; 81:69-73.
17. van der Woude LH, Bakker WH, Elkhuizen JW, Veeger HE, Gwinn T. Anaerobic work capacity in elite wheelchair athletes. Am J Phys Med Rehabil 1997; 76(5):355-65.
18. Vanlandewijck YC, Evaggelinou C, Daly DJ et al. The relationship between functional potential and field performance in elite female wheelchair basketball players. J Sports Sci 2004; 22(7):668-75.
19. Bax M, Goldstein M, Rosenbaum P et al. Proposed definition and classification of cerebral palsy, April 2005. Dev Med Child Neurol 2005; 47(8):571-6.
20. Balemans AC, Van Wely L, De Heer SJ et al. Maximal aerobic and anaerobic exercise responses in children with cerebral palsy. Med Sci Sports Exerc 2013; 45(3):561-8.
21. Parker DF, Carriere L, Hebestreit H, Bar-Or O. Anaerobic endurance and peak muscle power in children with spastic cerebral palsy. Am J Dis Child 1992; 146(9):1069-73.
22. De Groot S, Janssen TW, Evers M, Van der Luijt P, Nienhuys KN, Dallmeijer AJ. Feasibility and reliability of measuring strength, sprint power, and aerobic capacity in athletes and non-athletes with cerebral palsy. Dev Med Child Neurol 2012; 54(7):647-53.
23. Durstine JL M, GE. AACSMs exercise management for persons with chronic diseases and disabilities. 2nd ed. Champaign, Ill.; United States: Human Kinetics. United States: Human Kinetics, 2003.
24. WHO – World Health Organization. Diet, nutrition and the prevention of chronic diseases. Geneva, Switzerland, 2003.
25. Hutzler Y, Ochana S, Bolotin R, Kalina E. Aerobic and anaerobic arm-cranking power outputs of males with lower limb impairments: relationship with sport participation intensity, age, impairment and functional classification. Spinal Cord 1998; 36(3):205-12.
26. Waters RL, Mulroy S. The energy expenditure of normal and pathologic gait. Gait Posture 1999; 9(3):207-31.
27. Chin T, Sawamura S, Shiba R. Effect of physical fitness on prosthetic ambulation in elderly amputees. Am J Phys Med Rehabil 2006; 85(12):992-6.
28. De Freitas PS, dos Santos SS. Fundamentos básicos da classificação esportiva para atletas paralímpicos. In: De Mello MT, Winckler C. Esporte paralímpico. São Paulo: Editora Atheneu, 2012:3-14.
29. Longmuir P. Considerations for fitness appraisal, programming, and counselling of individuals with sensory impairments. Can J Appl Physiol 1998; 23(2):166-84.
30. Wasserman K. Determinants and detection of anaerobic threshold and consequences of exercise above it. Circulation 1987; 76:29-39.
31. Ferretti G, Bringard A, Perini R. An analysis of performance in human locomotion. Eur J Appl Physiol 2011; 111(3):391-401.
32. Joyner MJ, Coyle EF. Endurance exercise performance: the physiology of champions. J Physiol 2008; 586(1):35-44.
33. Ackel CR DLC, Silva AC. Avaliação ergoespirométrica. In: De Mello MT. Avaliação clínica e da aptidão física dos atletas paraolímpicos brasileiros: conceitos, métodos e resultados. São Paulo; 2004:187.
34. Wasserman K, McIlroy MB. Detecting the threshold of anaerobic metabolism in cardiac patients during exercise. Am J Cardiol 1964; 14:844-52.

35. Hoffman MD. Cardiorespiratory fitness and training in quadriplegics and paraplegics. Sports Med 1986; 3(5):312-30.
36. Jacobs PL, Nash MS, Rusinowski JW. Circuit training provides cardiorespiratory and strength benefits in persons with paraplegia. Med Sci Sports Exerc 2001; 33(5):711-7.
37. Bhambhani Y, Mactavish J, Warren S et al. Boosting in athletes with high-level spinal cord injury: knowledge, incidence and attitudes of athletes in paralympic sport. Disabil Rehabil 2010; 32(26):2172-90.
38. Krassioukov A. Autonomic function following cervical spinal cord injury. Respir Physiol Neurobiol 2009; 169(2):157-64.
39. Coutts KD, Rhodes EC, McKenzie DC. Maximal exercise responses of tetraplegics and paraplegics. J Appl Physiol 1983; 55(2):479-82.
40. Campbell IG, Williams C, Lakomy HK. Physiological and metabolic responses of wheelchair athletes in different racing classes to prolonged exercise. J Sports Sci 2004; 22(5):449-56.
41. Van Alste JA, Cruts HE, Huisman K, de Vries J. Exercise testing of leg amputees and the result of prosthetic training. Int Rehabil Med 1985; 7(3):93-8.
42. Menaspa P, Rampinini E, Tonetti L, Bosio A. Physical fitness and performances of an amputee cycling world champion: a case study. Int J Sports Physiol Perform 2012; 7(3):290-4.
43. Houwen S, Visscher C, Lemmink KA, Hartman E. Motor skill performance of school-age children with visual impairments. Dev Med Child Neurol 2008; 50(2):139-45.
44. Moura e Castro J, Costa O, de Freitas F. Evaluation of the aerobic capacity of blind people, by direct VO2 maximal measurement. Rev Port Cardiol 1992; 11(6):525-9.
45. Bernardi M, Guerra E, Di Giacinto B, Di Cesare A, Castellano V, Bhambhani Y. Field evaluation of paralympic athletes in selected sports: implications for training. Med Sci Sports Exerc 2010; 42(6):1200-8.
46. Verges S, Flore P, Laplaud D, Guinot M, Favre-Juvin A. Laboratory running test vs. field roller skiing test in cross-country skiers: a longitudinal study. Int J Sports Med 2006; 27(4):307-13.
47. Gorgey AS, Mather KJ, Poarch HJ, Gater DR. Influence of motor complete spinal cord injury on visceral and subcutaneous adipose tissue measured by multi-axial magnetic resonance imaging. J Spinal Cord Med 2011; 34(1):99-109.
48. Madsen OR, Jensen JE, Sorensen OH. Validation of a dual energy X-ray absorptiometer: measurement of bone mass and soft tissue composition. Eur J Appl Physiol Occup Physiol 1997; 75(6):554-8.
49. Gorgey AS, Dolbow DR, Gater DR Jr. A model of prediction and cross-validation of fat-free mass in men with motor complete spinal cord injury. Arch Phys Med Rehabil 2012; 93(7):1240-5.
50. Mojtahedi MC, Valentine RJ, Evans EM. Body composition assessment in athletes with spinal cord injury: comparison of field methods with dual-energy X-ray absorptiometry. Spinal Cord 2009; 47(9):698-704.
51. Tomoum HY, Badawy NB, Hassan NE, Alian KM. Anthropometry and body composition analysis in children with cerebral palsy. Clin Nutr 2010; 29(4):477-81.
52. Liu LF, Roberts R, Moyer-Mileur L, Samson-Fang L. Determination of body composition in children with cerebral palsy: bioelectrical impedance analysis and anthropometry vs dual-energy x-ray absorptiometry. J Am Diet Assoc 2005; 105(5):794-7.
53. Tzamaloukas AH, Patron A, Malhotra D. Body mass index in amputees. JPEN J Parenter Enteral Nutr 1994; 18(4):355-8.

54. Sherk VD, Bemben MG, Bemben DA. Interlimb muscle and fat comparisons in persons with lower--limb amputation. Arch Phys Med Rehabil 2010; 91(7):1077-81.
55. Holbrook EA CJ, Perry TL, Fuller DK, Morgan DW. Physical activity, body composition, and perceived quality of life of adults with visual impairments. Journal of Visual Impairment & Blindness 2009; 1:17-29.
56. Katch FI, Katch VL. The body composition profile. Techniques of measurement and applications. Clin Sports Med 1984; 3(1):31-63.
57. Whaley MH, Brubaker PH, Otto. ACSM's guidelines for exercise testing and prescription, Philadelphia, Penns.; London: Lippincott Williams & Wilkins, 2006.
58. Vanlandewijck Y, Theisen D, Daly D. Wheelchair propulsion biomechanics: implications for wheelchair sports. Sports Med 2001; 31(5):339-67.
59. Hopman MT, Dueck C, Monroe M, Philips WT, Skinner JS. Limits to maximal performance in individuals with spinal cord injury. Int J Sports Med 1998; 19(2):98-103.
60. Nash MS. Exercise as a health-promoting activity following spinal cord injury. J Neurol Phys Ther 2005; 29: 87-103.
61. McLean KP, Jones PP, Skinner JS. Exercise prescription for sitting and supine exercise in subjects with quadriplegia. Med Sci Sports Exerc 1995; 27(1):15-21.
62. Janssen TW, van Oers CA, Rozendaal EP, Willemsen EM, Hollander AP, van der Woude LH. Changes in physical strain and physical capacity in men with spinal cord injuries. Med Sci Sports Exerc 1996; 28(5):551-9.
63. Lasko-McCarthey P, Davis JA. Protocol dependency of VO2max during arm cycle ergometry in males with quadriplegia. Med Sci Sports Exerc 1991; 23(9):1097-101.
64. Capodaglio P, Bazzini G. Predicting endurance limits in arm cranking exercise with a subjectively based method. Ergonomics 1996; 39(7):924-32.
65. Grange CC, Bougenot MP, Groslambert A, Tordi N, Rouillon JD. Perceived exertion and rehabilitation with wheelchair ergometer: comparison between patients with spinal cord injury and healthy subjects. Spinal Cord 2002; 40(10):513-8.
66. Goosey-Tolfrey VL, Tolfrey K. The oxygen uptake-heart rate relationship in trained female wheelchair athletes. J Rehabil Res Dev 2004; 41(3B):415-20.
67. Tolfrey K, Goosey-Tolfrey VL, Campbell IG. Oxygen uptake-heart rate relationship in elite wheelchair racers. Eur J Appl Physiol 2001; 86(2):174-8.
68. Cooney MM, Walker JB. Hydraulic resistance exercise benefits cardiovascular fitness of spinal cord injured. Med Sci Sports Exerc 1986; 18(5):522-5.
69. Rosenbloom L. Definition and classification of cerebral palsy. Definition, classification, and the clinician. Dev Med Child Neurol Suppl 2007; 109:43.
70. Fernandez JE, Pitetti KH. Training of ambulatory individuals with cerebral palsy. Arch Phys Med Rehabil 1993; 74(5):468-72.
71. Low Choy N, Isles R, Barker R, Nitz J. The efficacy of a work-station intervention programme to improve functional ability and flexibility in ageing clients with Cerebral Palsy: a pilot study. Disabil Rehabil 2003; 25(21):1201-7.
72. Taylor NF, Dodd KJ, Larkin H. Adults with cerebral palsy benefit from participating in a strength training programme at a community gymnasium. Disabil Rehabil 2004; 26(19):1128-34.
73. Ahlborg L, Andersson C, Julin P. Whole-body vibration training compared with resistance training: effect on spasticity, muscle strength and motor performance in adults with cerebral palsy. J Rehabil Med 2006; 38(5):302-8.

74. Allen J, Dodd KJ, Taylor NF, McBurney H, Larkin H. Strength training can be enjoyable and beneficial for adults with cerebral palsy. Disabil Rehabil 2004; 26(19):1121-7.
75. Wetterhahn KA, Hanson C, Levy CE. Effect of participation in physical activity on body image of amputees. Am J Phys Med Rehabil 2002; 81(3):194-201.
76. Chin T, Sawamura S, Fujita H et al. The efficacy of the one-leg cycling test for determining the anaerobic threshold (AT) of lower limb amputees. Prosthet Orthot Int 1997; 21:141-6.
77. Brooks D, Parsons J, Hunter JP, Devlin M, Walker J. The 2-minute walk test as a measure of functional improvement in persons with lower limb amputation. Arch Phys Med Rehabil 2001; 82:1478-83.
78. Crouse SF, Lessard CS, Rhodes J, Lowe RC. Oxygen consumption and cardiac response of short--leg and long-leg prosthetic ambulation in a patient with bilateral above-knee amputation: comparisons with able-bodied men. Arch Phys Med Rehabil 1990; 71:313-7.
79. Davidoff GN, Lampman RM, Westbury L, Deron J, Finestone HM, Islam S. Exercise testing and training of persons with dysvascular amputation: safety and efficacy of arm ergometry. Arch Phys Med Rehabil 1992; 73:334-8.
80. Priebe M, Davidoff G, Lampman RM. Exercise testing and training in patients with peripheral vascular disease and lower extremity amputation. West J Med 1991; 154:598-601.
81. Klingenstierna U, Renstrom P, Grimby G, Morelli B. Isokinetic strength training in below-knee amputees. Scand J Rehabil Med 1990; 22:39-43.
82. Kegel B, Burgess EM, Starr TW, Daly WK. Effects of isometric muscle training on residual limb volume, strength, and gait of below-knee amputees. Phys Ther 1981; 61:1419-26.
83. Donachy JE, Brannon KD, Hughes LS, Seahorn J, Crutcher TT, Christian EL. Strength and endurance training of an individual with left upper and lower limb amputations. Disabil Rehabil 2004; 26:495-9.
84. Fredericson M MT. Core stabilization training for middle and long-distance runners.New Stud Athletics 2005; 20:25-37.
85. Kobberling G, Jankowski LW, Leger L. Energy cost of locomotion in blind adolescents. Adapted Physical Activity Quarterly 1989; 1:58-67.
86. Shindo M, Kumagai S, Tanaka H. Physical work capacity and effect of endurance training in visually handicapped boys and young male adults. Eur J Appl Physiol Occup Physiol 1987; 56:501-7.

# Seção II

## Treinamento e Rendimento Humano

# Capítulo 5

# Treinamento Complexo – Aspectos Conceituais e Metodológicos

Eduardo Santos • Ytalo Mota Soares

## INTRODUÇÃO

A força muscular apresenta-se como capacidade física fundamental para melhor desempenho dos praticantes de diferentes modalidades esportivas e de não praticantes. Desse modo, um melhor entendimento acerca dos métodos para otimizar essa capacidade tem sido alvo constante de estudiosos e treinadores. Procura-se, essencialmente, otimizar os ganhos de força, uma vez que essa capacidade contribui, claramente, para a obtenção de níveis superiores de rendimento esportivo.

De fato, níveis elevados de força concorrem para uma melhor *performance* e são um pressuposto básico na otimização de vários gestos esportivos[1-3]. Essa ideia é corroborada por Marques[4] ao afirmar que a força integra inequivocamente a estrutura do desempenho esportivo e manifesta-se como um requisito básico para a qualidade técnica dos atletas; além disso, a aquisição de determinado nível de força pode potencializar ou limitar o nível de outras capacidades físicas[5,6].

Diferentes métodos são propostos para a melhoria dos níveis de força dos esportistas, apontando a literatura, tradicionalmente, dois tipos: treinamento pliométrico* e treinamento resistido**. Recentemente, tornou-se notória a popu-

---

*O treinamento pliométrico propõe-se a otimizar a força explosiva mediante o aproveitamento dos componentes elásticos dos músculos e tendões, como também a estimulação do reflexo miotático. Esse método faz uso de movimentos rápidos, aproveitando habilidades naturais humanas como o salto, envolvendo o ciclo de alongamento-encurtamento (ciclo excêntrico-concêntrico). Na fase excêntrica, a energia elástica é acumulada e os fusos musculares são estimulados; na fase concêntrica, a energia elástica é liberada e, em resposta à estimulação do fuso muscular, os motoneurônios alfa estimulam o grupo muscular agonista (adaptado de Potach & Chu, ver ref. 18).

**O contexto em que o treinamento resistido é inserido neste capítulo refere-se à utilização de cargas externas, como as máquinas articuladas ou pesos livres, para a otimização da força muscular.

laridade do treinamento complexo como um método que combina o treinamento resistido ao treinamento pliométrico[7]. De acordo com Ebben & Blackard[8,9], esse método constitui uma estratégia efetiva de treinamento para o desenvolvimento da força explosiva.

Algumas de suas vantagens são realçadas por Ebben & Watts[10], com particular destaque para seu caráter organizativo, fato que permite supervisionar em uma única sessão de treino os trabalhos resistido e pliométrico.

Considerando a importância realçada na literatura e sua vasta utilização na prática do treinamento, o presente texto pretende contribuir com a apresentação de aspectos conceituais e metodológicos referentes ao treinamento complexo, na perspectiva de revisar e discutir o referido método, à luz da experiência dos autores e, sobretudo, a partir do que está disposto na literatura.

## TREINAMENTO COMPLEXO – CONCEITOS

O conceito de treinamento complexo foi introduzido nos EUA em meados dos anos 1980, por Alexander Verkhoshansky, e tinha como objetivo melhorar diferentes capacidades físicas (força, potência ou flexibilidade) por meio de uma série de exercícios executados em sucessão[11,12]. Esse método de treinamento combinado conjuga em uma mesma sessão pliometria e trabalho com pesos e, segundo Dodd & Alvar[13], ainda se encontra em sua "infância". Também Cometti[14] defende uma prática articulada de treinamento com pesos e trabalho pliométrico como forma de potenciar os níveis de força explosiva dos esportistas, já que raramente os métodos tradicionais de força são utilizados de maneira isolada.

Siff & Verkhoshansky[15] também referem que os programas de treinamento explosivo que combinam exercícios com resistências e exercícios pliométricos são mais eficazes no desenvolvimento da força explosiva do que a prática isolada de treinamento pliométrico ou de treinamento resistido. Acrescentam ainda que essa combinação de métodos produzirá efeitos mais positivos somente se os movimentos resistidos precederem as atividades pliométricas.

No entendimento de Chu[16], o treinamento complexo caracterizava-se por uma combinação do treino de "pesos pesados" com "o treino de choque", que Fred Wilt designou como pliometria[17]. Concordando com esta definição, Potach & Chu definem o método em questão como uma combinação de treino resistido de alta intensidade seguido de exercícios pliométricos[18] (Figura 5.1). Chu[19] também

**Treinamento complexo**

=

Treinamento resistido

+

Treinamento pliométrico

↓

↑ Força explosiva

**Figura 5.1** Estrutura do treinamento complexo como metodologia direcionada para o aumento da força explosiva.

afirma que o treinamento complexo ocorre quando se alternam, na mesma sessão de trabalho, treino de pesos e treino pliométrico.

Fleck & Kontor[11], com base no pensamento de Verkhoshansky, descreveram o treinamento complexo composto de exercícios de grande resistência a velocidades lentas, seguidos de exercícios com resistência relativamente pequena executados de maneira rápida. Nesse sentido, apresentam o exercício de meio-agachamento executado inicialmente com uma carga de 90% de 1RM, seguido, após as séries prescritas, do mesmo exercício com carga de 30% de 1RM. Em outra proposta, após o exercício de alta intensidade, seguido do exercício de baixa intensidade, é então executado o exercício pliométrico[20].

O treino complexo alterna exercícios de pesos com cargas elevadas e exercícios pliométricos, biomecanicamente semelhantes, série a série, e na mesma sessão de trabalho[7-10]. Como exemplo para os membros inferiores, pode-se articular uma série de agachamentos seguida de uma série de agachamentos a preceder saltos em profundidade[7-10]. Essa conjugação tem frequentemente sido referida como um "par complexo", que se caracteriza pela repetição desses dois exercícios em dado número de séries[8,9,21]. Quando se opta pela realização de três exercícios biomecanicamente semelhantes, podemos então aplicar a expressão "tríade complexa"[8,9]. A combinação do exercício de supino seguido de exercício de *power drop** é um exemplo do treino complexo para os membros superiores[8,9,18].

---

**Power drop* é um exercício direcionado para os membros superiores com utilização de *medicine ball*. Para mais detalhes, consulte Chu[19].

Segundo García-Manso[22], essa ideia de alternância de cargas (exercícios de alta intensidade × baixa intensidade; exercícios de intensidade média × exercícios de baixa intensidade; exercícios com carga × exercícios sem carga [exercícios pliométricos]) decorre do designado método búlgaro de contraste. Este método, também conhecido como princípio de contraste de cargas, consiste em alternar, na mesma sessão, séries com cargas pesadas (6RM) e séries com cargas leves (40% a 50% de 1RM)[14]. A base racional desse método fundamenta-se no fato de que uma série de exercício com carga intensa aumenta a ativação do sistema neuromuscular, tendo como consequência o aumento de desempenho do exercício seguinte[23]. Esta designação (método de contraste) foi utilizada por Chirosa et al.[24] em um estudo em que combinaram os métodos resistido e pliométrico. Os autores estabeleceram uma diferenciação entre treino de contraste na sessão, ou seja, na mesma sessão de treino se combinam séries pesadas (70% de 1RM no exercício de agachamento) com séries "ligeiras" (seis a oito multissaltos), e treino de contraste na série, isto é, na mesma série trabalham-se cargas máximas e multissaltos.

Segundo Janz et al.[25], esta designação (método de contraste) é a mais correta para identificar um método que alguma literatura tem identificado como treino complexo. Também Duthie et al.[26] alertam para a confusão criada com o uso indiferenciado das expressões treino complexo e treino de contraste como significantes da utilização, na mesma sessão de treino, de cargas "leves" e "pesadas". De acordo com os autores, o treino complexo é uma forma específica de treino combinado, envolvendo o planejamento de várias séries de treino de força de intensidade elevada seguido de movimentos explosivos com intensidades mais leves[25,26].

Diferentes autores não se comprometem com a designação treino complexo optando, em seus estudos, pela nomenclatura treino combinado quando pretendem investigar os efeitos de uma prática que associa o treino resistido ao treino pliométrico, realizados na mesma sessão, e com o componente resistido precedendo o componente pliométrico[27-31]. Gorostiaga et al.[32], para designar essa mesma metodologia de treino, usaram a expressão treino de força de tipo explosivo. De maneira mais clara, diferentes autores usaram, em suas investigações, a designação treinamento complexo[13,33-38]. Estudos de caráter avaliativo, isto é, nos quais os investigadores procederam apenas à realização de testes procurando conhecer os efeitos combinados das cargas, também se utilizaram da mesma designação[26,39-47].

Se nos detivermos especificamente no significado do termo complexo, constatamos que uma das acepções do termo indica que seja uma interação de aspectos distintos cujas formas apresentam relações de interdependência. Considerando todos os fundamentos apresentados até aqui, incluindo a análise semântica do termo, em nossa opinião, é nesse sentido que devemos utilizar essa designação, ou seja, uma estrutura (conjunto) que, na mesma sessão de treino, liga as práticas associadas ao treino da força (trabalho resistido) e ao treino da força explosiva (trabalho pliométrico).

Em face do exposto anteriormente e com base na terminologia utilizada por diferentes autores no âmbito do treinamento complexo, apresentamos dois exemplos clássicos de combinação de cargas na sessão de treino:

- **Alternância na série:** quando o trabalho é realizado em pares complexos, isto é, realiza-se uma série de exercício resistido seguida imediatamente de uma série de exercício pliométrico, biomecanicamente semelhante. Nesse nível incluímos como exemplos os trabalhos de Mihalik et al.[33] e Macaluso[48].
- **Sequência na sessão:** realiza-se o trabalho total com pesos e em seguida o trabalho total do componente pliométrico. Como exemplo apontamos as investigações de Santos & Janeira[34] e Buranarugsa et al.[37].

## ALGUNS ASPECTOS RELATIVOS À POTENCIAÇÃO PÓS-ATIVAÇÃO

Nas pesquisas que envolvem o treinamento esportivo em geral e o treinamento complexo em particular, buscam-se explicações para um melhor conhecimento do processo de causa/efeito relativo às aplicações das cargas e das respostas do organismo evidenciadas nas adaptações agudas e crônicas.

É fato que, por muitos anos, negligenciou-se o conhecimento específico do que ocorre internamente no organismo, no tocante às adaptações decorrentes de um processo de treinamento. Assim, o treinamento complexo também surgiu da prática sem as devidas comprovações científicas.

Com o aumento do interesse dos pesquisadores em revelar as respostas agudas e crônicas ao treinamento complexo, já não se pode ficar restrito ao *feeling* dos treinadores e às abordagens unicamente empíricas. Desse modo, tenta-se encontrar as razões para a melhora no desempenho de atletas e demais praticantes que utilizam o treinamento complexo como recurso para a otimização da força muscular.

Nesse sentido, é importante que se obtenha um esclarecimento quanto aos mecanismos neurofisiológicos envolvidos nesse tipo de treinamento e quais normativas de carga são suficientes para alcançá-los. Vários autores têm sugerido que a potenciação pós-ativação (PPA) seria o mecanismo responsável pelo bom rendimento no treinamento complexo. Esta potenciação sugere uma melhora no desempenho da atividade específica que é precedida de uma carga de treinamento de força de considerável intensidade[49-51].

A expressão PPA tem sido utilizada quando a potenciação é obtida por meio de uma atividade condicionante (no caso do treinamento complexo, o treino resistido de alta ou moderada intensidade) a partir de contrações voluntárias[49,52]. Um outro conceito de potenciação é referido como potenciação pós-tetania, que se refere a ativações com utilização de estimulações elétricas artificiais de alta frequência em fibras ou músculos isolados[53,54].

Há evidências de que a fadiga muscular e a PPA do músculo podem coexistir por alguns instantes[53,55]. Assim, ao se aplicar um treinamento de força de moderada ou alta intensidade (característica do treinamento complexo), é comum que essa atividade induza um quadro de fadiga. Em paralelo a esse processo, o músculo está sendo potenciado, e o balanço entre fadiga e a potenciação é primordial na busca pelo melhor rendimento no treinamento complexo[56]. Dessa maneira, a organização entre a intensidade da atividade condicionante, o intervalo e o posterior trabalho explosivo deve relacionar-se de tal modo que favoreça o rendimento do praticante, de acordo com seu nível e especificidade. Todavia, não há consenso em relação às normativas de carga para obtenção do equilíbrio entre fadiga e PPA[51,52,56,57].

A fadiga está vinculada à diminuição da resposta contrátil do músculo, a qual pode ser atribuída à atividade condicionante realizada, quando se apresenta um rendimento inferior ao esperado na atividade explosiva subsequente[53,55], ao passo que a potenciação está vinculada ao aumento da *performance* nessa atividade.

Três mecanismos são sugeridos como responsáveis pela indução da PPA: a fosforilação da miosina regulatória de cadeia leve, considerada o principal fator[49,53,57]; uma maior atividade neural, expressa pelo maior recrutamento de unidades motoras[55]; há também evidências que sugerem que a mudança temporária da arquitetura do músculo esquelético também pode contribuir na PPA[52].

O estudo de Smith & Fry[57] é um exemplo clássico das controvérsias existentes entre normativas de carga, mecanismos e PPA. Foi encontrado, por meio de biópsias no músculo vasto lateral de indivíduos inexperientes no treinamento de força, aumento da fosforilação da miosina regulatória de cadeia leve, após a realização de uma contração voluntária máxima isométrica com o tempo de 10 segundos; no entanto, não foi encontrada melhora significativa na extensão dinâmica dos joelhos após a realização dessa atividade.

## Normativas de carga e recomendações metodológicas

A determinação de parâmetros para as normativas de carga no treinamento complexo parece não ser algo tão fácil de elucidar, tendo em vista a alta variação individual que pode acontecer nas respostas de determinadas cargas[50]. A literatura não é muito explícita relativamente a recomendações acerca das variáveis a manipular em um programa de treinamento complexo. De fato, o que é apresentado refere-se a normativas com certo nível de consolidação e fundamentos do treinamento resistido e do treinamento pliométrico separadamente. Recomendações dessa natureza estão bem expressas na literatura disponível, relativamente ao treinamento com crianças e jovens[58-61] e com adultos[1,2,18,62-65]. No entanto, vários autores abordam as questões do volume de treino, dos intervalos de recuperação entre séries, entre exercícios e entre sessões, e da frequência de treino no desenho do treinamento complexo, como se apresenta a seguir[10,51]:

- Realizar de duas a cinco séries de qualquer par complexo.
- Executar de duas a oito ou de cinco a 10 repetições no componente de pesos, seguidas de cinco a 15 repetições no componente pliométrico.
- Respeitar intervalos de recuperação de 2 a 10 minutos entre séries e de 0 a 30 segundos entre exercícios, permitindo uma renovação das fontes de energia anaeróbia. Deve ainda respeitar-se um intervalo de recuperação de 48 a 96 horas entre sessões.
- Adotar uma frequência de treino de uma a três sessões semanais.

Uma análise dos trabalhos mais recentes produzidos nessa área, com repercussões positivas nos indicadores testados, permite destacar o seguinte:

- **Duração do programa:** 4 a 10 semanas.
- **Frequência semanal de treino:** duas a três sessões.
- **Volume e intensidade do componente resistido:** de duas a cinco séries; de duas a oito repetições; 16 a 52kg; 50% a 85% de 1RM; 6RM a 12RM.
- **Volume e intensidade do componente pliométrico:** de duas a quatro séries; de três a 10 repetições.
- **Intervalos de recuperação:** de 1 a 2 minutos entre exercícios; de 1 a 5 minutos entre séries.

Adicionalmente, alguns autores têm procurado, por meio de estudos experimentais de caráter avaliativo e por meio da revisão da literatura, qualificar informação acerca dos intervalos de recuperação entre o exercício resistido e o exercício pliométrico, todavia um consenso não tem sido fácil de se encontrar.

Jensen & Ebben[41] constataram que a pliometria executada de 1 a 4 minutos após série de treino resistido (um salto vertical com contramovimento, uma série de 5RM agachamentos e cinco tentativas de salto vertical com contramovimento com intervalos de 10 segundos e 1, 2, 3 e 4 minutos após o agachamento) não resultou em desempenho deteriorado. De acordo com os autores, treinar com uma recuperação de aproximadamente 4 minutos pode resultar em reduzido aumento (não significativo) no desempenho de salto, sendo provável que para além dos 4 minutos de recuperação haja melhora do desempenho. Por outro lado, Comyns et al.[47], em um delineamento idêntico ao anterior, concluíram pela adoção de 4 minutos de recuperação como o intervalo mais adequado entre um exercício de agachamento e um salto com contramovimento, traduzido em aumento do desempenho de salto executado após 5RM agachamento.

Também Ebben[7], com base em sua revisão da literatura, sugere de 3 a 4 minutos de recuperação entre o treino de pesos e as séries pliométricas. Em um intervalo ligeiramente superior, Jones & Lees[42] recomendam que o componente pliométrico seja realizado de 3 a 8 minutos após a prática resistida, em vez de se desperdiçar o valioso tempo de treino estendendo a recuperação até os 20 minutos.

Crewther et al.[66] investigaram nove atletas de rúgbi de elite com o objetivo de verificar o melhor intervalo de recuperação entre a atividade condicionante e a atividade explosiva realizada. Os atletas realizaram 3RM no exercício agachamento, com intervalos diferentes (15 segundos, 4, 8, 12 e 16 minutos), sendo encontradas mudanças significativas no rendimento do salto com contramovimento após os intervalos de 4, 8 e 12 minutos; nos demais tempos foram encontrados decréscimos no rendimento. Verificaram, ainda, se havia diferença nas corridas rápidas (5 e 10m) e nos *sled times* com a carga de 100kg (atividade em que se empurra um aglomerado de pesos).

Com objetivo e amostra similares aos do estudo anterior, Bevan et al.[67] verificaram o tempo de recuperação (15 segundos, 4, 8, 12, 16, 20 e 24 minutos) entre três séries de três repetições a 87% de 1RM no exercício agachamento, em que a expressão da potência, a altura do salto (com contramovimento) e o pico de desenvolvimento de força foram mensurados, e apenas o intervalo de 8 minutos foi satisfatório para o salto com contramovimento. Esses achados diferem dos resultados encontrados no estudo anterior com características similares.

Em uma recente meta-análise[56], a amplitude de intervalo entre 8 e 12 minutos parece representar uma ótima opção de intervalo entre a atividade condicionante e o rendimento no salto. Todavia, os autores também alertam que outras variáveis como número de séries, intensidade e o tipo da atividade condicionante, bem como a combinação de todas essas variáveis, além do nível de treinamento do sujeito, desempenham um papel determinante nos efeitos agudos na *performance*.

## Rendimento no treinamento complexo e expressão da PPA – Um aspecto multifatorial e inconclusivo

Além do intervalo entre as atividades, a Figura 5.2 mostra, de maneira sintética, o número de variáveis e suas respectivas combinações que podem influenciar

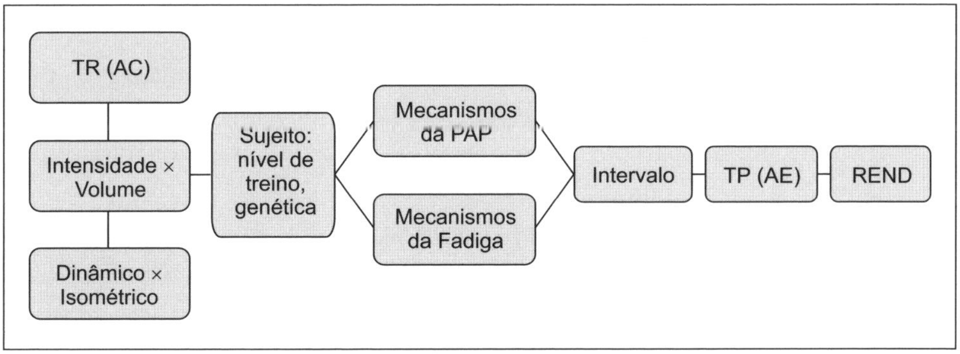


**Figura 5.2** Representação sintética do aspecto multifatorial que envolve o treinamento complexo e o balanço entre a PAP e a fadiga (adaptada de Tilin & Bishop[52]). (TR: treino resistido; AC: atividade condicionante; TP: treino pliométrico; AE: atividade explosiva; Rend: rendimento.)

o rendimento obtido por indivíduos submetidos ao treinamento complexo. De acordo com Wilson et al.[51], o impacto de diferentes variáveis sobre os sujeitos fará com que estes respondam de diferentes maneiras, sendo essencial o desenho de programas específicos e individualizados para esses indivíduos. Docherty & Hodgson[68] afirmam que as situações de treinamento são compostas de muitos componentes que determinam fatores que afetam a ocorrência da PPA.

Embora a PPA tenha sido citada inúmeras vezes como provável mecanismo que fundamenta os resultados obtidos no treinamento complexo, Tilin & Bishop[52] apontam que existe uma inconsistência na literatura, demonstrada por estudos inconclusivos a respeito dos benefícios da PPA para a *performance* no esporte.

## ESTUDOS EXPERIMENTAIS DE TREINAMENTO COMPLEXO

São diversos os autores que se referem ao fato de o treinamento resistido combinado com o treinamento pliométrico ter produzido valores aumentados da força explosiva de atletas e não atletas (treino de contraste[24]/treino complexo[33,35]). Ademais, essa metodologia de treinamento mostrou-se eficaz em melhorar movimentos específicos do golfe[29]. Estes autores testaram os efeitos do treino complexo no desempenho do *golf drive* de seis praticantes da modalidade (média de idades: 29 ± 7,4 anos). O programa, direcionado apenas para os membros superiores, foi implantado em uma frequência bissemanal, ao longo de 8 semanas, durando 90 minutos cada sessão. Enquanto o grupo de controle manteve o registro inicial (pré-teste), os sujeitos do grupo experimental incrementaram com significância estatística os indicadores testados (pós-teste). Concluíram os autores que um regime de treino complexo específico, combinando treino resistido e pliométrico, pode ajudar a aumentar a *club head speed* e a *driving distance* mesmo em curto espaço de tempo (8 semanas/16 sessões). Referem ainda que essa metodologia pode ser parte importante de um programa de condicionamento para ajudar a aumentar o desempenho do *golf drive*.

Chirosa et al.[24] e Juarez et al.[35] aplicaram um treinamento de 8 semanas de duração, em uma frequência de três e duas sessões semanais, respectivamente. No primeiro estudo, os autores pretenderam determinar os efeitos de dois tipos de treinamento complexo na capacidade de impulsão vertical. Para tal, sujeitaram indivíduos do exército espanhol (n = 30; idade 22 ± 4 anos) a uma combinação de multissaltos (cargas leves) com agachamentos a 70% de 1RM (cargas pesadas). A diferenciação dos grupos consistia na forma de combinação das cargas: um grupo combinava as cargas na mesma série (n = 15), enquanto o outro estabelecia o contraste na mesma sessão (n = 15). No final do estudo, ambos os grupos registraram incrementos significativos em todas as variáveis testadas (salto sem contramovimento, salto com contramovimento, salto sem contramovimento com cargas de 50% e 100% do peso corporal e 1RM meio-agachamento), não se diferenciando entre si. Em conclusão, o treino de contraste de força com base em cargas leves e cargas intensas revelou-se eficaz em melhorar as distintas manifestações de força, independentemente do trabalho realizado.

No segundo estudo, os investigadores procuraram avaliar os efeitos de um programa de treinamento complexo (n = 8; média de idades: 19,13 ± 1,36 anos). Os sujeitos aumentaram significativamente os resultados dos indicadores testados (1RM agachamento; salto sem e com contramovimento; *sprint* aos 5, 10, 15 e 20m). Desse modo, nas palavras dos autores, em sujeitos com pouca experiência no treinamento de força, um programa de treinamento complexo resulta em melhorias na força máxima e na potência dos membros inferiores, constituindo uma opção interessante para o desenvolvimento da força em indivíduos não treinados.

Mihalik et al.[33] estudaram os efeitos da aplicação de metodologias de treino nos valores da altura de salto vertical e nos níveis de produção de potência dos membros inferiores de 31 voleibolistas de ambos os sexos (11 masculinos e 20 femininos). Foram constituídos dois grupos: treino complexo (idade 20,3 ± 2,2 anos) e treino composto* (idade 20,9 ± 2,4 anos). Os programas tiveram a duração de 4 semanas, foram realizados em duas sessões semanais, e a estrutura de treino foi igual para os dois grupos experimentais. Em apenas 3 semanas de treinamento, os grupos apresentaram melhorias estatisticamente significativas nos testes realizados, não demonstrando, contudo, diferenças significativas entre si. No entanto, ambos os grupos apresentaram incrementos significativos no salto vertical no final da quarta semana, significativamente superiores aos alcançados na terceira semana. Segundo os autores, o sentido prático dessa investigação permite aos treinadores que dispõem de períodos curtos de treinamento antes da competição, como a prática de esportes no ensino médio, incrementarem a altura

---

*O treino composto, *compound training*, no original, é uma forma de treino combinado em que os exercícios resistidos são executados em sessões separadas dos exercícios pliométricos, isto é, o treino resistido é realizado em um dia e os exercícios pliométricos em outro dia (ref. 25).

do salto vertical e a potência em apenas 3 semanas de treinamento, obtendo resultados similares independentemente do programa escolhido.

## Estudos experimentais de treinamento complexo com adolescentes

Na literatura destacam-se diferentes estudos que procuraram conhecer a eficácia do treino complexo em púberes[32,34,36] e pré-púberes[69]. Ainda com adolescentes, Alves et al.[5] formularam um programa de treinamento que designaram de treino de contraste e complexo.

Gorostiaga et al.[32] estudaram a influência do treinamento de força de tipo explosivo na capacidade de salto vertical de adolescentes futebolistas. Os autores constituíram um grupo experimental (n = 8; idade 17,3 ± 0,5 anos) submetido a 11 semanas de treino na frequência de duas sessões semanais. Os sujeitos combinaram exercícios de pesos com exercícios explosivos (saltos com contramovimento, saltos de barreiras e *sprints*), com a particularidade de o componente explosivo ser executado em uma única sessão semanal e o treinamento resistido ser cumprido na frequência proposta. Diante dos valores de pré-treino, foram constatados incrementos estatisticamente significativos no teste de salto com contramovimento na quarta, oitava e 11ª semana de treino. Os autores salientam o fato de jovens futebolistas com baixos níveis iniciais de força conseguirem aumentar o desempenho no salto vertical ao acrescentarem um programa de força do tipo explosivo, de baixa intensidade e de baixa frequência, à sua prática regular de futebol.

Dez semanas de treinamento complexo, com duas sessões semanais de treino, produziram aumentos significativos na capacidade de salto vertical de 10 jovens basquetebolistas (16 a 17 anos)[36]. Essa capacidade foi medida por meio dos saltos sem e com contramovimento, servindo para testar o impacto dessa metodologia de treino na força explosiva dos membros inferiores. Referem os autores que os resultados alcançados confirmam a influência dos mecanismos fisiológicos da potenciação da pós-ativação em tarefas dinâmicas, como o salto com contramovimento. Acrescentam que o desempenho de movimento dinâmico com carga produz aumentos agudos na manifestação de potência explosiva.

Também com adolescentes púberes basquetebolistas, Santos & Janeira[34] aplicaram um programa de treinamento complexo, procurando conhecer seus efeitos no desenvolvimento dos níveis de força explosiva. Os participantes (n = 15; média de idades 14,7 ± 0,5 anos) cumpriram o programa de treinamento ao longo de

10 semanas, realizando semanalmente duas sessões complementares aos treinos regulares de basquetebol. No final do estudo, foram observados incrementos com relevância estatística no salto sem e com contramovimento, no salto com contramovimento com auxílio dos membros superiores e no lançamento de *medicine ball*, enquanto no salto em produndidade e na potência mecânica média os aumentos não atingiram significado estatístico. Segundo os autores, os níveis de força explosiva dos membros superiores e inferiores de jovens basquetebolistas podem ser melhorados por meio da combinação de treino resistido e pliométrico, e dada a natureza específica dos exercícios selecionados, é fundamental sua incorporação em rotinas do treinamento da força.

A investigação de Ingle[69] teve como objetivo determinar o efeito de um programa de treinamento complexo no desempenho do salto vertical, na execução do passe de peito de basquetebol e na força dinâmica de sujeitos pré-púberes. Os autores submeteram 26 alunos de uma escola básica (idade 12,1 ± 0,3 anos) a um programa de treinamento complexo (treino de pesos seguido de treino pliométrico com um período de recuperação de 6 minutos entre esses dois componentes), durante 12 semanas, com três sessões semanais de treino. No final desse período, os sujeitos revelaram pequenas melhorias nos testes de salto e de lançamento (valores sem significado estatístico). Contudo, o nível de força dinâmica (avaliada por meio dos oito exercícios que compunham o componente resistido) aumentou significativamente do pré para o pós-treinamento. Os autores atribuem os resultados alcançados ao tipo de metodologia adotada, uma vez que essa combinação dos componentes resistido e pliométrico é uma modalidade de treinamento segura e efetiva em termos de tempo que, em 12 semanas, confere pequenas melhorias nos desempenhos de salto e de lançamento e grandes aumentos na força dinâmica dos membros superiores e inferiores.

No trabalho de Alves et al.[5], os autores citam o entendimento de Cometti[14] expresso em sua obra *Fútbol e musculación* para desenhar um programa baseado no treinamento de contraste e complexo. Nesse sentido, e paralelamente aos treinos regulares de futebol, submeteram 17 adolescentes futebolistas a um programa com três estações de treino, cada uma com três exercícios executados em sequência. Os atletas foram divididos em dois grupos experimentais que diferiam nas sessões semanais de treino: uma sessão semanal (n = 9) e duas sessões semanais (n = 8). Foi ainda constituído um grupo de controle (n = 6) que apenas cumpriu os treinos de futebol. A média de idade da totalidade da amostra (n = 23) situou-se em 17,4 ± 0,6 anos. No final das 6 semanas da aplicação do programa de treinamento de contraste e complexo, os grupos experimentais registraram melhora estatisticamente significativa nos valores do *sprint* aos 5 e 15m e no salto sem contramovimento, mantendo praticamente inalterados os resultados nos testes de salto com contramovimento e agilidade. O grupo de controle também não apresentou alterações significativas em qualquer um dos indicadores testados. A comparação entre grupos experimentais não produziu diferenças significativas. Diante dos resultados obtidos e dado o reduzido tempo disponível para a pré-época, em contraste com as atuais épocas competitivas do futebol, maiores e mais intensas, os autores sugerem que a combinação do treino básico de força com movimentos específicos do esporte pode ser uma estratégia efetiva para melhorar a potência muscular e a velocidade de jovens futebolistas.

## COMPARAÇÃO DE MÉTODOS DE TREINAMENTO

No conjunto da literatura consultada, constatam-se resultados divergentes que inviabilizam uma consistência do conhecimento quando se comparam os efeitos de diferentes aplicações de metodologias do treinamento de força. Grande parte dessas dificuldades resulta da impossibilidade de se contrastarem com solidez diferentes volumes e intensidades de treinamento e diferentes durações da sessão, e assim procurar mostrar a superioridade de um dos métodos[70].

### Treinamento complexo* *vs.* treinamento resistido *vs.* treinamento pliométrico

Diferentes estudos têm procurado contrastar a eficácia do treinamento pliométrico, do treinamento resistido e do treinamento complexo, reportando alterações positivas nas variáveis testadas, assim como uma superioridade em combinar pliometria e pesos[71], enquanto outros estudos não identificam quaisquer vantagens adicionais na adoção de práticas combinadas dessas duas metodologias[13,27,72].

Adams et al.[71] compararam a eficácia de três programas de treinamento – treino resistido (com base no exercício de agachamento), treinamento pliométrico e combinação de pliometria mais agachamento – no aumento do salto vertical.

*Neste âmbito, abordaremos outros estudos que combinaram o treino resistido com o treino pliométrico, apesar de em sua essência não constituírem investigações sobre programas de treinamento complexo.

Cada um dos grupos foi constituído por 12 estudantes universitários (valores de idade não referenciados pelos autores). Os programas de treinamento, realizados bissemanalmente, tiveram a duração de 6 semanas. No final desse período, todos os grupos incrementaram significativamente a altura de salto vertical, tendo o grupo de treinamento combinado mostrado melhora com significado estatístico comparativamente aos grupos de treinamento resistido e treinamento pliométrico. Esse resultado foi atribuído pelos autores ao fato de os agachamentos serem direcionados para o desenvolvimento da força da coxa e do quadril, enquanto a aplicação simultânea da pliometria possibilita o uso efetivo da força explosiva em esportes que solicitam ações rápidas e velozes.

Em sentido contrário apontam os resultados do estudo de Bauer et al.[27], no qual o grupo de treino que conjugou pliometria e treino resistido (n = 7; idade 25,0 ± 0,03 anos) não revelou melhora estatisticamente superior no salto vertical em relação ao trabalho isolado de pliometria (n = 8; idade 23,3 ± 0,04 anos) e de treinamento resistido (n = 8; idade 21,5 ± 0,02 anos). No entanto, os programas aplicados (10 semanas, frequência trissemanal), realizados por estudantes de Educação Física de ambos os sexos, promoveram aumentos estatisticamente significativos na capacidade de salto vertical. Desse modo, os autores concluem que, sempre que os programas de treinamento sejam desenhados e implementados corretamente, pesos livres ou qualquer tipo de treino pliométrico, usados de maneira independente ou combinada, proporcionarão um estímulo de treino adequado no sentido de melhorar a potência dos membros inferiores. Em relação à ausência de diferenças entre grupos, os autores apresentam como justificativas plausíveis a duração limitada do programa de treinamento (apenas 10 semanas), assim como o reduzido número de elementos por grupo (entre sete e oito indivíduos).

Dodd & Alvar[13] testaram igualmente os efeitos do treinamento complexo *vs.* treinamento resistido *vs.* treino pliométrico na capacidade de salto vertical de 45 praticantes de beisebol (idade de 18 a 23 anos). Os autores distribuíram aleatoriamente os sujeitos em três grupos. Em um desenho do estudo "rotativo contrabalançado"*, cada grupo participou no programa de treinamento complexo, no programa de treinamento resistido e no programa de treinamento pliométrico. O número total de sujeitos participantes em cada programa de trei-

*Tradução livre do termo original *counterbalanced rotation*, designação atribuída pelos autores ao plano de trabalho definido.

namento foi de 32 (Grupo 1), 31 (Grupo 2) e 28 (Grupo 3), nos programas de treinamento complexo, resistido e pliométrico, respectivamente. O desenho geral do estudo contemplou três períodos, cada um com 4 semanas de treino (frequência bissemanal) e 1 semana de repouso entre cada 4 semanas de trabalho. No final das primeiras 4 semanas e após 1 semana de recuperação, os sujeitos foram confrontados com outro programa de treinamento que não aquele que tinham executado anteriormente. Os resultados do estudo foram apresentados como a média acumulada dos três programas de treinamento. Desse modo, os autores constataram que os protocolos utilizados promoveram incrementos sem significado estatístico nos valores do salto vertical. Constataram ainda a inexistência de diferenças significativas entre os três programas de treinamento. Apesar desses resultados, os autores salientam a importância das adaptações neuromusculares que poderão ocorrer com a combinação do treinamento resistido com o treinamento pliométrico. Aliás, embora reconheçam o fato de nenhum método de treinamento revelar maior domínio na obtenção de melhor desempenho dos sujeitos envolvidos no estudo, os autores realçam que o treinamento complexo promoveu maiores taxas de alteração na capacidade de salto vertical dos participantes. Daí defenderem seu uso, principalmente quando se dispõe de um tempo limitado de treinamento. Justificam essa afirmação pelo fato de o treinamento complexo "gastar menos tempo de trabalho" do que os outros métodos, proporcionando ainda resultados iguais ou superiores à prática isolada de treinamento resistido e de treinamento pliométrico.

Do mesmo modo, em estudo com alunos universitários, os autores não encontraram vantagens em um programa de treinamento complexo (n = 10; 22,50 ± 3,24 anos) quando comparado a programas de treinamento resistido (n = 11; 22 ± 3,66 anos) e pliométrico (n = 9; 20,56 ± 3,32)[72]. Porém, ao longo de 6 semanas, em uma frequência bissemanal de treinamento, todos os grupos incrementaram com significância estatística os valores de força máxima. Os autores entendem que o treinamento complexo, com duração superior a 6 semanas, poderá acarretar alterações significativas na força, quando comparado aos treinamentos resistido e pliométrico. Salientam ainda que os resultados do treinamento complexo refletem os benefícios vistos normalmente nos treinamentos resistido e pliométrico. Assim, concluem que o treinamento complexo parece ser uma modalidade de treino viável, possibilitando a incorporação de várias modalidades em uma única sessão de treinamento.

## Treinamento complexo *vs.* treinamento resistido

Na literatura disponível, a comparação entre programas de treinamento complexo e treinamento resistido também apresenta resultados conflitantes, isto é, enquanto alguns estudos têm evidenciado a vantagem de se realizar um treinamento combinado como alternativa ao treinamento independente com pesos[72,73], outros estudos têm mostrado semelhança nos resultados obtidos com a aplicação do treinamento resistido isolado comparativamente a uma prática articulada de pesos e pliometria[28,30,31,37].

A combinação de pesos e pliometria mostrou-se o método mais efetivo na maximização do desenvolvimento da potência em comparação com o treino convencional, isto é, apenas treino resistido[73]. De fato, ao compararem o grupo de 24 adolescentes (14 a 16 anos) que ao longo de 12 semanas se submeteu a um programa de treinamento complexo e um grupo de treinamento convencional (n = 24, 14 a 16 anos) que no mesmo período de tempo realizou apenas exercícios resistidos, os autores constataram aumento da potência em ambos os grupos, com taxa de aumento maior no complexo do que no convencional. Concluem assim que o desenvolvimento da potência mediante o treinamento complexo é mais rápido do que com o treino convencional, realçando mesmo que é duas vezes melhor.

Szymanski et al.[74] examinaram os efeitos do treinamento com *medicine ball* na melhora da distância de lançamento de *medicine ball*, em uma amostra de jogadores de beisebol de uma escola do ensino secundário. Ao longo de 12 semanas, com uma frequência semanal de treino de três sessões, enquanto um grupo (G1, n = 24; idade 15,3 ± 1,2 anos) realizava apenas treinamento resistido (trens superior e inferior), outro grupo (G2, n= 25; idade 15,4 ± 1,1 anos), após a prática resistida (idêntica a G1), executava exercícios com *medicine ball*. Complementarmente, ambos os grupos realizaram um exercício específico (*bat swing*). Os sujeitos efetuaram o teste de lançamento de *medicine ball* com um desempenho técnico semelhante ao movimento do batimento em beisebol (*bat swing*). Ambos os grupos incrementaram com significância estatística a variável testada, tendo os sujeitos do G2 apresentado diferenças significativas comparativamente aos sujeitos de G1. Segundo os autores, os resultados dos sujeitos de G2 eram esperados, pois este grupo, além de realizar o mesmo programa de treinamento resistido que G1, acrescentou a prática da *medicine ball*, cujos exercícios foram realizados balística e sequencialmente de um modo que procurou reproduzir os movimentos explosivos e específicos da modalidade. Ainda de acordo com os autores, os incrementos observados nos sujeitos de G1, embora menores do que no G2, seriam decorrentes da realização do movimento específico do balanço do bastão*.

Em sentido contrário apontam os restantes trabalhos. De fato, Buranarugsa et al.[37] não observaram diferenças significativas entre os dois programas de treinamento (treinamento complexo *vs.* treinamento resistido). A amostra foi constituída por 16 praticantes de futebol e atletismo, alunos de uma escola secundária tailandesa, que foram aleatoriamente divididos em um grupo de treinamento complexo (n = 8; 14,4 ± 1,5 anos) e um grupo de treinamento resistido (n = 8; 14,4 ± 1,1 anos). Cada grupo de treinamento contava com quatro futebolistas e quatro praticantes de atletismo. Ambos os programas de treinamento foram executados ao longo de 2 semanas, com uma frequência bissemanal de treinamento. Não foram encontradas melhorias para qualquer um dos grupos nos testes de *sprint* 40 jardas, T-teste, salto com contramovimento e sem contramovimento, salto horizontal, lançamento de *medicine ball*, habilidades técnicas (passe e remate), 1RM agachamento, 1RM prensa e teste Wingate. Desse modo, também não houve diferenças entre os grupos em estudo. Com base nos resultados obtidos por esses indivíduos, os autores apontam, entre algumas conclusões, o fato de programas-piloto de treinamento complexo e resistido, supervisionados, com duração muito curta, serem bem tolerados por jovens atletas, além de serem exequíveis e seguros.

Da mesma maneira, Carlson et al.[31] não encontraram vantagens na melhoria do salto vertical de praticantes masculinos e femininos de basquetebol, futebol e voleibol (n = 9), submetidos a 6 semanas de treinamento complexo, quando comparados a seus colegas que no mesmo período de tempo realizaram apenas a prática resistida (n = 8). As sessões em ambos os programas ocorriam três vezes por semana e a média de idades entre os rapazes era de 20,2 ± 1,3 anos e entre as mulheres, de 19,8 ± 1,0 anos. Apesar de salientarem não haver diferenças entre programas de treinamento quando se pretende melhorar a capacidade de salto vertical, reconhecem que o programa de treinamento de 6 semanas pode ter sido curto para a obtenção de alterações no desempenho em atletas previamente treinados.

Em outro estudo, os autores examinaram a eficácia de dois programas de treinamento (treinamento de potência máxima com exercícios resistidos e treinamento combinado) na melhoria da força máxima e da força explosiva dos membros superiores e inferiores de 22 indivíduos do sexo masculino[28]. Para isso,

*Tradução livre de *bat swing*.

distribuíram os indivíduos, aleatoriamente e em igual número, por um grupo de potência máxima (idade 23,9 ± 6,4 anos) e um grupo que combinava pesos e pliometria (idade 23,8 ± 5,4 anos). No final das 8 semanas de aplicação dos programas, e como resultado de uma frequência de treino bissemanal, todos os sujeitos melhoraram significativamente os valores dos seguintes testes: lançamento sentado de *medicine ball*, 1RM supino e "flexões de braços" (membro superior), salto sem contramovimento e salto com contramovimento e 1RM agachamento (membros inferiores). Por outro lado, não foram encontradas diferenças significativas para nenhuma das variáveis testadas, entre os grupos experimentais. As conclusões do estudo salientam que ambos os programas de treinamento se revelaram eficazes na melhoria das medidas de desempenho testadas. Os autores apontam ainda algumas aplicações práticas, nomeadamente: (i) a tendência do treinamento combinado para provocar melhores desempenhos em atividades que envolvam o ciclo de alongamento-encurtamento; e (ii) as melhorias na força máxima podem ser o resultado da utilização de cargas leves em movimentos de elevada aceleração.

Ronnestad et al.[30] compararam os efeitos de um programa combinado de treinamento resistido e pliometria com um programa de treinamento resistido isolado nas medidas de força máxima e força explosiva de futebolistas profissionais. Durante 7 semanas, em uma frequência de treino semanal de duas sessões, oito atletas realizaram um treinamento combinado de pesos e pliometria (idade 23 ± 2 anos), enquanto seis sujeitos realizaram apenas o componente de treinamento de pesos (idade 22 ± 2,5 anos). Esses programas foram implementados paralelamente à prática de futebol. No final da aplicação dos programas de treinamento, nenhum dos grupos revelou incrementos significativos no salto sem contramovimento e no salto com contramovimento, constatando-se aumentos com significância estatística nos valores da força 1RM no meio-agachamento.

## Treinamento complexo *vs.* treinamento pliométrico

Na literatura consultada foi identificado apenas o estudo de Kukrić et al.[38], comparando programas de treinamento complexo e treinamento pliométrico. Essa investigação foi realizada com 20 jovens basquetebolistas (de 16 a 17 anos) equitativamente distribuídos em um grupo de treinamento complexo e um grupo de treinamento pliométrico. A aplicação dos programas de treinamento decorreu em uma frequência bissemanal, ao longo de 10 semanas. Apesar de não ter havido diferenças significativas entre grupos experimentais, os resultados intragrupos mostraram incrementos significativos na capacidade de salto vertical, com os maiores aumentos ocorrendo no grupo de treinamento complexo. Os autores salientam que a influência do mecanismo fisiológico da potenciação da pós-ativação no salto vertical é confirmada pelos resultados obtidos pelo treinamento complexo. Por outro lado, observam que os resultados obtidos na altura do salto vertical, pelo grupo de treinamento pliométrico, confirmam a eficiência do ciclo de alongamento-encurtamento. Desse modo, e apesar das maiores melhorias reveladas pelo grupo de treinamento complexo, entendem que não se pode afirmar que algum desses métodos de treinamento tem mais sucesso e terá uma maior eficiência em termos práticos.

## CONSIDERAÇÕES FINAIS

Como referido anteriormente, o treinamento complexo articula em uma mesma sessão o treino com pesos e a pliometria, o que assegura vantagens, como, por exemplo, no ganho de tempo. Além disso, essa combinação agrega duas metodologias que devem fazer parte da rotina de treinamento da maioria dos praticantes esportivos. Mais ainda, no caso dos jovens, e tendo em vista um conjunto de fatores, como horários escolares dos sujeitos e respectivas atividades extracurriculares, que se constituem, por vezes, como constrangimentos para que os jovens se envolvam em atividades continuadas de treinamento e competição, parece ser inequívoca a vantagem desse tipo de treinamento condensado em curto período de tempo.

As evidências científicas mostram-nos que vários fatores devem ser devidamente combinados para assegurar um bom desempenho no treinamento complexo, a saber: intensidade e volume das cargas aplicadas, regulação do intervalo entre as atividades, biomecânica similar das atividades, nível e características do praticante, inclusive seu perfil genético.

Esse tipo de treinamento constitui-se em uma forma particular de estimular o sistema neuromuscular[18]. A pontenciação pós-ativação tem sido sugerida como principal fator que justifica sucesso no desempenho de atletas e não atletas, e alguns mecanismos fisiológicos têm sido sugeridos para explicar essa pontenciação, sendo a fosforilação da miosina regulatória de cadeia leve considerada o principal deles[49,51].

A utilização de uma carga elevada no componente resistido do treinamento complexo pode ter como consequência o aumento de unidades motoras recrutadas durante o exercício pliométrico, incrementando assim os efeitos gerais relativos ao treinamento[10] e promovendo maior ativação neuromuscular[23]. No entanto, se mal administrada, essa mesma carga pode induzir a sobreposição da fadiga muscular em relação à potenciação, surgindo daí a importância do balanço entre fadiga e potenciação.

Pelas evidências científicas e resultados alcançados, demonstra-se certa evolução nos estudos na temática do treinamento complexo; no entanto, ainda concordamos com a afirmação de Dodd & Alvar[13] de que a investigação sobre esse método ainda está na "infância".

## Referências


1. Kraemer WJ, Fleck SJ. Otimizando o treinamento de força. São Paulo: Manole, 2009.
2. NSCA – National Strength & Conditioning Association. Essentials of strength training and conditioning. 3. ed. Champaign (IL): Human Kinetics, 2008.
3. Zatsiorsky V, Kraemer WJ. Science and practice of strength training. 2. ed. Champaign (IL). Human Kinetics, 2006.
4. Marques A. Treino da força: consequências para a saúde da criança. Revista Horizonte 1993; X(55):7-11.
5. Alves M, Vilaça J, Rebelo AN, Abrantes C, Sampaio J. Short-term effects of complex and contrast training in soccer players' vertical jump, sprint, and agility abilities. Journal of Strength and Conditioning Research 2010; 24(4):936-41.
6. Okuno NM, Tricoli V, Silva SBC, Bertuzzi R, Moreira A, Kiss MAPD. Postactivation potentiation on repeated-sprint ability in elite handball players. Journal of Strength and Conditioning Research 2013; 27(3):662-8.
7. Ebben WP. Complex training: a brief review. Journal of Sports Science and Medicine 2002; 1(2):42-6.
8. Ebben WP, Blackard DO. Complex training with combined explosive weight training and plyometric exercises. Olympic Coach 1997; 7(4):11-2.
9. Ebben WP, Blackard DO. Paired for strength. Training and Conditioning 1998; 8(3):55-63.
10. Ebben WP, Watts PB. A review of combined weight training and plyometric training modes: complex training. Strength and Conditioning 1998; 20(5):18-27.
11. Fleck SJ, Kontor K. Complex training. NSCA Journal 1986; 8(5):66-72.
12. Fees MA. Complex training. Athletic Therapy Today 1997; 2(1):18.
13. Dodd DJ, Alvar BA. Analysis of acute explosive training modalities to improve lower-body power in baseball players. Journal of Strength and Conditioning Research 2007; 21(4):1177-82.
14. Cometti G. Los métodos modernos de musculación. Barcelona: Editorial Paidotribo, 1998.
15. Siff M, Verkhoshansky Y. Super entrenamiento. Barcelona: Editorial Paidotribo, 2000.
16. Chu DA. Explosive power and strength: complex training for maximum results. Champaign (IL): Human Kinetics, 1996.

17. Wilt F. Plyometrics – What it is and how it works. Athletic Journal 1975; 55(5):76, 89-90.
18. Potach DH, Chu DA. Plyometric training. In: Baechle TR, Earle RW eds. Essentials of strength training and conditioning. 2. ed. Champaign (IL): Human Kinetics, 2000:427-70.
19. Chu DA. Jumping into plyometrics. 2. ed. Champaign (IL): Human Kinetics, 1998.
20. Soviet Lecture Series #2. Explosive power. NSCA Journal 1987; 9(6):82-3.
21. Docherty D, Robbins D, Hodgson M. Complex training revisited: a review of its current status as a viable training approach. Strength and Conditioning Journal 2004; 26(6):52-7.
22. García-Manso JM. La fuerza: fundamentación, valoración y entrenamiento. Madrid: Editorial Gymnos, 1999.
23. Smilios I, Pilianidis T, Sotiropoulos K, Antonakis M, Tokmakidis SP. Short-term effects of selected exercise and load in contrast training on vertical jump performance. Journal of Strength and Conditioning Research 2005; 19(1):135-9.
24. Chirosa LJ, Chirosa IJ, Requena B, Feriche B, Padial, P. Efecto de diferentes métodos de entrenamiento de contraste para la mejora de la fuerza de impulsión en un salto vertical. Revista Motricidad 2002; 8:47-71.
25. Janz J, Dietz C, Malone M. Training explosiveness: weightlifting and beyond. Strength and Conditioning Journal 2008; 30(6):14-22.
26. Duthie GM, Young WB, Aitken DA. The acute effects of heavy loads on jump squat performance: An evaluation of the complex and contrast methods of power development. Journal of Strength and Conditioning Research 2002; 16(4):530-8.
27. Bauer T, Thayer RE, Baras G. Comparison of training modalities for power development in the lower extremity. Journal of Applied Sport Science Research 1990; 4(4):115-21.
28. Lyttle AD, Wilson GJ, Ostrowski KJ. Enhancing performance: maximal power versus combined weights and plyometrics training. Journal of Strength and Conditioning Research 1996; 10(3): 173-9.
29. Fletcher IM, Hartwell M. Effect of an 8-week combined weights and plyometrics training program on golf drive performance. Journal of Strength and Conditioning Research 2004; 18(1):59-62.
30. Ronnestad BR, Kvamme NH, Sunde A, Raastad T. Short-term effects of strength and plyometrics training on sprint and jump performance in professional soccer players. Journal of Strength and Conditioning Research 2008; 22(3):773-80.
31. Carlson K, Magnusen M, Walters P. Effect of various training modalities on vertical jump. Research in Sports Medicine 2009; 17(2):84-94.
32. Gorostiaga EM, Izquierdo M, Ruesta M, Iribarren J, González-Badillo JJ, Ibáñez J. Strength training effects on physical performance and serum hormones in young soccer players. European Journal of Applied Physiology 2004; 91(5-6):698-707.
33. Mihalik JP, Libby JJ, Battaglini CL, McMurray RG. Comparing short-term complex and compound training programs on vertical jump height and power output. Journal of Strength and Conditioning Research 2008; 22(1):47-53.
34. Santos E, Janeira MA. Effects of complex training on explosive strength in adolescent male basketball players. Journal of Strength and Conditioning Research 2008; 22(3):903-9.
35. Juárez D, González-Ravé JM, Navarro F. Effects of complex vs non complex training programs on lower body maximum strength and power. Isokinetics and Exercise Science 2009; 17:233-41.
36. Kukuric A, Karalejic M, Petrovic B, Jakovljevic S. Effect of complex training on explosive strength of legs extensors in junior basketball players. Physical Culture 2009; 63(2):173-80.

37. Buranarugsa R, Oliveira J, Maia, J. Importance of pilot study and data quality control in designing complex training programs for young athletes. The Open Sports Sciences Journal 2012; 5:154-60.
38. Kukrić A, Karalejić M, Jakovljević S, Petrović B, Mandić R. Impact of different training methods to the maximum certical jump height in junior basketball players. Physical Culture 2012; 66(1):25-31.
39. Ebben WP, Jensen RL, Blackard DO. Electromyographic and kinetic analysis of complex training variables. Journal of Strength and Conditioning Research 2000; 14(4):451-6.
40. Baker D. Acute effect of alternating heavy and light resistances on power output during upper-body complex power training. Journal of Strength and Conditioning Research 2003; 17(3):493-7.
41. Jensen RL, Ebben WP. Kinetic analysis of complex training rest interval effects on vertical jump performance. Journal of Strength and Conditioning Research 2003; 17(2):345-9.
42. Jones P, Lees A. A biomechanical analysis of the acute effects of complex training using lower limb exercises. Journal of Strength and Conditioning Research 2003; 17(4):694-700.
43. Masamoto N, Larson R, Gates T, Faigenbaum A. Acute effects of plyometric exercise on maximum squat performance in male athletes. Journal of Strength and Conditioning Research 2003; 17(1):68-71.
44. Scott SL, Docherty D. Acute effects of heavy preloading on vertical and horizontal jump performance. Journal of Strength and Conditioning Research 2004; 18(2):201-5.
45. Baker D, Newton RU. Acute effect on power output of alternating an agonist and antagonist muscle exercise during complex training. Journal of Strength and Conditioning Research 2005; 19(1):202-5.
46. Brandenburg J. The acute effects of prior dynamic resistance exercise using different loads on subsequent upper-body explosive performance in resistance-trained men. Journal of Strength and Conditioning Research 2005; 19(2):427-32.
47. Comyns TM, Harrison AJ, Hennessy LK, Jensen RL. The optimal complex training rest interval for athletes from anaerobic sports. Journal of Strength and Conditioning Research 2006; 20(3):471-6.
48. Macaluso TD. Periodization and complex training in a high school summer program. Strength and Conditioning Journal 2010; 32(6):95-8.
49. Sale D. Postactivation potentiation: role in performance. British Journal of Sports Medicine 2004; 38(4):386-7.
50. Robbins DW. Postactivation potentiation and its practical applicability: a brief review. Journal of Strength and Conditioning Research 2005; 19(2):453-8.
51. Wilson JM, Ducan NM, Marin PJ et al. Meta-analysis of postactivation potentiaton and power: effects of conditioning activity, volume, gender, rest periods, and training status. Journal of Strength and Conditioning Research 2013; 27(3):854-9.
52. Tillin NA, Bishop D. Factors modulating post-activation potentiation and its effect on performance of subsequent explosive activities. Sports Med 2009; 39(2):147-66.
53. Rassier DE, Mcinthosh BR. Coexistence of pontentiation and fatigue in skeletal muscle. Brazilian Journal of Medical and Biological Research 2000; 33(5):499-508.
54. Batista MAB, Roschel H, Barroso R, Ugrinowitsch C, Tricolli V Potencialização pós-ativação: possíveis mecanismos fisiológicos e sua aplicação no aquecimento de atletas de modalidades de potência. Revista de Educação Física/UEM 2010; 21(1):161-74.
55. Hodgson M, Docherty D, Robbins D. Post-activation potentition. Sports Med 2005; 35(7):585-95.
56. Gouvêa AL, Fernandes IA, César EP, Silva WAB, Gomes PSC. The effects of rest intervals on jumping performance: a meta-analysis on post-activation potentiation studies. Journal of Sports Sciences 2013; 31(5):459-67.

57. Smith JC, Fry AC Effects of a ten-second maximum voluntary contraction on regulatory myosin light-chain phosphorylation and dynamic performance measures. Journal of Strength and Conditioning Research 2007; 21(1):73-6.
58. NSCA – National Strength Conditioning Association. NSCA's strength and conditioning manual for high school coaches. Monterey(CA): Healthy Learning, 2003.
59. Kraemer WJ, Fleck SJ. Strength training for young athletes. 2. ed. Champaign(IL): Human Kinetics, 2005.
60. Chu DA, Faigenbaum AD, Falkel JE. Progressive plyometric for kids. Monterey(CA): Healthy Learning, 2006.
61. Faigenbaum AD, Westcott W. Youth strength training: programs for health, fitness, and sport. Champaign(IL): Human Kinetics, 2009.
62. Radcliffe JC, Farentinos RC. High-powered plyometrics. Champaign(IL): Human Kinetics, 1999.
63. Stone M, Stone M, Sands W. Principles and practice of resistance training. Champaign(IL): Human Kinetics, 2007.
64. Sandler D. Fundamental weight training. Champaign(IL): Human Kinetics, 2010.
65. Baechle TR, Earle RW. Weight training. 4. ed. Champaign(IL): Human Kinetics, 2012.
66. Crewther BT, Kilduff LP, Cook CJ, Middleton MK, Bunce PJ, Yang GZ. The acute pontentiating Effects of back squats on athlete performance Journal of Strength and Conditioning Association. 2011; 25(12):3319-25.
67. Bevan HR, Owen NJ, Cunningham DJ, Kingsley MIC, Kilduff LP. Complex training in professional rugby players: Influence of recovery time on upper-body power output. Journal of Strength and Conditioning Research 2009; 23(6):1780-85.
68. Docherty D, Hodgson MJ. The application of postactivation potentiation to elite sport. International Journal of Sports Physiology and Performance 2007; 2(4):439-44.
69. Ingle L, Sleap M, Tolfrey K. The effect of a complex training and detraining programme on selected strength and power variables in early pubertal boys. Journal of Sports Sciences 2006; 24(9):987-97.
70. Fleck SJ, Kraemer WJ. Designing resistance training programs. 3. ed. Champaign(IL): Human Kinetics, 2004.
71. Adams K, O'Shea JP, O'Shea KL, Climstein M. The effect of six weeks of squat, plyometric and squat-plyometric training on power production. Journal of Applied Sport Science Research 1992; 6(1):36-41.
72. MacDonald CJ, Lamont HS, Garner JC. A comparison of the effects of 6 weeks of traditional resistance training, plyometric training, and complex training on measures of strength and anthropometrics. Journal of Strength and Conditioning Research, 2012; 26(2):422-31.
73. Mathew JD, Chandrakumar M, Raju C, Rathinam S. Comparative study of complex training and conventional training in developing linear power among school children. Journal of Exercise Science and Physiotherapy 2006; 2:71-8.
74. Szymanski DJ, Szymanski JM, Bradford TJ, Schade RL, Pascoe DD. Effect of twelve weeks of medicine ball training on high school baseball players. Journal of Strength and Conditioning Research 2007; 21(3):894-901.

# Capítulo 6

## Treinamento de Corrida de Rua – Atualidades na Investigação e sua Aplicabilidade Prática no Treino

Paulo Colaço

### INTRODUÇÃO

A característica essencial de um corredor reside em sua capacidade de realizar esforços mais ou menos prolongados, com elevada eficiência mecânica, solicitando elevadas taxas energéticas, sem comprometer equilíbrios que possibilitem a manutenção de seu esforço. Nesse sentido, a capacidade competitiva desenvolvida pelos corredores de elite é, por vezes, surpreendente, permitindo que desenvolvam a capacidade de correr tão rápido com um tempo de esforço inferior a 4 minutos (1.500m) e ser capazes de correr a uma porcentagem tão elevada de sua velocidade máxima de corrida por 2 horas ou mais (maratona). Este é, sem dúvida, um desafio na análise das diferentes variáveis que interferem no rendimento de um corredor.

A tarefa de definir modelos de treino capazes de desenvolver adaptações tão diversas e transferíveis para diferentes distâncias competitivas exige, por parte do treinador, uma avaliação constante do nível de rendimento de seus atletas, bem como das adaptações que determinados modelos de treino provocam em cada corredor. Por isso, é necessária a realização regular de um conjunto de avaliações que forneçam informações relevantes e de fácil interpretação e transferência para o processo de treino, bem como conhecer as variáveis mais determinantes de rendimento para o desenvolvimento de uma boa individualização do treino e adequação à distância competitiva eleita.

Consequentemente, é necessário perceber quais as variáveis fisiológicas e mecânicas que mais poderão interferir no rendimento desses atletas e utilizar os melhores parâmetros que possam permitir uma prescrição do treino mais adequada. Nem sempre a utilização de instrumentação mais sofisticada está ao alcance de todos, e o mais relevante passa a ser entender as melhores formas de obtenção das informações que mais facilmente identifiquem pontos críticos a melhorar no treino de corredores.

São vários os investigadores que ao longo dos anos estudaram a importância de determinados parâmetros fisiológicos[1-3] e mecânicos[4-6] em corredores, sendo cada vez mais evidente a importância que ambos assumem no rendimento de corredores, independentemente de sua distância competitiva.

É cada vez mais importante entender o treino de corredores como um processo que depende de inúmeras variáveis de treino, as quais vão além da melhoria dos níveis de prestação aeróbia. O treino de força-resistência, a melhoria da técnica de corrida e dos níveis de velocidade, a adoção de comportamentos posturais adequados e o treino dirigido para a prevenção de lesões são algumas das muitas variáveis que devem acompanhar as rotinas de treino de qualquer corredor.

De modo complementar, a melhoria da *performance* deve sustentar-se em um processo de avaliação rigoroso que possibilite uma prescrição individualizada e eficaz, levando em consideração a importância de melhora das diferentes variáveis que podem interferir no rendimento do corredor. Essa será certamente a forma mais sólida de promover níveis de rendimento mais elevados e maior longevidade desportiva no mais alto nível.

## AVALIAÇÃO E CONTROLE DO TREINO COMO UM MEIO PRIVILEGIADO PARA INDIVIDUALIZAR A PRESCRIÇÃO DO TREINO

A correta determinação do volume e da intensidade das cargas de treino assume importância decisiva no sucesso de um corredor. A intensidade do esforço pode ser quantificada e medida recorrendo a vários parâmetros e indicadores, como consumo de $O_2$[7], frequência cardíaca[8] e lactato sanguíneo[2], entre outros.

Contudo, sabemos que a melhoria dos níveis aeróbios de corredores[10] nem sempre é acompanhada de incrementos nos valores de $VO_2$máx e que os valores de frequência cardíaca obtidos em esforço apresentam correlações muito fracas com o resultado desportivo[11]. De fato, a frequência cardíaca, frequentemente utilizada por treinadores para controle do treino, parece colocar algumas reservas para expressar intensidades de esforço, já que existe grande variabilidade diária e interindividual que pode ser obtida na frequência cardíaca para determinada intensidade de esforço[12]. Por fim, a influência de vários fatores (temperatura, nível de hidratação, fatores emocionais, entre outros) leva-nos a considerar a frequência cardíaca apenas como um meio complementar de controle do treino de duvidosa validade, especialmente em determinadas circunstâncias.

Tendo em conta as limitações de diversos parâmetros, a formação e o aparecimento de lactato na corrente sanguínea e sua relação com a intensidade e a duração de esforço têm assumido enorme importância na avaliação e controle do treino, especialmente (mas não só) por meio do conceito de limiar anaeróbio. A este respeito, tem sido considerada mais vantajosa sua avaliação com o recurso de indicadores metabólicos em detrimento de determinações indiretas[9].

Se pensarmos nos parâmetros fisiológicos que mais interessam controlar no rendimento do corredor, facilmente selecionaríamos a determinação direta do limiar anaeróbio[13,14], a velocidade em que é atingida a $VO_2$máx ($vVO_2$máx) e a economia de corrida[10].

Isso significa que, em seu processo de treino, o treinador deverá conduzir o treinamento de seus atletas respeitando dois aspectos: (i) vigiar a evolução desses parâmetros, que deverão, de acordo com o momento da época desportiva, evoluir favoravelmente; (ii) utilizar os indicadores obtidos nessas avaliações como forma de melhor quantificar o processo de treino, especialmente na definição de intensidades de corrida.

A grande questão que se pode desde já colocar consiste na maneira como o treino poderá ser conduzido de modo a se conseguir a produção dos efeitos desejados nessas variáveis. A resposta mais imediata a essa questão sugere-nos que cada corredor deverá conter em seu plano de treino um volume de trabalho suficiente para diferentes velocidades associadas a cada um dos parâmetros. Nesse sentido, facilmente concluímos que um corredor necessita ter um excelente limiar anaeróbio, pelo que necessitará sempre ter um bom volume anual de repetições de corrida efetuadas a velocidades próximas de seu limiar anaeróbio individual que lhe permitam estimular sua evolução. Facilmente se percebe que, quanto maior a distância competitiva, maior será a dependência de cada corredor em relação a seu limiar anaeróbio (Figura 6.1), normalmente definida por sua velocidade de corrida a uma concentração láctica de 4mmol/L (V4).

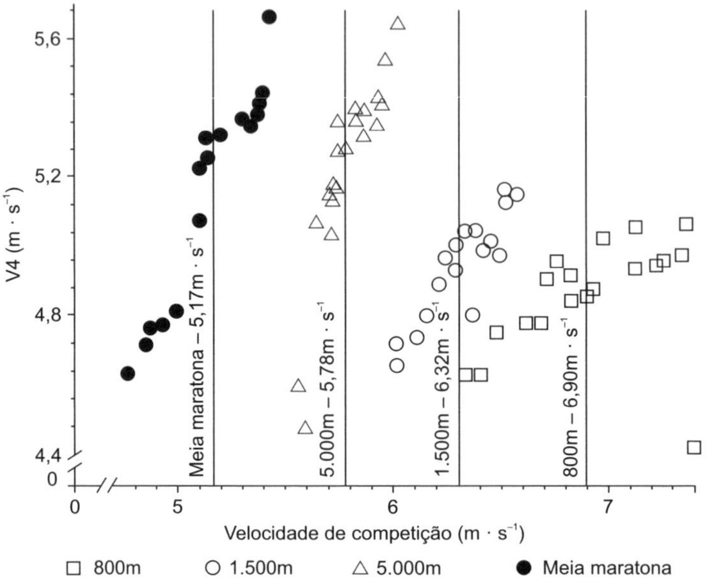


**Figura 6.1** Representação dos resultados da V4 ($m \cdot s^{-1}$) e velocidade de competição ($m \cdot s^{-1}$) para 80 corredores, distribuídos entre quatro distâncias competitivas distintas. As linhas verticais representam a média das velocidades de competição para cada grupo de corredores[17].

Devemos ainda realçar que em competições de corrida superiores a 5.000m a V4 se aproxima muito da velocidade de corrida de competição, especialmente no caso das provas de meia maratona, o que reforça ainda mais a importância da realização de estímulos de treino a essas intensidades para corredores desse tipo de eventos (Figura 6.2).

Contudo, apesar da importância da definição das intensidades de corrida mais adequadas a cada momento da época desportiva e do atleta em causa, a verdade é que a necessidade de fazer evoluir o limiar anaeróbio, a $vVO_2$máx e a economia de corrida nos obriga a encarar o processo de treino de um corredor como algo muito diversificado, com a necessidade de diversos estímulos de treino que sejam capazes de promover adaptações consistentes em cada um desses parâmetros.

Nesse sentido, sugerimos que o processo de avaliação e controle de treino de um corredor seja realizado com o cuidado de acompanhar a evolução: (i) do limiar anaeróbio[17]; (ii) da $vVO_2$máx[10] e da (iii) economia de corrida[14]; mas também (iv) dos níveis de força explosiva[18,19] e (v) da capacidade técnica do corredor[19]. Pretende-se

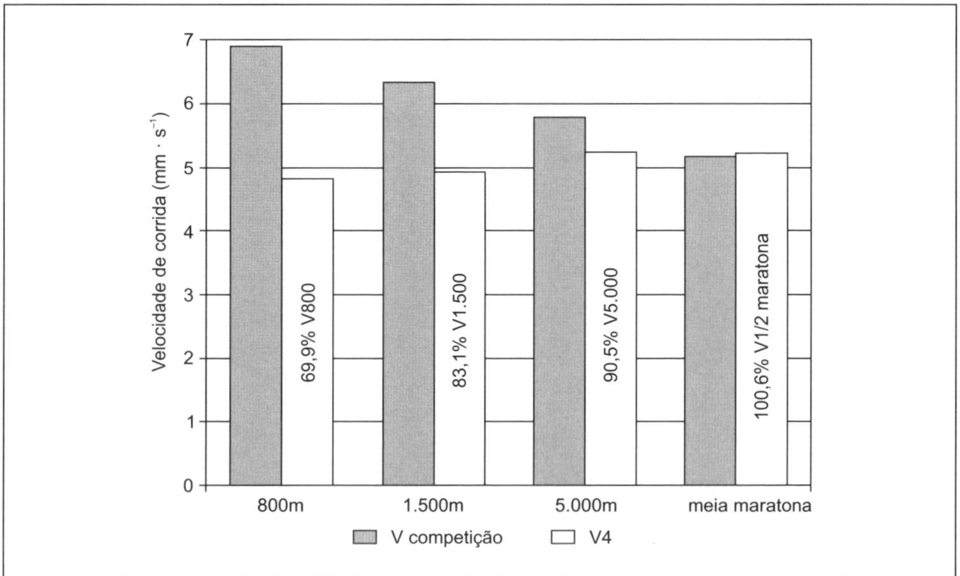


**Figura 6.2** Representação dos valores percentuais da V4 (m · $s^{-1}$) relativamente à velocidade de competição para cada distância de competição (n – 80)[17].

assim que os efeitos do processo de treino sejam aferidos em uma combinação de adaptações fisiológicas e mecânicas que sejam capazes de aumentar a eficiência mecânica e com isso promover um aumento da economia de corrida[20]. Além disso, pretende-se que os corredores preservem boa capacidade de utilização dos níveis de força elástica ao longo do esforço competitivo, o que parece não ser muito frequente[19]. Este fato reforça a ideia de que grande parte da limitação do rendimento competitivo do corredor tenha origem na ausência de um bom trabalho muscular que permita diminuir o gasto energético dos corredores.

Desse modo, devemos pensar que um dos grandes objetivos do treino de um corredor passará por lhe proporcionar uma capacidade acrescida de consumo menor de oxigênio para a mesma velocidade de corrida, evitando maior dispêndio energético e a consequente perda de rendimento[11].

No processo de avaliação, a realização de um teste de duas velocidades[21] poderá permitir-nos obter importantes indicadores acerca dos níveis aeróbios e anaeróbios de um corredor e com isso receber uma informação embasada em indicadores práticos de como se expressam os níveis técnicos, de força, aeróbios e anaeróbios por meio de único teste (Figura 6.3).

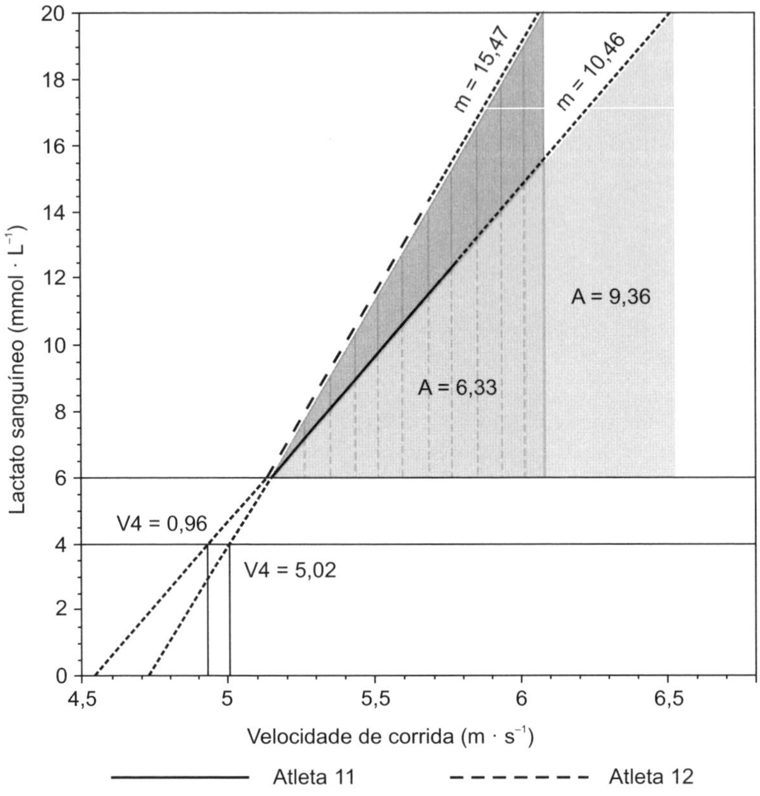


**Figura 6.3** Representação gráfica do teste de duas velocidades de dois atletas, com o respectivo declive (m), área formada pela extrapolação das retas até o valor de 20mmol/L de lactato sanguíneo e 6m/s de velocidade de corrida (A). É ainda possível observar o valor da V4, obtido a partir das retas da regressão[17].

No caso apresentado na Figura 6.3, podemos relacionar a evolução dos níveis aeróbios (traduzidos pelos valores de limiar anaeróbio) e anaeróbios (traduzidos pelas taxas de crescimento das retas, acima do limiar anaeróbio).

Mais do que relacionar esses dados e entender melhor o tipo de adaptações induzidas pelo processo de treino, torna-se relevante discriminar os resultados que melhores indicações nos podem fornecer acerca de como podemos calibrar melhor as futuras cargas de treino. Da leitura da Figura 6.3 podemos facilmente entender a necessidade de obtermos leituras relativas aos níveis aeróbio e anaeróbio dos corredores, no sentido de desenvolverem adaptações mais condizentes com o tipo de competição que pretendem realizar, ou mesmo com o momento da época desportiva em que se encontram.

Da leitura que podemos realizar acerca dos diferentes parâmetros, protocolos de avaliação e aplicabilidade prática (procurando a máxima validade possível) de um sistema de avaliação e controle do treino dirigido para melhorar a prescrição do treino, podemos concluir o seguinte:

1) É decisiva a construção de um bom modelo de avaliação e controle do treino, que seja capaz de orientar o treinador em suas opções quando da prescrição do treino, bem como de avaliar os efeitos induzidos pelas diferentes sessões de treino.
2) Na perspectiva da corrida, é decisivo vigiar e procurar melhorar o limiar anaeróbio de um corredor. Esse limiar deverá evoluir de maneira consistente ao longo de toda a carreira desportiva.
3) A evolução do limiar anaeróbio não será contudo a garantia de sucesso desportivo por parte do corredor. É necessário que a corrida a intensidades acima do limiar anaeróbio seja realizada com as menores consequências metabólicas possíveis, traduzidas por taxas de crescimento do lactato sanguíneo tão baixas quanto possível (Figura 6.3).
4) É fundamental que os valores de economia de corrida sejam melhorados com o processo de treino. Essa melhoria deverá ser conseguida mediante uma grande combinação de conteúdos de treino, que poderão envolver sessões de técnica de corrida, treino de força e particularmente de força explosiva, repetições de corrida em velocidade e treino efetuado com diferentes inclinações.
5) Por fim, apesar de não ser possível esperar melhorias sistemáticas de $VO_2$máx (que poderá diminuir ao longo de uma carreira desportiva), é fundamental controlar a $vVO_2$máx, que deverá aumentar ao longo da carreira desportiva de um atleta.

## IMPORTÂNCIA DOS NÍVEIS DE FORÇA NO CORREDOR

É muito comum, tanto por parte de treinadores como dos próprios atletas, encararem o treino de força como algo acessório na corrida, muitas vezes considerado um trabalho pouco relevante, especialmente para a obtenção de melhores resultados desportivos. De qualquer modo, é relativamente mais aceitável considerar que um desenvolvimento adequado da musculatura, especialmente dos membros inferiores, e a melhoria de aspectos mecânicos poderão permitir melhor prevenção de lesões[22]. Esta terá de ser uma preocupação vital do treino de corredores, de modo a se evitarem períodos de interrupção do processo de treino, tão lesivos para as adaptações longitudinais que se pretende obter ao longo dos anos. Contudo, o treino de força deverá ser construído igualmente como forma de obtenção de melhores níveis de rendimento desportivo, obtidos especialmente mediante a melhoria significativa dos valores de economia de corrida[23,24]. Sabemos ainda que a economia de corrida poderá ficar seriamente comprometida devido a ações mecânicas de travagem no apoio, explicadas por erros técnicos que deverão igualmente fazer parte das preocupações nas sessões de treino[18]. A maior eficiência no aproveitamento energético durante a corrida exige a realização de sessões de treino que induzam alterações mecânicas positivas, mas igualmente a melhoria no comportamento muscular, tanto do domínio neuromuscular e proprioceptivo como dos níveis de resistência muscular que permitam ao corredor ter uma atitude técnica adequada durante todo o esforço competitivo e particularmente em situações de fadiga elevada. A necessária melhoria do ciclo de alongamento-encurtamento no momento de apoio na corrida é igualmente fundamental para a melhoria dos níveis de economia de corrida[20], o que exige a adoção de treinos de pliometria de grande qualidade[25].

Será então na combinação de todos esses fatores que o treino do corredor deverá ser construído. Os volumes de treino de corrida não darão uma resposta adequada nem mesmo ao desenvolvimento dos níveis aeróbios, que terão em outras variáveis impedimentos à sua evolução desportiva. Nesse sentido sugerimos, de acordo com o que apontam vários estudos, a realização de um volume considerável de treinos de força com base nos seguintes pressupostos:

1) As sessões de treino de força não devem ser vistas como algo acessório, mas absolutamente decisivo na melhoria de rendimento do corredor, o que obriga à realização de várias sessões de treino por semana.
2) As sessões de treino de força deverão incidir na melhoria dos níveis de força-resistência, melhoria do comportamento postural, treino de "core" e pliometria.
3) Deverão ainda ser realizadas sessões de treino de técnica de corrida. Essas sessões, além da melhoria da técnica e da postura durante a corrida, deverão incidir de maneira muito particular na melhoria dos níveis de força-resistência,

especialmente nos músculos mais importantes na corrida e que são particularmente trabalhados nos exercícios de técnica de corrida. Assim, a realização de sessões de treino com volumes elevados e totalmente dedicadas a esse trabalho tornará possível o desenvolvimento de um conjunto de adaptações musculares que permitirão ao corredor ser capaz de correr melhor em situações de fadiga, melhorando sua execução, diminuindo a probalidade de lesão e melhorando alguns importantes parâmetros mecânicos da corrida, como o tempo de apoio, a frequência e a amplitude de passo.

4) A realização de sessões de treino de "core" que envolverão a musculatura em torno do quadril, mais diretamente responsável por uma boa atitude postural na corrida, deverá fazer parte das rotinas de treino de força de um corredor. Esse trabalho deverá conter diversos exercícios isométricos que sejam capazes de trabalhar especialmente os músculos posturais no mesmo comportamento de contração muscular a que estarão sujeitos durante a corrida.

5) Por fim, o treino de propriocepção poderá assumir para o corredor uma importância determinante na prevenção de algumas das lesões, mas, principalmente, na melhoria dos níveis de força dos membros inferiores e equilíbrio, cujas melhorias terão certamente um importante grau de transferência para a corrida[26].

## PRESCRIÇÃO DO TREINO DE CORRIDA

Ao contrário do que muitas vezes se preconiza e se apresenta como o mais adequado ao nível do treino específico de corrida, defendemos por princípio que a melhoria da *performance* na corrida deve ser baseada sempre na melhoria da velocidade de corrida.

Mesmo quando se pensa na corrida recreativa, é frequente que os grandes desafios se coloquem no aumento, por vezes desmedido, de volumes de corrida em detrimento da melhoria da velocidade de corrida. Os desafios de superação que levam muitos a optarem pela realização precoce de maratonas e ultramaratonas baseia-se apenas no aumento da quantidade em detrimento da qualidade. Queremos dizer com isso que o treino da corrida deverá ser baseado na melhoria de todos os fatores que promovam evoluções no modo como se corre, baseando o treino em um trabalho constante de melhoria dos níveis de velocidade com que se correm determinadas distâncias.

No que diz respeito à prescrição do treino de corrida, pretendemos reforçar importantes aspectos práticos (embasados nas preocupações já apresentadas) que de algum modo traduzam os resultados que diferentes estudos de diferentes investigadores nos vão sugerindo. Pretendemos ainda realçar algumas de nossas experiências práticas no treino da corrida, seguindo alguns tópicos que embasam o nosso entendimento atual no que diz respeito ao treino de corrida.

## Definição de intensidades de corrida

Para a definição de intensidades de corrida, privilegiamos, desde logo, a utilização do limiar anaeróbio, não apenas pela elevada correlação que este parâmetro apresenta relativamente ao rendimento competitivo em praticamente todas as distâncias competitivas[17], mas também pela enorme facilidade que nos proporciona na definição de intensidades de corrida para o processo de treino. Basicamente, devemos procurar que os valores de limiar anaeróbio possam progredir de maneira constante ao longo da carreira desportiva de um atleta e que constituam uma importante garantia da melhoria de rendimento de todo o sistema aeróbio. Para isso a realização de sessões de treino na intensidade correspondente ao limiar anaeróbio é particularmente relevante. Defendemos ainda que se desenvolvam sessões de treino de intensidade mais elevada, com intervalos relativamente curtos, com recuperações incompletas que permitam evolução em importantes parâmetros, como a $vVO_2$máx[27]. Nesta perspectiva, a realização de sessões de treino em intensidades próximas de 100% da $vVO_2$máx, com características intermitentes e tempos de intervalo reduzidos, prolongará o tempo de esforço a intensidades que promovam estímulos associados à $vVO_2$máx[28].

Uma das mais importantes sugestões que deixamos em relação à definição de intensidades de corrida parte do pressuposto de que devemos evitar a todo o custo tempos de corrida prolongados a uma intensidade constante, a velocidades baixas/moderadas. Isso porque esse tipo de estímulo de treino é fraco na diversidade, na estimulação das fibras rápidas, promove o aumento dos tempos de apoio e tendencialmente diminui a amplitude das passadas. Isso quer dizer que, se por um lado os volumes de corrida contínua a velocidades inferiores ao limiar anaeróbio podem ser um importante meio de estimulação da atividade mitocondrial das fibras tipo I, a verdade é que as perdas em importantes indicadores mecânicos podem comprometer totalmente a melhoria de rendimento na corrida. A diversidade de intensidades em distâncias e/ou tempos de duração mais baixos será sempre uma boa opção, promovendo a realização de sessões de treino em que a velocidade de corrida constitua sempre o pensamento estruturante de sua prescrição do treino.

## Volume de treino de corrida

Ao contrário do que normalmente se assume como a prática corrente junto aos praticantes de corrida, não defendemos a realização de volumes elevados de treino de corrida, uma vez que centramos as preocupações na melhoria dos níveis de velocidade. Para isso, a progressão nos volumes de corrida deverá ser mais lenta que o aumento das preocupações em tornar o atleta cada vez mais rápido. Para isso, o aumento nos volumes globais de treino de corrida deverá ser, época após época, muito progressivo, de modo a nunca comprometer a capacidade do corredor de correr rápido de maneira sustentada e suportada em atitudes mecânicas cada vez mais eficazes.

## Intensidades no treino de corrida

A definição de intensidades de treino na corrida é, sem dúvida, um dos grandes desafios de qualquer treinador. Nesse aspecto, é decisiva a utilização de diversos indicadores que possamos obter a partir de testes de avaliação e controle do treino, de modo que as intensidades de treino sejam calibradas a partir de referências de valores de $vVO_2$máx, concentrações de lactato, limiar anaeróbio ou mesmo de frequência cardíaca que nos facilitem a definição de zonas de intensidade de treino.

Por exemplo, as sessões de treino de corrida normalmente designadas como "treino aeróbio de base" deverão ser realizadas a uma velocidade correspondente a uma concentração de lactato de 1 a 2mmol · $L^{-1}$, a uma frequência cardíaca de 70% a 80% da frequência cardíaca máxima, ou usando como referência a realização de uma corrida em equilíbrio que permita aos corredores conversarem com algum facilidade durante a corrida.

Para a definição de uma zona de intensidade de limiar aeróbio/anaeróbio, a velocidade será a que promove concentração láctica de 4mmol · $L^{-1}$ e que deverá ser particularmente utilizada em treinos fracionados com repetições de 800 a 3.000m, para um volume total normalmente situado entre 6 e 8km. Esta intensidade situa-se de 75% a 90% da $vVO_2$máx e é particularmente importante pelas adaptações fisiológicas que promove no corredor.

A realização de sessões de treino em uma zona de intensidade anaeróbia deverá ser efetuada a intensidades correspondentes a 100% ou mais da $vVO_2$máx. Trata-se assim de um trabalho de grande intensidade, que poderá contemplar distâncias de corrida muito variáveis (normalmente de 50 a 1.000m), com os corredores de distâncias mais curtas de meio-fundo devendo utilizar distâncias de 200 a 800m, percorridas a elevada intensidade.

Erros na definição dessas faixas de intensidade poderão impedir que cada sessão de treino atinja os objetivos para os quais foi prescrita, prejudicando a evolução desportiva do corredor.

## Melhoria mecânica na corrida

Ao contrário do que muitas vezes é referido por treinadores e atletas, consideramos possível o desenvolvimento de importantes adaptações em alguns parâmetros mecânicos da corrida, como o tempo de apoio, a amplitude da passada e a frequência da passada, o que pode ser conseguido fundamentalmente por meio de sessões de treino de técnica de corrida, força-resistência e treino de força explosiva[29]. A opção pela realização de bons volumes de trabalho, em sessões de treino destinadas à melhoria destas competências mecânicas na corrida, constituirá um caminho seguro para uma evolução crescente no rendimento de corredores. Preocupa-nos que, apesar de estar bem identificada há muito tempo a importância das variáveis mecânicas na corrida[30], muitos atletas e treinadores ainda tenham grande dificuldade em traduzir na prescrição do treino essas preocupações.

Nessas sessões, aconselhamos particularmente a realização de sessões de treino de propriocepção, devido às adaptações que podem provocar no sistema neuromuscular[26], com consequências muitas vezes surpreendentes na melhoria de vários parâmetros mecânicos da corrida.

Em termos práticos, uma das opções que sugerimos consiste precisamente na realização de treinos de propriocepção quando da realização de sessões de treino de corrida de intensidade elevada (por exemplo, treinos intervalados). Essa combinação de trabalho permitirá ao corredor o desenvolvimento de maior consciência muscular e de recrutamento das fibras rápidas que passam a estar mais disponíveis para a sessão de treino específico de corrida, com melhorias, muitas vezes bem visíveis, na qualidade técnica da corrida. Essa combinação de treino muscular com treino de corrida pode permitir ao corredor a obtenção de resultados muito positivos em sua execução.

### Prevenção de lesões

Apesar de não se tratar de um aspecto que se traduza de modo imediato na melhoria de rendimento na corrida, a verdade é que um bom sistema de prevenção de lesões será a principal garantia de consistência nas adaptações longitudinais ao treino. Nessa perspectiva, sugerimos como fundamental: (a) desenvolvimento de bons níveis de resistência muscular; (b) realização de sessões de treino de propriocepção ao longo de todo o período desportivo; (c) preocupações constantes com um reforço muscular harmonioso de toda a musculatura dos membros inferiores; (d) realização ao longo de todo o período desportivo de sessões de treino isométrico com preocupações centradas na melhoria do controle postural na corrida; (e) realização de trabalho respiratório que mobilize os músculos respiratórios e forneça ao atleta uma capacidade acrescida de controle da respiração durante a corrida.

## CONSIDERAÇÕES FINAIS

O treino da corrida não deve ser embasado exclusivamente na realização de volumes elevados de corrida, sob pena de se desenvolver um trabalho que poderá provocar perda significativa em alguns parâmetros mecânicos da corrida, menor recrutamento das fibras de contração rápida e menor aproveitamento dos componentes elásticos da musculatura[30,31], o que no geral provocará perda sucessiva nos indicadores de economia de corrida. Teremos naturalmente de realçar que o aumento do volume total de treino poderá permitir boas adaptações fisiológicas ao treino, desde que respeite totalmente o princípio da progressividade das cargas de treino, e que esse aumento seja vigiado para que esteja de fato a traduzir-se na melhoria de alguns parâmetros fisiológicos, como a $vVO_2$máx e o limiar anaeróbio.

Desse modo, o treino efetuado a intensidades elevadas tem um enorme significado, tanto pelas adaptações fisiológicas que permite desenvolver como pela melhoria do desempenho competitivo.

O treino atual de corrida deverá ter como alicerces uma grande variabilidade de estímulos que permitam ao corredor obter níveis adequados de força-resistência, uma atitude técnica e postural adequada e uma aplicação de força no solo, na fase de apoio, que o torne mais eficiente, com tempos de apoio mais curtos e menor desgaste energético.

Essa forma de pensar o treino de corrida obriga o treinador a prescrever uma grande diversidade de meios e métodos de treino, bem como a desenvolver diversas capacidades condicionais, mediante um trabalho que irá muito mais longe do que o mero desenvolvimento da resistência aeróbia e anaeróbia. Assim, é necessário que o treino do corredor envolva um trabalho muito bem-estruturado na melhoria dos níveis de força, particularmente de força-resistência e capacidade proprioceptiva, que será decisivo não apenas na prevenção de lesões, mas igualmente em uma estimulação constante das fibras de contração rápida que podem constituir um auxílio decisivo na *performance* desportiva do corredor. O controle da postura durante a corrida constitui ainda um importante alicerce para salvaguardar uma boa economia de corrida e torna-se particularmente importante em distâncias competitivas mais elevadas, nas quais as incorreções posturais podem traduzir-se em elevado custo energético ao longo da competição.

Encarar o treino do corredor sob uma perspectiva de melhoria dos níveis de velocidade é ainda uma necessidade que deverá traduzir-se em conteúdos de treino que sejam prescritos com o objetivo de, em cada faixa de intensidade, permitir que o corredor seja cada vez mais capaz de imprimir níveis de velocidade superiores.

Para isso, é ainda decisiva a realização de testes de avaliação que forneçam ao treinador informações válidas sobre a evolução de alguns parâmetros que permitam saber se o corredor é de fato capaz de correr a níveis de velocidade mais elevados, para diferentes parâmetros (como limiar anaeróbio e $vVO_2máx$), o que traduziria a concretização desse objetivo.

A diversidade parece ser o ponto mais relevante de uma prescrição do treino dirigida para a obtenção de bons níveis de rendimento na corrida, uma diversidade que se traduza igualmente em boa combinação das diferentes variáveis que compõem o treino do corredor ao longo do modelo de periodização definido.

## Referências


1. Blondel N, Berthoin S, Lensel G. Relationship between run times to exhaustion at 90, 100, 120, 140% of $VO_2max$ and velocity expressed relatively to critical velocity and maximal velocity. Int J Sports Med 2001; 22:27-33.
2. Beneke R. Methodological aspects of maximal lactate steady state – implications for performance testing. Eur J Appl Physiol 2003; 89:95-9.
3. Billat V, Lepretre P, Heugas A, Laurence M, Salim D, Koralsztein J. Training and bioenergetics in elite male and female Kenyan runners. Med Sci Sports Exerc 2003; 35:297-304.
4. Cavanagh P. The biomechanics of lower extremity action in distance running. Foot Ankle 1987; 7(4):197-217.
5. Paavolainen, L, Nummela, A, Rusko, H, Hakkinen, K. Neuromuscular characteristics and fatigue during 10 km running. Int J Sports Med 1999; 20(8):516-21.

6. Turner A, Owings M, Schwane J. Improvement in running economy after 6 weeks of plyometric training. J Strength Cond Res 2003; 17(1):60-7.
7. Wasserman K, McIlroy M. Detecting the threshold of anaerobic metabolism in cardiac patients during exercise. Am J Cardiol 1964; 14:844-52.
8. Conconi F, Ferrari M, Ziglio P, Doroghetti P, Codeca L. Determination of the anaerobic threshold by a noninvasive field test in runners. J Appl Physiol 1982; 52 (4):869-73.
9. Grant S, Craig I, Wilson J, Aitchison T. The relationship between 3 km running performance and selected physiological variables. J Sport Sci 1997; 15 (4):403-10.
10. Jones A. A five year physiological case study of an Olympic runner. Br J Sports Med 1998; 32:39-43.
11. Sjödin B, Svedenhag. Applied physiology of marathon running. Int J Sports Med 1985; 2:83-99.
12. Bosquet L, Léger L, Legros P. Methods to determine aerobic endurance. Sports Med 2002; 32(11):675-700.
13. Santos P. Prediction of performance in the half-marathon from lactate-velocity relationship in a field test. Med Sci Sports Exerc 1998; 30(5):S36.
14. Bragada J, Santos P, Maia J, Colaço P, Lopes V, Barbosa T. Longitudinal study in 3,000 m male runners: relationship between performance and selected physiological parameters. Journal of Sports Science and Medicine 2010; 9:184-92.
15. Billat V, Koralsztein J. Significance of the velocity at $VO_2$max and time to exhaustion at this velocity. Sports Med 1996; 22:90-108.
16. Jones A, Carter H. The effect of endurance training on parameters of aerobic fitness. Sports Med 2000; 29:373-86.
17. Colaço P. Avaliação da prestação aeróbia e anaeróbia em corredores de meio-fundo e fundo. Dissertação apresentada às provas de doutoramento. Faculdade de Ciências do Desporto e de Educação Física da Universidade do Porto, 2007.
18. Kyrolainen H, Belli A, Komi P. Biomechanical factors affecting running economy. Med Sci Sports Exerc 2001; 33(8):1330-7.
19. Peralta J. Avaliação da prestação aeróbia a anaeróbia, técnica de corrida e força explosiva em corredores de meio-fundo e fundo. Dissertação apresentada às provas de mestrado. Faculdade de Ciências do Desporto e de Educação Física da Universidade do Porto, 2009.
20. Storen O, Helgerud J, Stoa E, Hoff J. Maximal strength training improves running economy in distance runners. Med Sci Sports Exerc 2008; 40(6):1087-92.
21. Mader A, Madsen O, Hollmann W. Zur beurteilung der laktaziden energiebereitstellung fur trainings-und wettkampfleistungen im schwimmen. Leistungssport 1980; 10:263-79.
22. Fields K, Sykes J, Walker K, Jackson. Prevention of running injuries. Curr Sports Med Rep 2010; 9(3):176-82.
23. Saunders P, Pyne D, Telford R, Hawley J. Factors affecting running economy in trained distance runners. Sports Med 2004; 34(7):465-85.
24. Nummela, A, Paavolainen L, Sharwood K, Lambert M, Noakes T, Rusko, H. Neuromuscular factors determining 5 km running performance and running economy in well-trained athletes. Eur J Appl Physiol 2006; 97(1):1-8.
25. Thomas K, French D, Hayes P. The effect of two plyometric training techniques on muscular power and agility in youth soccer players. J Strength Cond Res 2009; 23(1):332-5.
26. Galeazzi M. O efeito de um programa de treino proprioceptivo na estabilidade dinâmica, força máxima e força explosiva em praticantes de corrida. Dissertação apresentada às provas de

mestrado. Faculdade de Ciências do Desporto e de Educação Física da Universidade do Porto, 2010.

27. Billat V. Physiologie et méthodologie de l'entraînement, de la théorie à la pratique. Bruxelles: De Boeck, 2003.
28. Billat V, Slawinski J, Bocquet V, Demarle A, Lafitte L, Chassaing P, Koralsztein J. Intermittent runs at the velocity associated with maximal oxygen uptake enables subjets to remain at maximal oxygen uptake for a longer time than intense but submaximal runs. Eur J Appl Physiol 2000; 81:188-96.
29. Paavolainen L, Hakkinen K, Hamalainen I, Nummela A, Rusko H. Explosive-strength training improves 5-km running time by improving running economy and muscle power. J Appl Physiol 1999; 86(5):1527-33.
30. Williams K, Cavanagh P. Relationship between distance running mechanics, running economy, and performance. J Appl Physiol 1987; 63:1236-45.
31. Noakes T. Physiological capacity of the elite runner. In: Bangsbo J, Larsen H (eds.) Running & science. Copenhagen: Institute of exercise and sports sciences – University of Copenhagen, 2000:19-47.

# Capítulo 7

# Métodos Convencionais e Não Convencionais de Preparação Física Aplicados às Modalidades Esportivas de Combate

Emerson Franchini • Monica Yuri Takito

## INTRODUÇÃO

O uso de implementos e técnicas complementares para preparação física de lutadores remonta à Grécia Antiga. Segundo alguns autores[1-3], Milo de Crotona, seis vezes campeão da luta nos Jogos Olímpicos da Antiguidade, carregava um bezerro durante sua preparação para combater, o que proporcionava o estímulo de força necessário, bem como a sobrecarga progressiva, dado que o animal crescia ao longo de sua preparação e ele chegava a ser capaz de carregar o animal, já crescido, pela distância do estádio em Olímpia (cerca de 212m). É muito provável que haja um exagero, e ao longo do tempo esses feitos foram amplificados, tornando-se mitos e lendas. Ainda assim, existem registros do pareamento dos atletas de luta com base no peso das pedras que eles seriam capazes de levantar, o que indica que considerações sobre a força sempre foram importantes para esse tipo de modalidade esportiva. Também existem relatos da prática da subida em cordas e do levantamento do oponente, utilizados por lutadores como meios para aumento da força[3].

Segundo Santana & Fukuda[4], embora a expressão "treinamento funcional" esteja em evidência nos últimos anos, o conceito é bastante antigo e está baseado no princípio da especificidade. Os autores acrescentam que as recomendações feitas por Mercurialis quanto ao uso de bolas pesadas (similares às *medicine balls*), assim como a sobrecarga progressiva à qual os soldados espartanos eram submetidos e o emprego do treinamento com movimentos multiarticulares e usando gestos específicos, têm sido constantes em diferentes períodos históricos.

No decorrer da História existem inúmeros relatos de atletas de modalidades esportivas de combate que faziam uso de diferentes implementos para aumentar sua força e potência musculares. Dentre os de maior destaque podem ser citados: (1) Masahiko Kimura – campeão japonês de judô e, posteriormente, lutador de vale-tudo, famoso por ter derrotado Hélio Gracie em 1951 (Kimura realizava uma série de exercícios utilizando sua própria massa muscular, bem como exercícios com sobrecarga externa, como supino e arranco unilateral); (2) Anton Geesink – primeiro ocidental campeão mundial e olímpico de judô, que se utilizava do carregamento de troncos de árvores em sua preparação; (3) William Ruska – único atleta de judô a vencer os Jogos Olímpicos nas categorias pesado e absoluto em uma mesma edição, realizava uma série de exercícios com pesos, troncos de árvores e bonecos de pano preenchidos com areia; (4) Gleeson – atleta de judô britânico, famoso por introduzir uma série de exercícios com pesos em sua preparação e, posteriormente, publicar *Judo for the West*, livro no qual descreve seu método de preparação; (5) Evander Hollyfield – campeão mundial de boxe, que se utilizava de diversos exercícios com peso em sua preparação; (6) Alexander Karelin – tricampeão olímpico de luta na categoria pesado, o qual, segundo relatos, carregava uma geladeira ao longo de quatro andares no prédio em que morava.

O uso do treinamento com sobrecarga externa para a preparação de atletas ganhou popularidade sobretudo após a Segunda Guerra Mundial[5]. Os benefícios esperados incluem aumento da massa muscular, diminuição da incidência de lesões, aumento da força máxima e da potência muscular, resultando, consequentemente, na melhora do desempenho esportivo[5]. Contudo, recentemente, o uso dessas estratégias de treinamento tem sido questionado tanto no meio acadêmico[6] como por preparadores físicos de grandes equipes esportivas[7]. McGuigan et al.[6] questionam a limitada evidência de associação entre o treinamento de força e o desempenho motor, especialmente em ações mais complexas, como aquelas que exigem agilidade. Outro ponto importante questionado pelos autores é em que extensão a modificação de algumas capacidades físicas e seu desenvolvimento contribuem para o sucesso em termos de desempenho competitivo. Em entrevista ao jornal espanhol "A marca"[7], Paco Seirulo, preparador físico do Barcelona, enfatizou a falta de especificidade do treinamento com pesos e sua potencial contribuição para o desenvolvimento do desempenho de jogadores de futebol. Recentemente, Ashker[8] demonstrou que um programa de treinamento de boxe envolvendo habilidades motoras complexas (isto é, diversas habilidades combinadas; ações integradas; com alta demanda de atenção; elevada complexidade; alta dificuldade, com ambiente em contexto variável e com ações em movimento) revelou-se superior em melhorar tanto aspectos técnicos como aspectos físicos em relação a programa com tarefas motoras simples (isto é, habilidades individuais trabalhadas isoladamente; baixa integração; baixa demanda de atenção; baixa complexidade; baixa dificuldade; ambiente consistente e com pouca mudança; tarefas estacionárias). Assim, as próprias características das modalidades esportivas de combate, quando adequadamente consideradas na elaboração dos exercícios, se revelam superiores a exercícios conduzidos de maneira isolada e com baixa especificidade.

Por outro lado, no meio das modalidades esportivas de combate existe a propagação de diferentes exercícios utilizados na rotina de treinamento, com utilização de diferentes princípios norteadores, porém nem sempre comprovados por testes sistemáticos e bem-controlados[4,9]. Em geral, esses exercícios são propagados com base no relato do treinamento de algum atleta bem-sucedido, atribuindo-se efeito positivo a um procedimento que não foi testado e isolado da influência das diferentes variáveis que afetam o desempenho. Aos relatos soma-se, muitas vezes, o investimento de pessoas e empresas que buscam vender seus produtos e cursos a profissionais pouco atentos à evidência científica de alguns procedimentos. Mesmo nos estudos que objetivaram isolar a influência de programas específicos de desenvolvimento de força e potência musculares, a dificuldade de mensuração do desempenho em situações específicas da luta[10] contribui para a escassez de informação a esse respeito.

De fato, nas modalidades esportivas de combate, embora exista a necessidade de combinação harmoniosa de diferentes capacidades físicas que deem sustentação às ações técnicas e táticas realizadas pelos atletas, é comum que as ações que resultam em pontuação, e portanto decisivas para a luta, tenham forte relação com a potência e força musculares, embora a resistência de força também seja relevante para diversas ações, especialmente nas modalidades de combate de domínio[11,12]. No entanto, a evidência sobre essa relação ainda é escassa.

Assim, este capítulo pretende apresentar uma descrição breve dos diferentes meios de treinamento comumente utilizados por lutadores para aumentar a força máxima e potência musculares, com ênfase nas evidências que demonstram sua eficácia (ou não) para essas finalidades. Nessa revisão foram utilizados, preferencialmente, artigos indexados em bases internacionais. Embora possam existir alguns problemas com os delineamentos utilizados, pressupõe-se que a consulta a essas bases possa funcionar como um meio de considerar os melhores trabalhos – do ponto de vista científico – conduzidos nessa área.

## USO DE MEIOS CONVENCIONAIS E TRANSFERÊNCIA PARA SITUAÇÕES ESPECÍFICAS DAS MODALIDADES ESPORTIVAS DE COMBATE

Em geral, o uso de métodos convencionais de treinamento de força que envolvam equipamentos com pesos (máquinas e pesos livres) e isocinéticos em atletas de modalidades esportivas de combate tem como um dos objetivos diminuir o desequilíbrio muscular e, consequentemente, reduzir a incidência de lesões[13]. Nas modalidades esportivas de combate de domínio, como o judô, é comum que os atletas executem as técnicas de projeção apenas para um dos lados[14], o que poderia causar desequilíbrios musculares importantes, favorecendo a possibilidade de lesão[13]. Nesse sentido, Drid et al.[13] combinaram o treinamento para membros inferiores em equipamento isocinético por 6 semanas (três vezes por semana) em atletas de judô, direcionado para o quadríceps e para os posteriores da coxa (com velocidades angulares variando de 60 a 300 graus $\cdot$ $s^{-1}$), ao emprego de técnicas específicas do judô com insistência na aplicação de força (*ken-ken*) com intuito de aumentar a solicitação dos músculos posteriores, nos quais havia sido detectado o maior desequilíbrio muscular. Os autores constataram aumento significativo nos dois membros inferiores quanto à força dos músculos flexores e extensores. Adicionalmente, as razões de torque entre os flexores e os extensores, que representavam potencial fonte de lesão no início do estudo, tiveram redução importante e chegaram a valores aceitáveis. Esses resultados indicam que programas de treinamento dessa natureza poderiam ser inseridos no plano geral de treinamento de atletas que apresentem desequilíbrios musculares importantes.

Contudo, a influência do treinamento de força convencional sobre parâmetros associados às ações técnicas específicas das modalidades esportivas de combate que exigem solicitação de força e/ou potência tem sido pouco investigada[10]. Um dos poucos trabalhos a executar esse procedimento foi o desenvolvido por Voigt & Klausen[15], os quais realizaram distintos treinamentos em três grupos, como mostra o Quadro 7.1

Os praticantes de caratê que não conduziram treinamento de força com cargas pesadas (TG2) apresentaram o mesmo padrão de ganhos de força (1RM no

**Quadro 7.1** Descrição das características de treinamento segundo o grupo experimental no estudo de Voigt & Klausen (1990)

| Grupo | N | Amostra | Duração (semanas) | Características do treinamento |
|---|---|---|---|---|
| TG1 | 8 | Caratecas | 20 | Treinamento de força (16 semanas) com cargas elevadas combinado com treino leve no saco de pancada, seguido por treinamento intensivo no saco de pancadas (4 semanas) |
| TG2 | 8 | Caratecas | 20 | Treinamento intensivo no saco de pancadas combinado com exercícios específicos de socos, com treino intensificado (8ª à 16ª semana) |
| TG3 | 5 | Sem experiência com caratê | 23 | Treinamento de força com cargas pesadas (16 semanas), seguido por 7 semanas sem treinamento de força |

supino inclinado, 1RM no exercício abdominal na prancha inclinada, bem como a mensuração da contração isométrica voluntária máxima nas duas condições) que os caratecas (TG1) submetidos a esse tipo de treinamento. A característica do treinamento de caratê no saco de pancada envolve um grande número de contrações, sendo executados 650 a 900 socos durante uma sequência de treinamento intermitente no saco de pancada. A intensidade da contração muscular em cada soco varia muito, dependendo da técnica e frequência utilizadas, assim como da motivação do executante. O aumento significativo na força dinâmica dos membros do TG2 sugere que a contração dos músculos extensores do cotovelo e do abdome deve ter alcançado 60% de 1RM ou mais. Contudo, é importante salientar que ainda não existem estudos determinando os valores de força máxima em ações específicas das modalidades esportivas de combate, o que torna possível a determinação dos percentuais atingidos em diferentes tipos de treinamentos empregados comumente na preparação dos lutadores. Para os caratecas (TG1 e TG2) houve aumento significativo da contração voluntária máxima no supino inclinado apenas a 135 graus do ângulo do cotovelo após 16 e 23 semanas de treinamento. O aumento nesse ângulo específico é atribuído ao fato de os atletas de caratê "segurarem" seus braços em uma cocontração exagerada entre os extensores e flexores do cotovelo, em um ângulo próximo a 135 graus, centenas de vezes em cada sessão de treinamento, com o objetivo de proteger a articulação do cotovelo de uma hiperextensão, quando conduzem os socos básicos no ar.

Outras variáveis importantes para o soco no caratê analisadas no estudo de Voigt & Klausen[15] foram a velocidade máxima da mão e a velocidade máxima do ombro. A velocidade máxima da mão é o resultado de uma cadeia de movimentos corporais que consiste em mudanças de massa a partir dos pés, rotação dos quadris e da parte superior do tronco, flexão do ombro e extensão do cotovelo. Durante a execução do soco, o *timing* dos movimentos desses segmentos corporais em relação aos demais determina a capacidade de alcançar velocidades angulares muito elevadas na articulação do cotovelo (30 rad · $s^{-1}$). Antes do treinamento, os valores de velocidade máxima da mão e velocidade máxima do ombro foram alcançados no mesmo momento do movimento de soco por todos os grupos testados. Após o período de treinamento, a máxima velocidade do ombro foi atingida de 20 a 30ms antes que a velocidade da mão também atingisse valor máximo nos caratecas (TG1 e TG2), valor este que foi significativamente superior à avaliação antes do treinamento apenas para os caratecas.

Outro resultado importante do estudo de Voigt & Klausen[15] é que para o TG1 houve diminuição significativa na velocidade máxima do ombro da 16ª para a 20ª semana, sem mudança significativa na força muscular. Durante esse período, os participantes haviam interrompido o treinamento de força com cargas elevadas, mas continuaram treinando os exercícios de soco de modo similar ao grupo TG2.

Com base nesse estudo pioneiro de Voigt & Klausen[15], é possível concluir que o programa de treinamento de força isolado não influenciou a velocidade em movimento habilidoso sem carga. Por sua vez, o treinamento específico de soco desenvolveu a habilidade nessa ação, de modo que aumentou a velocidade do movimento de soco sem carga por meio de padrões de movimentos que aproveitavam melhor o ciclo de alongamento-encurtamento dos músculos flexores do ombro e extensores do cotovelo. Adicionalmente, o treinamento de força com cargas pesadas é capaz de aumentar a velocidade de movimento do soco apenas quando combinado com protocolo específico de soco.

## EMPREGO DE PROTOCOLOS DE TREINAMENTO BASEADOS NA TENTATIVA DE AÇÕES BALÍSTICAS E USO DE ELÁSTICOS

Existem evidências de que a intenção de mover a carga rapidamente parece ser um pré-requisito importante para o desenvolvimento da potência muscular[5]. Contudo, poucos trabalhos foram conduzidos com lutadores, utilizando o modelo de treinamento envolvendo tentativa de ações balísticas e seus efeitos sobre ações específicas das modalidades esportivas de combate[16,17].

O treinamento de força que aperfeiçoa a fase inicial da taxa de desenvolvimento de força poderia aumentar o desempenho em ações que dependem de potência, como aquelas fundamentais para as pontuações nas modalidades esportivas de combate de percussão. O treinamento de força convencional, quando conduzido em conjunto com o treinamento em sacos pesados, aumenta a velocidade do soco em pessoas não treinadas e em sujeitos treinados[15]. Por outro lado, o treinamento de força convencional não parece aumentar o desempenho do chute em atletas de modalidades esportivas de combate de percussão[18]. A ausência de melhoria em atletas de modalidades esportivas de percussão pode ser consequência do uso desses programas convencionais. Programas de treinamento de força genéricos ou convencionais tipicamente aumentam o desempenho de ações esportivas em pessoas não treinadas[5]. No entanto, treinamentos de força mais específicos ou especializados são necessários para aumentar o desempenho em atletas de elite ou pessoas treinadas[5]. Atletas de modalidades esportivas de combate de percussão podem se beneficiar de treinamentos especializados com tentativa de ações balísticas que simulam contrações musculares explosivas que ocorrem imediatamente antes de um soco ou chute. Beraud & Gahery[19] observaram que a força da contração muscular que ocorre antes de um chute – importante para os ajustes posturais preparatórios para ação – está associada à aceleração e à força durante o chute, as quais são mais elevadas quando o chute é conduzido com objetivo de gerar impacto do que quando o objetivo é gerar um toque. Portanto, o treinamento especializado de tentativa de ações balísticas poderia melhorar o desempenho de ações importantes para as modalidades esportivas de combate de percussão, especialmente quando o objetivo é gerar impacto elevado. Adicionalmente, segundo Olsen & Hopkins[16], podem existir diferenças também quanto ao tipo de treinamento com tentativa de ações balísticas no que diz respeito à transferência para ações dinâmicas quando a aplicação de força é mantida por menos de 0,5s ou quando o atleta é orientado a manter o pico de força por aproximadamente 1s. Com estímulos mais curtos haveria maior similaridade com os ajustes musculares que ocorrem na fase inicial de ações dinâmicas.

O estudo de Olsen & Hopkins[16], visando testar os efeitos do treinamento com tentativa de ações balísticas sobre o desempenho no chute, envolveu inicialmente 30 praticantes (22 completaram as duas fases do estudo) de modalidades esportivas de combate de percussão com pelo menos 1 ano de treinamento, os quais participavam em duas a quatro sessões de treinamento semanal e sem experiência prévia em treinamento com pesos. Os participantes desse estudo foram separados em dois grupos, determinados com base na força dos chutes frontal e lateral: grupo de controle ou treinamento normal da modalidade esportiva de combate de percussão (n = 11) e grupo experimental (n = 19), cujos protocolos de testes e treinamentos são apresentados na Figura 7.1.

Os praticantes foram classificados quanto ao nível de habilidade para chute frontal, golpe com a palma da mão e chute lateral. A distribuição com base nessas técnicas (chute frontal, golpe com a palma da mão e chute lateral) foi a seguinte, respectivamente: baixa: 17%, 13% e 25%; moderada: 42%, 75% e 50%; elevada:

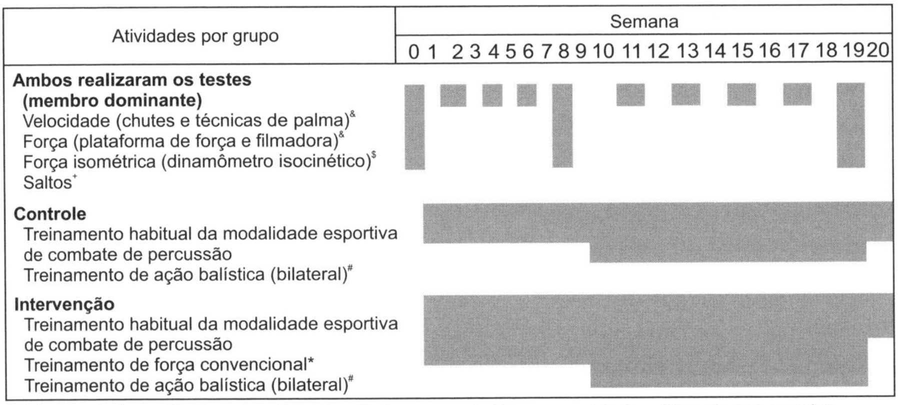


&Todos os chutes e técnicas de palma de mão foram conduzidos com o lutador utilizando seu membro dominante, e todos foram instruídos a bater a plataforma de força o mais forte e com a maior velocidade possível. O chute frontal e a técnica de palma de mão foram conduzidos a partir da posição frontal e o chute lateral foi realizado a partir da posição lateral. Filmagem (Panasonic M40 operando a 50Hz) utilizada para descontar movimentos em que os atletas começaram a técnica de chute ou palma de mão antes do estímulo audível.

$Avaliação da força do músculo quadríceps femoral (KIN-COM 125 E, Chattecx Corporation, Chattanooga, TN), realizada em dia distinto da plataforma de força.

Os três saltos contramovimento (CMJ) seguidos por três saltos partindo da posição estática (i.e., sem contramovimento), selecionados por apresentar padrão de movimento similar ao da fase inicial das ações das modalidades esportivas de combate de percussão.

*Semana 1 (2 séries), semanas 2 a 8 (3 séries), semanas 10 a 19 (2 vezes por semana = 2 séries + 2 x 15-50 abdominais)

#Semana 10 e 11, três vezes por semana (4 séries de 10 repetições do chute frontal por perna) e a partir da semana 12 (incremento para 5 séries).

**Figura 7.1** Cronograma das avaliações e treinamentos segundo o grupo no estudo de Olsen & Hopkins (2003).

42%, 13% e 25%. No início do estudo, os sujeitos mais habilidosos tinham de 26% a 36% mais força de impacto do que aqueles com habilidades moderada, mas havia pouca diferença (67%) entre os sujeitos com habilidades moderada e baixa. Todos os atletas realizaram séries de movimentos (chutes e golpes de mão), seguindo a indicação de um sinal sonoro padronizado, que objetivava equiparar os grupos quanto à quantidade de tentativas de ações balísticas, tendo como referência o grupo experimental. O teste de velocidade e força de chutes e técnica de palma iniciava com o lutador em posição de luta. Quando o avaliador gerava o som, o lutador completava 10 chutes frontais com a perna de trás. Após 2 minutos de intervalo, o lutador realizava de três a cinco tentativas de aplicação da técnica de golpe com a palma da mão de trás, seguidas por uma série de 10 repetições na maior intensidade possível. Após outros 2 minutos de intervalo, o lutador realizava de três a cinco repetições de chutes laterais com a perna da frente e uma série de 10 chutes laterais de maneira similar àquela conduzida com as outras técnicas. Os sujeitos foram instruídos a bater a plataforma de força o mais forte e com a maior velocidade possível. O chute frontal e a técnica de palma de mão foram conduzidos a partir da posição frontal e o chute lateral foi executado a partir da posição lateral.

Os principais resultados obtidos no estudo são apresentados no Quadro 7.2.

Os aumentos na velocidade e na força dos lutadores dependeram do tipo de treinamento de força conduzido durante o estudo. A fase de tentativa de ação balística aumentou a velocidade do golpe com a palma de mão e do chute lateral, ao passo que o treinamento de força genérico aumentou a força do chute frontal. Quando as duas fases do estudo foram combinadas, o grupo experimental mostrou-se mais rápido para todas as técnicas. O aumento na velocidade do chute frontal foi principalmente devido ao treinamento de força genérico, ao passo que o treino balístico causou aumento na velocidade do chute lateral e do golpe com a palma da mão. Durante a fase balística, as velocidades do chute lateral e do golpe com a palma da mão no grupo experimental aumentaram substancialmente, mas mudança mínima ocorreu na velocidade do chute frontal. A especificidade pode explicar por que as maiores mudanças ocorreram no chute lateral e no golpe com a palma de mão. A sequência explosiva de contrações musculares no início do chute lateral e do golpe com a palma da mão parece ser similar ao padrão de movimento desempenhado na tentativa de ação balística. Em contraste, o início do chute frontal envolve um padrão de movimento distinto, no qual o peso do corpo

**Quadro 7.2** Principais desfechos segundo a fase de estudo, o grupo e a habilidade inicial dos sujeitos (adaptado de Olsen & Hopkins, 2003)

| Variável | Movimento | Fase | Resultados segundo o grupo ou habilidade |
|---|---|---|---|
| Força de impacto | Chute frontal | Base | Maior aumento no grupo experimental. Maiores ganhos em lutadores com menor habilidade (39%) em relação a lutadores com habilidade moderada (19%) ou elevada (15%) |
| | | Balística | Pequena diferença entre os grupos |
| | Chute lateral | Ambas | Queda substancial no grupo experimental |
| Velocidade | Todos | Ambas | Maiores ganhos no grupo experimental |
| | Chute frontal | Base | Maior aumento nos praticantes de menor habilidade (18%) em relação aos lutadores com habilidade moderada (9%) ou elevada (–2%) |
| | Chute lateral | Balística | Lutadores mais habilidosos apresentaram maiores aumentos (baixa: –13%; moderada: 7%; elevada: 24%) |
| | Golpe de palma de mão | Base | Aumento segundo habilidade: menor (19%), moderada (2%) e elevada (–19%) |
| | | Balística | Lutadores mais habilidosos apresentaram maiores aumentos (baixa: 5%; moderada: 20%; elevada: 33%) |
| 1RM | | Base | Maiores ganhos no grupo experimental |
| Salto | Sem contramovimento | Balística | Redução de 18% (15% a 50%) no grupo experimental em relação ao controle |

é transferido para a perna da frente, produzindo assim uma extensão passiva do joelho da perna de trás que é utilizada para realizar o chute. Portanto, as adaptações do treinamento com tentativas de ações balísticas provavelmente transferiram mais prontamente para o golpe com a palma da mão e o chute lateral.

No grupo experimental, o treinamento de força genérico na fase de base aumentou substancialmente o impacto do chute frontal. Novamente, a especificidade do treinamento pode explicar por que apenas o impacto do chute frontal foi aperfeiçoado. O treinamento de força incluía dois exercícios para membros inferiores: o "afundo" ("*lunge*") e a flexão do joelho ("*knee curl*"). O afundo fortalece os músculos flexores do quadril e o quadríceps, os quais são músculos primários no chute frontal, ao passo que a flexão do joelho fortalece os posteriores da coxa (isquiotibiais). Olsen & Hopkins[16] destacaram que tem sido sugerido que o fortalecimento dos posteriores da coxa poderia causar uma ativação retardada dessa musculatura e, portanto, aumentar a força do chute. Adicionalmente, flexores de quadril, quadríceps e posteriores da coxa mais fortes provavelmente aumentariam o impacto durante o chute frontal.

Quando as duas fases foram combinadas, a habilidade apresentou efeito mínimo na mudança da força e velocidade dos três movimentos. Por outro lado, lutadores de menor habilidade tinham maiores ganhos no torque e os mais habilidosos apresentavam maiores perdas. Ao analisarem o nível de habilidade inicial, na fase básica ocorreu melhora na velocidade do golpe com a palma de mão e na força e velocidade do chute frontal de lutadores com menor habilidade, chegando a valores comparáveis aos dos lutadores com elevado nível de habilidade. Em contraste, durante a fase balística, as velocidades do golpe com a palma de mão e do chute lateral aumentaram nos lutadores mais habilidosos. Uma possível explicação para esses efeitos é que os lutadores com menor habilidade tinham mais potencial para aumento do que os lutadores mais habilidosos, algo classicamente conhecido como "quanto menos treinado, mais treinável; quanto mais treinado, menos treinável". A melhor coordenação dos lutadores habilidosos pode causar aumentos mais acentuados na velocidade do golpe com a palma da mão e do chute lateral em relação àqueles menos habilidosos na fase balística e nas duas fases combinadas.

Como o treinamento com tentativa de ações balísticas foi delineado para simular as contrações musculares explosivas que ocorrem antes dos movimentos das modalidades esportivas de combate de percussão, é possível que os lutadores mais habilidosos tenham sido mais capazes de simular o padrão de movimento que ocorre antes do chute ou do soco. Portanto, o treinamento com tentativas de ações balísticas deve ter produzido adaptações de treinamento mais específicas que aumentaram a taxa de desenvolvimento de força no início da execução do chute lateral e do golpe com a palma de mão e melhorado a velocidade desses movimentos nos lutadores mais habilidosos.

Embora as instruções para a realização dos testes tenham sido consistentes ao longo do estudo, segundo os autores[16], os lutadores mais habilidosos podem ter focado velocidade ou potência nos testes específicos, pois as tentativas de ações balísticas do treinamento foram desempenhadas dessa maneira. Isso pode ter resultado em menos tempo para gerar força e decréscimo da força no chute lateral e no golpe com palma da mão, no torque isométrico máximo e na altura do salto sem contramovimento.

Como o aperfeiçoamento do desempenho dependia do tipo de treinamento de força associado ao nível de habilidade do lutador, os autores[16] recomendam, para atletas menos habilidosos, o uso de treinamento convencional com pesos para aumentar a velocidade e a força dos movimentos específicos da luta. Por outro lado, atletas mais habilidosos deveriam desempenhar tentativas de ações balísticas após uma fase de treinamento de força genérico para aumentar a potência dos movimentos. Adicionalmente, é necessário selecionar movimentos do treinamento convencional com pesos que treinem os grupos musculares requisitados no chute e no soco. O treinamento com tentativa de ações balísticas deve ser constituído por ações musculares explosivas, seguidas por relaxamento rápido, estimulando especialmente os padrões de movimento que ocorrem no início da ação. Esse tipo de treinamento é mais adequado para movimentos que são conduzidos em elevada velocidade a partir de uma posição predominantemente estática.

Seguindo as sugestões de Olsen & Hopkins[16] quanto à necessidade de pesquisas utilizando técnicas mais adequadas para determinação das similaridades entre o padrão de movimento da tentativa de ação balística e os movimentos de percussão, Dinn & Behm[17] mensuraram as mudanças na atividade eletromiográfica (EMG) buscando entender os possíveis mecanismos envolvidos. Para os autores[17], o treinamento específico para o esporte deve simular a velocidade e o movimento da ação esportiva da maneira mais próxima possível, para possibilitar a transferência máxima para o desempenho. Desse modo, o estudo objetivou determinar o quanto a intenção de mover o mais rapidamente possível (usando treinamento isométrico) ou a velocidade de movimento propriamente dita (utilizando o treinamento dinâmico) determina os maiores ganhos em força, tempos de reação e de movimento e outras medidas de desempenho associadas à velocidade. Vinte sujeitos praticantes de esportes de combate ou treinamento de força por 3 a 6 dias por semana, porém sem envolvimento competitivo, tiveram seus membros superiores (dominante e não dominante) testados antes e após um programa de treinamento de 8 semanas (3 dias por semana). Os participantes foram randomicamente distribuídos em um grupo de treinamento isométrico (ISO) ou dinâmico (DIN), bem como em um grupo de controle. Os testes consistiram em medir EMG, força, tempos de reação e de movimento e o desempenho no *quick hands test*. O *quick hands test* é realizado com o executante em frente a uma plataforma de contato posicionada em uma parede, na altura dos ombros. Com os cotovelos totalmente estendidos e as palmas das mãos contra a base de contato, o executante é instruído a flexionar os cotovelos em aproximadamente 70 graus e, após o comando do avaliador, tocar a base de contato o máximo possível de vezes em 10s. O número total de contatos e a média de contatos em 1s são calculados. Com relação ao teste na forma de soco, a partir da instrução do pesquisador, o praticante tentava realizar sua contração voluntária máxima simulando esse movimento, executando a extensão do cotovelo. A contração era mantida por 1,5 a 2s. A EMG dos músculos bíceps braquial, tríceps braquial, peitoral maior e grande dorsal foi mensurada. Os tempos de reação e de movimento foram medidos em situação não específica, com o sujeito sentado e reagindo com ação em um botão em uma mesa posicionada à sua frente, o que limita parte dos resultados associados a essa atividade. Quanto às sessões de treinamento, estas tinham duração de aproximadamente 10min e todos os participantes foram instruídos a treinar apenas um braço (dominante ou não dominante), o qual foi definido aleatoriamente. Nas semanas 1 e 2, os participantes realizaram três e quatro séries, respectivamente, de 10 repetições. Da terceira à oitava semana, eles realizavam cinco séries de 10 repetições. O intervalo de descanso era de 45 a 60s entre as séries, resultando em sessões de aproximadamente 10min de duração. Adicionalmente, foi solicitado que realizassem os movimentos com as maiores força e velocidade possíveis.

As sessões serão detalhadas para cada grupo a seguir:

- **DIN:** executavam o soco utilizando um elástico, cuja tensão variava entre 3,2 e 11,5kg em 250% de alongamento (Theraband Systems Inc.). A resistência inicial do elástico foi determinada via tentativa e erro, após ser dada ao sujeito uma série de elásticos, que aumentavam progressivamente a resistência, para praticar o soco. Quando um sujeito não conseguia estender seu cotovelo completamente, este era determinado como a resistência inicial a ser utilizada, sendo os sujeitos instruídos a continuar adicionando bandas elásticas conforme o necessário para assegurar que sobrecarga suficiente fosse mantida ao longo do programa de treinamento. As cargas foram determinadas de maneira subjetiva e as ações de socos não foram conduzidas de modo específico quanto à velocidade e à mecânica de movimento.

- **ISO:** executavam socos contra a resistência de um objeto imóvel. Os sujeitos foram instruídos a aumentar o esforço e a resistência utilizada para realizar a ação do soco durante todo o programa de treinamento.

Não houve diferença entre os dois grupos estudados quanto à força ao longo das tentativas ou entre os momentos pré e pós-teste. Aumento significativo para a atividade EMG do tríceps braquial foi observado no grupo ISO e na atividade EMG do peitoral maior no grupo DIN após o treinamento. Decréscimo no tempo de movimento foi observado no grupo DIN. Tanto o chute como o soco são movimentos complexos e multiarticulares que necessitam de coordenação e equilíbrio. Dez dos participantes que participaram do treinamento não tinham experiência prévia com essas ações e podem ter concentrado sua atenção em executar o movimento corretamente em vez de mover rapidamente e com a maior força possível. Também é possível que os participantes com maior experiência nesse tipo de movimento tivessem menor margem para desenvolvimento no *quick hands test*, o que pode ter afetado os resultados.

As contrações durante o treinamento e os testes foram breves (< 1s) e, portanto, pode não ter sido dado tempo suficiente sob tensão para que fossem obtidos ganhos de força. A atividade EMG do tríceps braquial aumentou significativamente em 63% no grupo ISO, mas não no grupo DIN. Segundo os autores[17], o aumento no grupo ISO pode ser o resultado da posição do peitoral maior durante a ação. Como a tensão muscular é um dos principais fatores contribuintes para o estresse induzido pelo treinamento necessário para as adaptações de força, a força reduzida gerada pelo peitoral maior durante o treinamento ISO pode ter minimizado as mudanças na atividade EMG. A possibilidade de menor contribuição de força pelo peitoral maior resultaria em maior contribuição do tríceps braquial, bem como maior tensão por parte desse músculo. O aumento na atividade EMG do tríceps braquial sem aumento concomitante de força parece surpreendente. Aumentos na atividade EMG, no entanto, não são atribuíveis apenas ao recrutamento das unidades motoras. Para os autores[17], o aumento da sincronização do disparo das unidades motoras pode ocorrer com o treinamento, o que poderia aumentar a área do sinal EMG. O aumento da sincronização, no entanto, não aumenta o pico de força ou a taxa de desenvolvimento de força. Adicionalmente, o aumento na frequência de disparo também pode ocorrer com o treinamento, mas este contribui mais para o aumento na taxa de força do que no pico de força.

No estudo de Dinn & Behm[17], a ênfase em contrações com intenção de ação explosiva deveria ter focado na frequência de disparo das unidades motoras, o que estaria diretamente relacionado com a taxa de desenvolvimento de tensão. Por outro lado, a integral da atividade EMG aumentou significativamente em 65% no grupo DIN, mas não no grupo ISO. O peitoral maior foi submetido a uma amplitude maior de movimento durante o treinamento DIN, e quando consideradas a relação comprimento-tensão e a relação força-velocidade, isso levaria a maior capacidade de produção de força em ângulos articulares ótimos. Com o peitoral maior proporcionando a maior contribuição e o maior momento durante o treinamento, a ativação do tríceps braquial pode ter contribuído menos no grupo DIN do que no grupo ISO. Um decréscimo significativo do tempo de movimento (17,6%) foi visto no grupo DIN após o treinamento, o que pode ser consequência da especificidade do treinamento, porque o sistema utilizado para medir o tempo de movimento apresentava maior similaridade com a ação conduzida pelo grupo DIN do que com o grupo ISO. A intenção de contrair explosivamente não parece ser um fator que leve a aperfeiçoamentos na velocidade de movimento, porque nenhuma diferença foi observada no grupo ISO. Por exemplo, o programa descrito no estudo de Olsen & Hopkins[16], apresentado anteriormente, durou 10 semanas. Por outro lado, o programa do estudo de Dinn & Behm[17] foi de apenas 8 semanas, e programas de treinamento com durações maiores poderiam produzir resultados mais estáveis no grupo ISO. Adicionalmente, Olsen & Hopkins[16] direcionaram o treinamento para os membros inferiores, ao passo que o estudo de Dinn & Behm[17] direcionou o treinamento para membros superiores. Adicionalmente, os sujeitos do estudo de Olsen & Hopkins[16] eram praticantes de modalidades esportivas de combate que mantiveram o treinamento de suas atividades durante o protocolo experimental, o que não ocorreu no estudo de Dinn & Behm[17].

Segundo Dinn & Behm[17], outro possível mecanismo para explicar o aumento na velocidade de movimento no grupo DIN poderia ser o papel do bíceps braquial como músculo antagonista na ação de socar, pois a ativação no momento adequado do bíceps braquial (atuando como antagonista) permitiria que o tríceps braquial contraísse por mais tempo em decorrência da fase de aceleração mais longa, fazendo com que o soco fosse mais efetivo em termos de velocidade de movimento. Os achados do estudo de Dinn & Behm[17] sugerem que o treinamento dinâmico, mais do que o isométrico, é um requisito essencial para aumentar a velocidade de movimento. O treinamento dinâmico do soco aumentou a velocidade de movimento e a integral da atividade EMG do peitoral maior. O treinamento isométrico do soco aumentou a integral da atividade EMG do tríceps braquial, mas não aumentou a velocidade de movimento e pode prejudicar a coordenação bilateral do movimento dos braços. Em virtude de sua especificidade de movimento e pelos resultados aqui citados, o treinamento dinâmico pode ser um método mais apropriado para aumentar a capacidade do soco para aqueles envolvidos com modalidades esportivas de combate de percussão. Tentativas de contrações explosivas não parecem ser tão efetivas quanto o treinamento dinâmico explosivo para melhorar o movimento específico de soco.

Jakubiak & Saunders[20] foram os primeiros pesquisadores a investigar o efeito do uso de elásticos sobre o desempenho do chute no *taekwondo* (TKD). Os autores partiram da premissa de que a transferência dos ganhos de força obtidos a partir do treinamento de força genérico para o desempenho esportivo permanece como uma questão a ser respondida. Segundo os autores[20], tem sido defendida a hipótese de que uma melhor transferência de treinamento pode ser atingida a partir de exercícios que apresentam especificidade mecânica em relação ao movimento realizado em competição e especificidade de velocidade de movimento. Assim, o uso de cordas elásticas como resistência ao chute durante o treinamento de TKD tem sido recomendado para aumentar o desempenho do chute. Para investigarem essa questão, os autores utilizaram um delineamento de estudo não cego, randomizado e controlado para comparar as mudanças na velocidade do *bandal chagui* (*turning kick*) em atletas de TKD (n = 6) após receberem 4 semanas de intervenção com elásticos mais o treinamento usual de TKD, comparados com aqueles do grupo de controle (n = 6), que receberam apenas 4 semanas do treinamento usual de TKD. Antes e imediatamente após as intervenções com o treinamento, cada atleta realizou três chutes máximos com a perna dominante, sendo determinada a média da velocidade do chute.

Um aspecto muito importante dessa investigação[20] foi que a resistência utilizada era leve o suficiente para preservar a técnica e a aceleração do movimento de chute. O grupo experimental recebeu o treinamento com cordas elásticas três vezes por semana por 4 semanas, iniciando com três séries de seis repetições, utilizando distância e resistência individuais predeterminadas e progredindo por meio da adição de uma série por semana e 30cm do alongamento inicial do elástico por semana, contanto que a técnica não fosse negativamente afetada, tendo como referencial a velocidade do chute da fase inicial. O grupo que recebeu o treinamento com elásticos apresentou aumento (7%) significativamente maior do grupo de controle (0,1%). Os resultados desse estudo sugerem que 4 semanas de treinamento com elásticos podem ser eficazes, específicos ao TKD, individualizados e progressivos, e podem aumentar significativamente a velocidade do *bandal chagui* de atletas de TKD do sexo masculino de modo superior ao esperado com o treinamento de TKD conduzido isoladamente. O único participante do grupo submetido a treinamento com elásticos que não melhorou o desempenho foi justamente aquele que não aumentou a carga de resistência utilizada nos elásticos. Ainda que reforce a ideia de que os benefícios observados poderiam estar relacionados com um efeito fisiológico do treinamento, segundo os autores[20], a curta duração do programa de treinamento indica que ajustes neuromusculares, mais do que mudanças estruturais, devam ter contribuído para esse resultado. É importante ressaltar que a resistência elástica pode oferecer um meio simples e seguro de aplicação de resistência durante movimentos muito rápidos e específicos do esporte, o que seria difícil de conseguir mediante o uso de outros métodos tradicionais de treinamento de força. Contudo, ainda segundo os autores[20], chutes com resistência do elástico podem não ser tão específicos como parecem, dado que as forças aplicadas para puxar permanecem unidirecionais e aumentam consistentemente ao longo da amplitude de movimento do chute. Esse padrão de resistência não é observado no chute realizado durante a luta, situação na qual o chute começa como um movimento explosivo e sem carga com o ponto distal acelerando continuamente até que o contato é estabelecido com o alvo para produzir um grande impacto. Assim, é essencial que no treinamento com elásticos no TKD a resistência seja leve o suficiente para que não ocorra desaceleração no movimento de chute ou a velocidade de treinamento será comprometida. Considerando o custo-benefício, a portabilidade e a simplicidade dos elásticos, pode-se constatar que eles são meios atrativos de treinamento para atletas de diferentes níveis que encontrem restrições financeiras ou geográficas para conduzirem outros tipos de treinamento de força.

## Uso de equipamentos específicos

Para algumas modalidades esportivas de combate, alguns pesquisadores desenvolveram máquinas específicas para simular as ações musculares utilizadas nas competições[21-25].

Em dinamômetro especificamente desenvolvido para o soco do boxe, Smith et al.[25] demonstraram que atletas considerados de elite (n = 7) apresentaram maior força total determinada como unidade de força do soco (mão de trás = 4.800 ± 601; mão da frente = 2.847 ± 596), comparados a atletas de nível intermediário (n = 8; mão da trás = 3.722 ± 375; mão da frente = 2.283 ± 355) e destes em relação a novatos (n = 8; mão de trás = 2.381 ± 328; mão da frente = 1.604 ± 273). Villani & Preli[26] também relataram diferenças significativas entre praticantes de boxe (n = 9) e competidores (n = 9) quanto à realização de quatro diretos e quatro cruzados em um equipamento desenvolvido para medir a força dessas técnicas, com valores 19% e 39% superiores para os boxeadores competidores no direto e no cruzado, respectivamente, em comparação com os praticantes. No judô, Iteya et al.[27] demonstraram maior potência na puxada da manga de judocas japonesas de elite, quando comparadas a judocas de menor nível competitivo.

Contudo, os estudos desenvolvidos pelo grupo de Blais & Trilles[22-24] merecem destaque por apresentar a validação do ergômetro específico para análise das técnicas[23], análise de uma das técnicas mais utilizadas da modalidade, com determinação da força aplicada e do tempo em cada fase dessa técnica[24], bem como dados longitudinais de treinamento em máquinas específicas[22].

Em importante trabalho conduzido por Blais & Trilles[22] foi investigado o efeito do treinamento em ergômetro específico para a entrada de técnicas de judô sobre o desempenho de força, bem como sobre o resultado de uma avaliação da qualidade da aplicação da técnica. Foram analisados 20 judocas (2º dan), divididos aleatoriamente em dois grupos: treinamento – 10 judocas treinando na máquina, conduzindo cinco séries de 10 repetições na máquina, alternando com cinco séries de *nage-komi* com o parceiro, duas vezes por semana, por 10 semanas; controle – 10 judocas não submetidos ao treinamento adicional. O teste envolvia a execução técnica do *o-soto-gari* e do *morote-seoi-nage*, avaliada por especialistas, com notas de 0 a 20, bem como a mensuração da carga na máquina (apenas para o grupo de treinamento). A evolução de carga para a técnica *o-soto-gari* passou de 25,0 ± 6,1kg antes do programa para 31,1 ± 7,0kg após o período de treinamento. Também houve aumento significativo para o *morote-seoi-nage*, passando de 13,1 ± 2,4kg para 27,8 ± 7,9kg. Embora o aumento na carga máxima tenha sido expressivo, o resultado mais importante desse estudo foi que o grupo submetido ao treinamento na máquina específica apresentou evolução na avaliação técnica tanto do *o-soto-gari* como do *morote-seoi-nage*, ao passo que o grupo de controle não apresentou alteração quanto a esse aspecto. Assim, o trabalho com pesos em ergômetro específico, além de aumentar a força máxima na situação específica, também é capaz de melhorar o padrão de execução técnica dos golpes nele treinados, constituindo-se em importante auxílio para a condução do treinamento específico.

## USO DE BASES INSTÁVEIS

Os atletas de modalidades esportivas de combate, especialmente os envolvidos com aquelas de domínio, necessitam controlar eficientemente seu equilíbrio, pois as técnicas aplicadas baseiam-se em deslocamentos e perturbações externas constantes e inesperados, impostos pelos oponentes, os quais têm como meta central desequilibrá-los e derrubá-los durante o combate[28-30]. De fato, como o principal objetivo na fase inicial das modalidades esportivas de combate de domínio é arremessar o adversário, o equilíbrio dinâmico é um aspecto fundamental para essas modalidades. Assim, durante a aprendizagem dessas atividades, os indivíduos passam a formular estratégias para diminuir sua própria instabilidade e aumentar a do oponente[28,30].

Recentemente, os atletas dessas modalidades têm sido submetidos ao treinamento com bases instáveis no sentido de aperfeiçoar o equilíbrio dinâmico, a propriocepção, a força e a potência dos músculos profundos da região denominada *core*. Dentre esses aspectos, a propriocepção pode ser considerada central nesse processo, dado que essa variável pode ser definida como a capacidade de perceber a posição e o movimento dos segmentos com referência tanto ao corpo como um todo quanto a membros específicos.

Portanto, a propriocepção é uma fonte básica de informação para o controle de movimentos corporais que exigem regulação do equilíbrio[31]. É importante enfatizar que esse é o caso das modalidades esportivas de combate de domínio, especialmente na fase de luta em pé[32], ou seja, muitas vezes o atleta aplica força em situação de desequilíbrio, especialmente para se defender de uma técnica, mas também executar um ataque[30].

Dentre as diferentes categorias de propriocepção[32], o senso de força pode ser considerado a mais relevante para este capítulo. O senso de força proporciona informação sobre o equilíbrio entre as forças geradas internamente e os movimentos aplicados externamente sobre o sistema articular[31]. Essa percepção é essencial para que o lutador possa controlar e, consequentemente, dosar a quantidade de força que deve aplicar em resposta a um ataque de seu oponente.

Em geral, o treinamento delineado para melhorar o equilíbrio postural (quatro vezes por semana) tem impacto substancial não apenas na força isométrica máxima, mas também na ativação proprioceptiva dos músculos incluídos em programas de treinamento, a qual é inferida pela taxa de desenvolvimento de força, além da diminuição do tempo para recuperação do equilíbrio/postura. Esses ajustes ocorrem normalmente a partir da quarta semana de treinamento[31], mas não existem estudos documentando esses ajustes em atletas de modalidades esportivas de combate de domínio, os quais, pelas características das próprias modalidades, já são submetidos a essas condições durante a própria prática da luta.

O aumento da taxa de desenvolvimento de força é essencial para a aplicação das técnicas de projeção, nas quais uma rápida transição até altos valores de força pode definir o sucesso na execução de um golpe[32]. Adicionalmente, o fato de retornar rapidamente para a postura inicial ou retomar o equilíbrio é algo extremamente interessante para a prática de uma modalidade cujo objetivo básico é projetar o oponente ao mesmo tempo que se evita ser projetado[32].

De fato, atletas de judô de alto rendimento apresentam resposta mais rápida[33] e tendem a aplicar menos força à perturbação externa em relação a indivíduos não treinados nesse tipo de atividade[28]. Considerando que uma maior instabilidade resultaria em maior demanda do sistema neuromuscular do que em condições estáveis e que a própria demanda do judô anularia a necessidade desses implementos, Bratic et al.[34] analisaram o efeito do uso de superfície instável sobre a potência gerada durante os exercícios em supino e de agachamento a 70% de 1RM. O grupo de atletas (n = 9; idade = 21,0 ± 1,3 anos; estatura = 175,2 ± 6,9cm; massa corporal = 73,8 ± 7,6kg; tempo de judô = 10,0 ± 2,6 anos) submetidos às duas condições apresentava nível nacional sérvio. Para o exercício em supino, não foi observada diferença significativa na potência de pico entre a condição com base estável (413,89 ± 64,97W) e a condição com base instável (393,44 ± 76,85W), ao passo que para o exercício de agachamento a potência de pico foi maior na condição estável (874,78 ± 77,02W), comparada à condição instável (599,11 ± 133,57W).

Com base nesses resultados, os autores concluíram que os atletas de judô foram bem-sucedidos em estabilizar a si próprios durante a execução do supino, mas não durante o agachamento. Contudo, os autores não consideram dois aspectos importantes: (1) a posição na qual o exercício em supino é conduzida é, de fato, mais estável do que aquela em que o agachamento é conduzido; (2) durante o treinamento de judô, os atletas são habituados a receber desequilíbrios na região do tronco (isto é, a instabilidade é gerada pelas ações de desequilíbrio via puxadas e ações de empurrar em sua gola e manga) e não na região da base de suporte (ou seja, a superfície na qual a luta é conduzida é estável)[30,35]. Esses dois aspectos poderiam explicar por que não foi observada diferença no supino, porém houve alterações significativas no agachamento.

Durante a execução das técnicas de projeção das modalidades esportivas de combate de domínio, existe elevada solicitação de potência e equilíbrio, dado que é comum que os atletas finalizem a aplicação da técnica com apenas um pé em contato com o solo (isto é, base de suporte reduzida) com aplicação de força em sentido rotacional[32]. Assim, o desenvolvimento desses componentes pode ser considerado importante para o desempenho competitivo nessas modalidades. Contudo, poucos foram os estudos longitudinais desenvolvidos com lutadores[10,36].

Com o objetivo de verificar o efeito do treinamento de equilíbrio sobre a força isocinética e o equilíbrio em atletas de judô, Heitkamp et al.[36] submeteram 10 atletas de judô do sexo masculino (idade: 28 ± 5 anos; estatura: 180,0 ± 5,6cm; massa corporal: 82 ± 17kg; prática de judô: 16,0 ± 5,8 anos) e 10 do sexo feminino (idade: 24,0 ± 6,2 anos; estatura: 165 ± 5,6cm; massa corporal: 60,0 ± 6,9kg; prática de judô: 8,4 ± 6,9 anos). Os atletas foram avaliados antes e após o treinamento quanto: (1) ao equilíbrio – (a) em uma plataforma com oscilação, determinando o número de toques em 30s, e (b) tempo de sustentação com apenas um pé de contato com a superfície de uma base de 1,9cm de largura e 60cm de comprimento e sem contato com o solo; (2) à força – (a) isocinética, na posição sentada, com velocidade de movimento concêntrico e excêntrico a 60 graus $\cdot$ $s^{-1}$ e 120 graus $\cdot$ $s^{-1}$; (b) isométrica, a 60 graus para os extensores e a 30 graus para os flexores em relação à posição de extensão total, com duração de 5s.

O treinamento de equilíbrio foi conduzido duas vezes por semana, durante 6 semanas, com duração de 25 minutos por sessão. Um pedal era utilizado no aquecimento e uma superfície com rolo era utilizada para o treinamento de equilíbrio dinâmico, com diâmetro progressivamente menor. O rolo permitia movimentos anteroposteriores e para as laterais. Para o equilíbrio estático eram utilizados uma espécie de peão, colchonete e bola suíça. Para aumentarem a dificuldade, os atletas conduziam a tarefa com os olhos fechados ou tinham de arremessar e segurar uma bola enquanto se exercitavam nesses equipamentos. O equilíbrio na plataforma com oscilação aumentou para os dois grupos, com redução do número de toques de 18,0 ± 4,4 para 14,0 ± 3,7 (25% de melhora) para os homens e de 20,0 ± 3,8 para 16,0 ± 3,7 (23% de aperfeiçoamento) para as mulheres. O tempo de sustentação com apenas uma perna aumentou para os dois lados em 113% (37,9 a 80,7s) nos homens e 132% (22,9 a 53,0 s) nas mulheres. No modo isométrico, o ganho de força dos extensores foi de 31% (lado direito) e 27% (lado esquerdo) para os homens e de 27% (lado direito) e 28% (lado esquerdo) para as mulheres. Os ganhos nos flexores foram de 35% (lado direito) e 27% (lado esquerdo) para os homens e de 35% (lado direito) e 34% (lado esquerdo) nas mulheres. Ganhos similares foram observados no modo isocinético, com ganhos entre 17% e 32% para flexores e extensores e redução significativa dos desequilíbrios musculares entre os lados. Como o programa de treinamento foi conduzido em tempo inferior àquele em que normalmente é observada hipertrofia, esses ganhos de força foram atribuídos à melhora nos aspectos neuromusculares. Portanto, o treinamento de equilíbrio parece resultar em transferências positivas para a força, além do esperado benefício sobre o equilíbrio. Desse modo, a inclusão desse tipo de atividade pode ser benéfica para atletas de modalidades esportivas de combate, especialmente para aqueles envolvidos com modalidades de domínio.

Em geral, o treinamento proprioceptivo envolve o trabalho em superfícies não estáveis, como plataformas que oscilam e bolas[31], e pode ser acompanhado de exercícios de força, isto é, o atleta pode realizar a atividade sobre esse tipo de superfície. Obviamente, precisa-se de bastante cuidado e atenção para evitar torções e quedas[32]. Os grupos musculares precisam ser supridos com uma quantidade adequada de atividade neuromuscular, de modo a aumentar a resistência à perturbação mecânica e melhorar a estabilização do complexo articular. Isso parece ser conseguido via aumento da amplitude do movimento (aumento da estabilidade) e direcionamento da ação para que ela ocorra rapidamente e de maneira potente[32]. Esse tipo de trabalho "ensina" os músculos agonistas e antagonistas a estabilizarem o complexo articular ativamente. Acredita-se que, em decorrência da ativação neural do tipo fásica e por sua alta frequência, esse tipo de ação não seja organizado centralmente, mas por circuitos espinhais que processam o *feedback* proprioceptivo aferente até o motoneurônio alfa. O aumento na taxa de desenvolvimento de força é, portanto, consequência do aumento da sensitividade do reflexo monossináptico de alongamento[32]. Assim, o sistema neuromuscular é capaz de ativar os músculos mais eficientemente no início do desenvolvimento de força. Do ponto de vista funcional, isso é importante para estabilizar o complexo articular em situações de instabilidade[31]. Contudo, é importante que se considere a especificidade de movimento, especialmente quanto ao ponto de desequilíbrio, dado que nas modalidades esportivas de combate a base de apoio é estável e o desequilíbrio é direcionado para o tronco do atleta, via aplicação de força em sentido rotacional. Portanto, o uso de bases estáveis, com base de suporte reduzida (apoio unipodal) e aplicação de força rotacional na região da cintura e do tronco do atleta, parece ser mais específico à demanda da luta do que o uso de bases instáveis.

## USO DO TREINAMENTO COMPLEXO

Os desempenhos agudos em tarefas envolvendo força e potência podem ser aperfeiçoados quando as ações são precedidas por estimulação tetânica artificial (isto é, estimulação elétrica) ou quando contrações musculares voluntárias são realizadas antes do exercício principal[32]. Esse aumento do desempenho de força ou potência como resposta aguda à atividade precedente tem sido denominado potencialização pós-ativação (PPA) quando o fenômeno é desencadeado por uma atividade muscular voluntária realizada antes da tarefa de força ou potência[37]. Obviamente, se o protocolo que precede a ação principal for muito fatigante ou se o tempo de intervalo for muito curto, existe a possibilidade de diminuição do desempenho[32]. Portanto, é importante o conhecimento de alguns fatores que determinam a PPA (para uma revisão sobre esses fatores, veja Hodgson et al.[38]).

Em geral, o uso de uma grande carga pré-exercício em atividade que se julgue similar à ação principal, seguido por ação balística ou típica de uma modalidade, tem recebido o nome de treinamento complexo[39] e tem sido utilizado há anos, especialmente no Leste Europeu. Esse procedimento tem sido utilizado na expectativa de que, em longo prazo, ocorram ajustes que contribuam para ações de potência, especialmente quanto ao aumento da taxa de desenvolvimento de força[38]. A manifestação do efeito positivo tem início do terceiro ao quinto minuto após a realização da atividade estimuladora voluntária, conservando-se, em média, por 10 minutos, podendo chegar até 20 minutos[38]. Essa característica duradoura da potencialização pode permitir seu aproveitamento por atletas de modalidades cuja potência é importante para o desempenho, desde que eles executem algumas séries de exercícios de força no aquecimento que antecede a sessão de treinamento ou a competição[37].

Para que a potencialização seja desencadeada, tem sido recomendada a realização de trabalhos envolvendo contrações voluntárias isométricas máximas (CVIM) com duração entre 5 e 10s, de exercícios de força dinâmica submáxima com cargas que permitam em torno de cinco repetições máximas (5RM) ou, até mesmo, sobrecarga excêntrica 5% acima do valor de 1RM dinâmico[40]. Contudo, os trabalhos envolvendo treinamento complexo ou PPA em lutadores são escassos[10], embora essa prática seja comum há algum tempo entre preparadores físicos de atletas de modalidades esportivas de combate.

Miarka et al.[41] analisaram o efeito de diferentes estímulos condicionantes sobre o desempenho no *Special Judo Fitness Test* (SJFT). Para isso submeteram, aleatoriamente, oito atletas de judô, graduados como faixa-marrom, competidores em nível estadual paranaense (idade: 19 ± 1 anos; estatura: 168,3 ± 5,4cm; massa corporal: 60,4 ± 5,0kg; tempo de judô: 6 ± 1 anos), às seguintes condições: (1) execução controle do SJFT; (b) execução do SJFT 3 minutos após 10 séries com três saltos consecutivos, partindo de uma superfície elevada (20, 40 e 60cm), saltando em direção a outra plataforma o mais rapidamente possível, com intervalos de 30s entre as tentativas; (c) execução do SJFT 3 minutos após cinco séries de uma repetição a 95% de 1RM no agachamento e 2 minutos de intervalo entre as séries; (d) execução do SJFT 3 minutos após exercícios combinados, consistindo em três séries de agachamento, com duas repetições a 90% de 1RM, seguidas por cinco saltos horizontais com as pernas unidas, com 2 minutos de intervalo entre as séries. Nesse estudo, a variável mais associada à potência muscular era o número de projeções na série A do SJFT. Para essa variável houve aumento significativo do número de projeções (6,4 ± 0,5) após a situação envolvendo pliometria em relação à situação de controle (5,7 ± 0,5), indicando que esse tipo de combinação resulta em aumento do desempenho de potência. Assim, é possível que a prática sistemática dessa condição resulte em maiores benefícios em longo prazo, quando comparada à execução em situação de controle.

Contudo, foram encontrados apenas dois estudos[22,42] que analisaram o efeito crônico do treinamento complexo em lutadores. Um dos estudos pioneiros com lutadores nessa temática é o de Villani & Vicenzo[42]. Os autores submeteram 22 atletas de judô a um treinamento de controle ou ao treinamento de *butsukari-gueiko* (isto é, entrada no parceiro com um terceiro segurando para evitar a queda), seguido por *nage-komi,* durante 5 semanas de treinamento. As sessões do exercício complexo envolviam a realização, três a quatro vezes, de duas séries de três a quatro entradas e uma projeção, conduzidas na maior intensidade possível e com recuperação completa. O desempenho (velocidade da técnica) após esse treinamento era comparado a um protocolo de treinamento tradicional do judô (*uchi-komi* levantando o parceiro; três a quatro vezes oito entradas). Os resultados indicaram aumento significativo na velocidade (14,9%) apenas no grupo submetido ao treinamento complexo, indicando que esse procedimento pode ser benéfico para o aperfeiçoamento do desempenho nas projeções do judô e, muito provavelmente, no treinamento de lutadores engajados em ações similares. Outro trabalho que indica a influência positiva crônica desse tipo de treinamento sobre o desempenho em ações de potência de modalidades esportivas de combate é o de Blais & Trilles[22], citado no tópico sobre o uso de máquinas específicas.

## CONSIDERAÇÕES FINAIS

Em geral, treinamentos que consideram a especificidade da modalidade obtêm resultados positivos quanto ao aumento de velocidade e potência. Contudo, é importante destacar o nível de habilidade do sujeito, uma vez que diversos estudos apontaram para distintos resultados segundo o estado inicial de habilidade. Ainda que diversos métodos sejam empregados comumente e/ou propagados como eficazes, os estudos atuais impossibilitam a avaliação de sua eficácia de modo conclusivo. Dentre os métodos discutidos neste capítulo, aqueles envolvendo treinamento complexo parecem ser especialmente benéficos, por utilizarem gestos específicos das modalidades. No entanto, a realização de mais estudos bem delineados, que considerem os diferentes aspectos envolvidos na melhora do desempenho, é importante para possibilitar melhor atuação dos profissionais com os métodos empregados.

### Referências

1. Fry AC, Newton RU. A brief history of strength training and basic principles and concepts. In: Kraemer WJ, Häkkinen K eds. Strength training for sport. Oxford: Blackwell Science, 2002:1-19.
2. Grivetti LE, Applegate EA. From Olympia to Atlanta: a cultural-historical perspective on diet and athletic training. J Nutr 1997; 127(5 suppl):860s-8s.
3. Poliakoff MB. Combat sports in the Ancient World – competition, violence, and culture. London: Yale University Press, 1987:202.
4. Santana JC, Fukuda DH. Unconventional methods, techniques, and equipment for strength and conditioning in combat sports. Strength Cond J 2011; 33(6):64-70.

5. Kraemer WJ, Häkkinen K. Strength training for sport. Oxford: Blackwell Science, 2002:200.
6. McGuigan MR, Wright GA, Fleck SJ. Strength training for athletes: does it really help sports performance? Int J Sports Physiol Perform 2012; 7(1):2-5.
7. Cappa A. La preparación física no existe. Conversaciones de fútbol. A Marca 2007 Nov 24; sábado, p. 24-25.
8. Ashker SE. Technical performance effectiveness subsequente to complex motor skills training in young boxers. Eur J Sport Sci 2012; 12(6):475-84.
9. Henry T. Resistance training for judo: functional strength training concepts and principles. Strength Cond J. 2011; 33(6):40-9.
10. Franchini E, Del Vecchio FB. Estudos em modalidades esportivas de combate: estado da arte. Rev Bras Educ Fís Esporte 2011; 25:67-81.
11. Franchini E, Miarka B, Matheus L, Vecchio FB. Endurance in judogi grip strength tests: comparison between elite and non-elite judo players. Arch Budo 2011; 7(1):1-4.
12. Silva BVC, Marocolo Júnior M, Simim MAM et al. Reliability in kimono grip strength tests and comparison between elite and non-elite Brazilian Jiu-Jitsu players. Arch Budo 2012; 8(2):103-7.
13. Drid P, Ostojic S, Vujkov S, Purkovic S, Trivic T, Stojanovic M. Physiological adaptations of a specific muscle-imbalance reduction training programme in elite female judokas. Arch Budo 2011; 7(2):61-4.
14. Santos SG, Krebs RJ. A técnica de preferência e desvios posturais em judocas. Rev Educ Fís/UEM. 1995; 1(6):18-27.
15. Voigt M, Klausen K. Changes in muscle strength and speed of an unloaded movement after various training programmes. Eur J Appl Physiol 1990; 60(5):370-6.
16. Olsen PD, Hopkins WG. The effect of attempted ballistic training on the force and speed of movements. J Strength Cond Res 2003; 17(2):291-8.
17. Dinn NA, Behm DG. A comparison of ballistic-movement and ballistic-intent training on muscle strength and activation. Int J Sports Physiol Perform 2007; 2(4):386-99.
18. Zacho M, Sorensen H, Bangsbo J, Andersen L. Changes in muscle MHC-composition and kicking performance after heavy resistance training in taekwondo athletes. In: Marconnet P, Gaulard J, Margaritis I, Tessier F. eds. Book of abstracts, First Annual Congress, Frontiers in Sport Science, The European Perspective. May 28-30, Nice, France, 1996.
19. Beraud P, Gahery Y. Relationships between the force of voluntary leg movements and the associated postural muscles. Neurosci Lett 1995; 194:177-80.
20. Jakubiak N, Saunders DH. The feasibility and efficacy of elastic resistance training for improving the velocity of the Olympic Taekwondo turning kick. Int J Sports Physiol Perform 2008; 22(4):1194-7.
21. Leplanquais F, Cotinaud M, Lacouture P. Propositions pour une musculation specifique: exemple du judo. Cinesiologie 1994; 34(160):80-6.
22. Blais L, Trilles F. The progress achieved by judokas after strength training with a judo-specific machine. J Sports Sci Med 2006; Combat Sports Special Issue: 132-5.
23. Blais L, Trilles F, Lacouture P. Validation of a specific machine to the strength training of judokas. J Strength Cond Res 2007a; 21(2):409-12.
24. Blais L, Trilles F, Lacouture P. Three-dimensional joint dynamics and energy expenditure during the execution of a judo throwing technique (Morote Seoï Nage). J Sports Sci 2007b; 25(11):1211-20.
25. Smith MS, Dyson RJ, Hale T, Janaway, L. Development of a boxing dynamometer and its punch force discrimination efficacy. J Sports Sci 2000; 18(6):445-50.

26. Villani R, Preli A. Test for the evaluation of the special force in the boxing. In: Müller E, Schwameder H, Zallinger G, Fastenbauer V eds. Book of Abstracts of the 8th Annual Congress of the European College of Sport Science: 2003 Jun 9-12. Salzburg-Austria, 2003.
27. Iteya M, Yanagisawa H, Watanabe R et al. Characteristics of hikite power in elite women judo players. Bul Ass Sci Studies Judo 2005; report X:57-64.
28. Perrot C, Deviterne D, Perrin PH. Influence of training on postural and motor control in a combative sport. J Hum Mov Stud 1998; 35:119-36.
29. Perrin P, Deviterne D, Hugel F, Perrot C. Judo, better than dance, develops sensorimotor adaptabilities involved in balance control. Gait Posture 2002; 15:187-94.
30. Yoshitomi SK, Franchini E. Aspectos motores: controle postural e equilíbrio no judô. In: Franchini E. Judô: desempenho competitivo. 2. ed. Barueri: Editora Manole, 2010:265-86.
31. Gallhofer A. Proprioceptive training: considerations for strength and power production. In: Komi PV. Strength and power in sport. Oxford: Blackwell Science, 2003:331-42.
32. Franchini E, Vecchio FB. Preparação física para atletas de judô. São Paulo: Phorte Editora, 2008:183.
33. Zukowski N. Performance results in judo and differential reaction time. Biol Sport 1989; 6(2):161-7.
34. Bratic M, Radovanovic D, Ignjatovic A, Bojic I, Stojilikovic N. Changes in the muscular outputs of young judoists during resistance exercise performed on unstable equipment: a case study. Arch Budo 2012; 8(1):7-12.
35. Yoshitomi SK, Tanaka C, Duarte M, Lima F, Morya E, Hazime F. Respostas posturais à perturbação externa inesperada em judocas de diferentes níveis de habilidade. Rev Bras Med Esporte 2006; 12(3);159-63.
36. Heitkamp HC, Mayer F, Fleck T, Horstmann T. Gain in thigh muscle strength after balance training in male and female judokas. Isokinet Exerc Sci 2002; 10(3):199-202.
37. Ferreira SL, Panissa VL, Miarka B, Franchini E. Postactivation potentiation: effect of various recovery intervals on bench press power performance. J Strength Cond Res 2002; 26:739-44.
38. Hodgson M, Docherty D, Robbins D. Post-activation potentiation – underlying physiology and implications for motor performance. Sports Med 2005; 35(7):585-95.
39. Ebben WP. Complex training: a brief review. J Sports Sci Med 2002; 2(1):42-6.
40. Doan BK, Newton RU, Marsit JL et al. Effects of increased eccentric loading on bench press 1 RM. J Strength Cond Res 2002; 16(1):9-13.
41. Miarka B, Del Vecchio FB, Franchini E. Acute effects and postactivation potentiation in the special judo fitness test. J Strength Cond Res 2011; 25:427-31.
42. Villani R, Vincenzo VD. Increase of the speed of judo throwing techniques using a specific contrast method. In: Meeusen R, Duchateau J, Roelands B et al, edits. Book of Abstracts of the 7th Annual Congress of the European College of Sport Science: 2012 Jul 4-7, Bruges-Belgium; 2012:1162.

# Capítulo 8

## Ciclismo de Estrada: Características da Modalidade e Orientações para Controle da Carga no Treinamento

Reginaldo Gonçalves

### INTRODUÇÃO

As demandas fisiológicas do ciclismo de estrada são únicas no esporte, pois ao longo de uma temporada o ciclista é submetido a enormes cargas de treinamento e a inúmeras competições. As competições com largada em massa são caracterizadas por mudanças aleatórias na velocidade ou intensidade, dependendo da topografia do terreno ou das táticas adotadas pelas equipes, enquanto nas competições contrarrelógio* individual ou por equipe os ciclistas precisam gerar a maior potência média para uma dada distância[1]. Além da alta demanda fisiológica, o desempenho no ciclismo de estrada pode ser influenciado por fatores antropométricos, como massa corporal e área frontal do ciclista[2], fatores ambientais, como temperatura ambiente, umidade relativa do ar[3], altitude e vento[4], e fatores mecânicos, como a resistência causada pelo tipo de bicicleta, rodas e pneus[5].

A identificação da duração e da frequência das cargas de treinamento exigidas no ciclismo de estrada nas categorias elite e profissional não é tarefa muito complexa. No entanto, torna-se um grande desafio para os treinadores a identificação das intensidades e seu controle nos treinamentos e competições. Com o uso cada vez mais comum de monitores de frequência cardíaca e medidores de potência para monitorização e controle da intensidade no ciclismo, podem ser

*Contrarrelógio: competição de ciclismo em que uma dada distância é percorrida individualmente pelos ciclistas com tomadas de tempo.

mais bem identificadas as exigências de intensidade das competições na tentativa de estabelecer critérios apropriados para a prescrição dos treinamentos[4,6,7].

Portanto, neste capítulo serão apresentadas as características antropométricas e fisiológicas do ciclista e as características das cargas em competição e serão discutidas brevemente as opções de variáveis para controle e do treinamento no ciclismo de estrada.

## CARACTERÍSTICAS PRINCIPAIS DO CICLISMO DE ESTRADA

Os ciclistas profissionais e de elite chegam a percorrer entre 30.000 e 35.000km por ano em treinamentos e competições, sendo comuns competições de 1 dia e competições por etapas que duram 1, 2 e até 3 semanas. No total, os ciclistas de classe mundial chegam a participar de aproximadamente 100 competições por ano. No Brasil, são comuns as competições de 1 dia e competições por etapas que duram até 1 semana, com os ciclistas de elite chegando a participar de mais de 60 competições por ano.

As competições por etapas abrangem as etapas mais planas, as etapas de contrarrelógio individual ou por equipes e as etapas de montanha.

As etapas planas são longas e percorridas em alta velocidade média (45 a 50km/h) devido à diminuição da resistência do ar ocasionada pelo compacto grupo de ciclistas. As intensidades < 70%, de 70% a 90% e > 90% do $VO_2$máx nessas competições são mantidas por, aproximadamente, 70%, 25% e 5% do tempo total[8]. Outro modo de caracterizar as etapas planas consiste em considerar aquelas com distâncias em subida menores do que 13km e ascensão total abaixo de 800m[7].

As etapas de contrarrelógio variam de poucos quilômetros até 50 ou 60km, com os ciclistas mantendo cerca de 90% do $VO_2$máx e uma média de 350 watts por 1 hora ou mais[9].

As etapas de montanha podem ter distâncias acima de 200km e incluir várias montanhas com variados percentuais de inclinação e altitudes moderadas. Vários períodos de subidas, entre 30 e 60 minutos, são percorridos com intensidades de 90% do $VO_2$máx ou acima, potências relativas de 6 watts $\cdot$ $kg^{-1}$ e cadências de pedaladas de cerca de 70rpm. Padilla et al.[7] consideram as etapas de média montanha como aquelas com distâncias de 13 até 35km em subida e ascensão entre 800 e 2.000m e as de alta montanha aquelas com mais de 35km de subida e ascensão acumulada acima de 2.000m.

## CARACTERÍSTICAS ANTROPOMÉTRICAS DOS CICLISTAS DE ESTRADA

A identificação das características antropométricas e fisiológicas de atletas de elite é importante por tornar possível o estabelecimento dos pré-requisitos para o sucesso em nível mundial na modalidade. No ciclismo, embora as características antropométricas possam diferir de acordo com a especialidade do ciclista (especialista em provas planas, contrarrelógio ou montanhas), os mais bem-sucedidos nas provas de estrada têm características padrões semelhantes às dos especialistas em contrarrelógio: cerca de 180cm de estatura e 70kg, com percentual de gordura de 8% a 10%[9]. Em ciclistas participantes das voltas da França e da Espanha, foram encontradas médias de estatura, massa corporal e percentual de gordura de 177cm, 68,6kg e 8,1%, respectivamente[8]. Lee et al.[11] encontraram, em ciclistas de estrada de elite australianos, médias de estatura, massa corporal e percentual de gordura de 184cm, 74,7kg e 7,9%, respectivamente. Ciclistas sub-23 australianos (20,9 anos de idade) apresentaram estatura e massa corporal médias de 177cm e 69,8kg[4].

## CARACTERÍSTICAS FISIOLÓGICAS DOS CICLISTAS DE ESTRADA

Potências máximas de 450 a 500W em protocolos de testes de esforço progressivo com estágios curtos, de 1 minuto, são comuns em ciclistas de estrada. Valores médios de $VO_2$máx de 5,0 a 5,5L · $min^{-1}$ ou 70 a 80mL · $kg^{-1}$ · $min^{-1}$ são também comuns[9]. Em virtude das longas durações e intensidades das competições, altos limiares anaeróbios são requeridos. Valores médios de 90% do $VO_2$máx são encontrados, de acordo com o método utilizado[9]. Amann, Subudhi & Foster[10] encontraram, em ciclistas de elite americanos, que o limiar ventilatório foi melhor preditor do desempenho em um contrarrelógio simulado de 40km do que o limiar de lactato. O Quadro 8.1 apresenta as características fisiológicas de ciclistas encontradas em alguns estudos.

Em razão da confusão existente nas pesquisas científicas quanto ao nível dos ciclistas de estrada, Jeukendrup, Craig & Hawley[5] propuseram uma classificação unificada da terminologia para descrever o estado do treinamento dos ciclistas (Quadro 8.2). A classificação foi feita com base na quantidade de treinamento

**Quadro 8.1** Características fisiológicas de ciclistas de estrada de elite/profissionais

| | Jeukendrup et al.[5] | Padilla et al.[7] | Lee et al.[11] | Lounana et al.[12] |
|---|---|---|---|---|
| $VO_2$máx (mL · kg$^{-1}$ · min$^{-1}$) | 75 a 90 | – | 73,0 | 72,3 |
| Potência máx (watts · kg$^{-1}$) | 6,5 a 8,0 | 6,3 | 5,8 | 6,32 |
| FC máx (bpm) | – | 194 | 191 | 187 |
| LAn (% do $VO_2$máx) | – | 87,2 | 88 | – |
| LAn (% da potência máx) | – | 87 | 81 | – |
| FC LAn (bpm) | – | 178 | 170 | – |
| Economia (watts · $LO_2$/min) | 78 | – | 86 | – |

LAn: limiar anaeróbio.

**Quadro 8.2** Critérios para classificação de ciclistas de estrada como treinados, bem-treinados, elite e de classe mundial (adaptado de Jeukendrup, Craig & Hawley[5])

| Categoria | Treinados | Bem-treinados | Elite | Classe mundial |
|---|---|---|---|---|
| | | **Estado de treinamento e competições** | | |
| Frequência de treinamento | 2 a 3×/semana | 3 a 7×/semana | 5 a 8×/semana | 5 a 8×/semana |
| Duração de treinamento | 30 a 60min | 60 a 240min | 60 a 360min | 60 a 360min |
| Tempo de treinamento | 1 ano | 3 a 5 anos | 5 a 15 anos | 5 a 30 anos |
| Competições/ano | 0 a 10 | 0 a 20 | 50 a 100 | 90 a 100 |
| *Ranking* UCI | – | – | Entre 2.000 | Entre 200 |
| | | **Variáveis fisiológicas** | | |
| Wmáx (W) | 250 a 400 | 300 a 450 | 350 a 500 | 400 a 600 |
| Wmáx (W · kg$^{-1}$) | 4,0 a 5,0 | 5,0 a 6,0 | 6,0 a 7,0 | 6,5 a 8,0 |
| $VO_2$máx (L · min$^{-1}$) | 4,5 a 5,0 | 5,0 a 5,3 | 5,2 a 6,0 | 5,4 a 7,0 |
| $VO_2$máx (mL · kg · min$^{-1}$) | 64 a 70 | 70 a 75 | 72 a 80 | 75 a 90 |
| Economia (W · L · min$^{-1}$) | 72 a 74 | 74 a 75 | 76 a 77 | > 78 |

e nas características de variáveis fisiológicas, embora os autores destaquem que uma classificação deve ser considerada separada da outra. Como exemplo, um ciclistas de classe mundial com um $VO_2$máx muito alto pode ser classificado até mesmo como "destreinado", caso não realize qualquer treinamento por longo período de tempo.

Além de buscar uma melhora nas variáveis fisiológicas que determinam o rendimento do ciclista, deve-se procurar diminuir as resistências que se opõem ao deslocamento do ciclista, como a resistência ao rolamento, provocada pelo atrito dos pneus com o solo, a resistência da gravidade, quando se pedala em subidas, e a resistência aerodinâmica. Esta última pode representar até 80% da produção de potência gerada pelo ciclista quando a velocidade é de $29km \cdot h^{-1}$[13].

## AVALIAÇÃO DA CARGA NAS COMPETIÇÕES

Embora o ciclismo de estrada seja classificado como uma modalidade de predominância aeróbia de longa duração, a caracterização da carga em competições é indispensável para melhor compreensão das necessidades de treinamento. Há muito se sabe que os três componentes principais do rendimento das modalidades de resistência de longa duração são o consumo máximo de oxigênio, o limiar anaeróbio e a economia de movimento[14]. A quantidade ou volume de treinamento que deve ser dedicada a cada uma dessas variáveis ainda permanece uma incógnita, embora uma sessão semanal para cada uma delas pareça ser o mais usual. Enquanto treinar nas intensidades correspondentes ao consumo máximo de oxigênio e limiar anaeróbio é relativamente fácil após a realização de testes específicos para identificá-las, o treinamento para melhora da economia de movimento parece ser uma tarefa mais complexa. A relação produção de potência em watts pelo consumo de oxigênio em litros por minuto é a forma mais comum de apresentar a economia de movimento no ciclismo. Em situação de campo, podemos considerar a relação de um dado percentual do consumo de oxigênio de reserva para um mesmo percentual da frequência cardíaca (FC) de reserva para tentar estabelecer a economia de movimento no ciclismo[12].

Várias tentativas de monitoramento da intensidade e duração dos treinos e competições têm sido feitas, baseadas na frequência cardíaca, na potência e em uma abordagem que integra a FC e a duração do esforço (TRIMP – *training impulse*).

Um estudo realizado com 18 ciclistas durante as voltas da França e da Espanha registrou a FC correspondente a quatro intensidades, baseadas em testes de laboratório com medida direta de consumo de oxigênio[8]. As intensidades foram divididas em anaeróbia (AN) – > 90% do $VO_2$máx; aeróbia intensa (AI) – entre 70% e 90% do $VO_2$máx; aeróbia moderada (AM) – de 50% a 70% do $VO_2$máx; e recuperação (RE) – < 50% do $VO_2$máx. O Quadro 8.3 mostra os resultados.

Foram encontradas diferenças significativas no percentual de tempo das intensidades AN, RE e na FC média entre as etapas planas e de montanha. Como era de se esperar, devido às durações menores, as etapas de montanha e de contrarrelógio individuais resultaram em maiores percentuais de tempo nas intensidades AN, AI, AM, RE e na FC média, quando comparadas com as etapas planas e de montanha.

Os dados referentes à Volta da Espanha encontrados nesse estudo foram similares aos da Volta da França. Foram encontradas diferenças entre as duas voltas apenas no percentual de tempo na intensidade RE nas etapas de montanha (maior percentual de tempo na Volta da Espanha).

Esse estudo concluiu que o ciclismo de estrada profissional é um esporte de longa duração e alta intensidade, com grande participação do denominado metabolismo aeróbio intenso (entre 70% e 90% do $VO_2$máx) e considerável participação do metabolismo anaeróbio. Em cerca de 32% (etapas planas) a 40% (etapas de montanha) do tempo, os ciclistas pedalaram com intensidades > 70% do $VO_2$máx. Os autores destacam a necessidade de os ciclistas possuírem altos

**Quadro 8.3** Tempo e porcentagem de participação em diferentes intensidades de exercício na Volta da França durante etapas planas, de montanha e de contrarrelógio individual (adaptado de Fernandez-Garcia et al.[8])

| | FC média (bpm) | Tempo total (min) | % anaeróbio | % AI | % AM | % RE |
|---|---|---|---|---|---|---|
| Volta da França (média) | 134,8 +18,8 | 259 119 | 16,79 | 29,17 | 31,98 | 25,24 |
| Etapas planas | 125,7 13,7 | 298 64,3 | 7,48 | 29,46 | 36,08 | 26,96 |
| Etapas de montanha | 134,6 9,9 | 300 120,6 | 14,79 | 36,03 | 33,06 | 16,10 |
| Etapas CRI | 165,5 11,6 | 52,25 29,8 | 54,69 | 38,97 | 6,24 | 0,08 |

CRI: contrarrelógio individual; AI: aeróbia intensa; AM: aeróbia moderada; RE: recuperação.

$VO_2$máx e limiares anaeróbios. Enfatizam ainda as limitações do uso da FC para esse tipo de estudo. A FC pode ser afetada pela temperatura, desidratação, depleção de glicogênio e adaptações ao treinamento; portanto, é possível que o tempo em cada intensidade possa ter sido subestimado ou superestimado. Enquanto altas temperaturas e desidratação elevam a FC, a depleção de glicogênio e a adaptação ao treinamento a abaixam. Os autores desse estudo acreditam que a magnitude do erro tenha sido minimizada porque os ciclistas geralmente mantêm níveis adequados de hidratação e alimentação, o que minimiza efeitos na temperatura corporal e na depleção de glicogênio, respectivamente. Além disso, é improvável que os ciclistas tenham tido um "efeito de treinamento" que possa afetar a FC, já que são atletas de alto nível.

Um estudo que também utilizou a FC para avaliar a intensidade de 17 ciclistas em ao menos uma das grandes voltas ciclísticas (França, Itália ou Espanha) baseou-se nos percentuais da FC máxima, da FC no limiar anaeróbio e da FC no início da acumulação do lactato sanguíneo[7]. Um teste em cicloergômetro foi realizado com potência inicial de 110W, com aumento de 35W a cada 4 minutos com intervalos de 1 minuto para coleta de lactato. O início da acumulação de lactato sanguíneo (em inglês OBLA – *Onset of Blood Lactate Acumulation*) foi identificado por interpolação na curva de lactato para produção de potência, tomando como base a potência para uma concentração de lactato de $4mmol \cdot L^{-1}$ de sangue. O limiar de lactato individual (LAn) foi identificado na curva de lactato para produção de potência quando a intensidade do exercício resultava em aumento de lactato sanguíneo de $1mmol \cdot L^{-1}$ acima dos valores de lactato medidos em uma potência entre 40% e 60% da potência aeróbia máxima. Os dados dos testes realizados em laboratório foram utilizados para obtenção de uma relação de FC para produção de potência por meio de uma equação de regressão linear. A produção de potência durante as competições foi então estimada a partir dessa equação. Foi também utilizado o TRIMP (*training impulse*), um marcador que integra a carga de treinamento ou de competição com base na FC e na duração do treino ou competição. A equação para o cálculo do TRIMP é: $A \times B \times C$; onde A é o tempo de treinamento ou competição em minutos, B é calculado pela equação (FC média do treino ou competição – FC basal)/(FC máxima – FC basal) e C é igual a $0{,}64 \times e^{1{,}92B}$, sendo $e = 2{,}712$. Os valores médios de intensidade e duração encontrados durante as competições são apresentados no Quadro 8.4.

**Quadro 8.4** Respostas de variáveis fisiológicas e mecânicas durante competição em etapas planas, semimontanhosas e montanhosas em voltas ciclísticas (adaptado de Padilla et al.[7])

| Variáveis | Etapas planas (n = 125) | Etapas semimontanhosas (n = 99) | Etapas montanhosas (n = 86) |
|---|---|---|---|
| FC (bpm) | 119 ± 10 | 130 ± 9* | 135 ± 9*# |
| %FCmáx | 51 ± 7 | 58 ± 6* | 61 ± 5*# |
| %FC OBLA | 57 ± 8 | 65 ± 7* | 69 ± 6*# |
| %FC LAn | 65 ± 10 | 74 ± 11* | 79 ± 9*# |
| Potência (W) | 192 ± 45 | 234 ± 43* | 246 ± 44* |
| %Wmáx | 45 ± 9 | 53 ± 8* | 57 ± 8*# |
| TRIMP | 156 ± 31 | 172 ± 31* | 215 ± 38*# |

Valores representam a média ± desvio padrão: n: número de competições registradas; FC: frequência cardíaca em batimentos por minuto; OBLA: início da acumulação de lactato sanguíneo; potência: potência estimada em watts; %Wmáx: percentual da potência medida em teste de laboratório; TRIMP: *training impulse*.
*Significativamente diferente de etapas planas.
#Significativamente diferente de etapas semimontanhosas.

Mesmo com velocidades médias mais baixas, as etapas montanhosas são fisiologicamente mais exigentes devido aos 2 a 5 mil metros de ascensão vencidos pelos ciclistas. A quantidade do TRIMP também foi significativamente maior nas etapas de montanha em comparação com as etapas de média montanha e etapas planas. A carga de treinamento avaliada pelo TRIMP pode ser útil para estabelecer programas de treinamento e de preparação pré-competição.

Os autores argumentam que, mesmo que a FC seja considerada variável e sujeita a alterações por fatores alheios à intensidade durante o ciclismo de estrada, o perfil das competições pode ser determinado por essa variável. O valor médio de 246W estimado nas etapas montanhosas é quase idêntico aos 240W medidos com o aparelho SRM (*Schoberer Rad Messtechnik*) Training System durante uma etapa montanhosa na Volta da França por Jeukendrup & Van Diemen[15]. Embora o *drift* cardiovascular, caracterizado por aumento da FC após cerca de 20 a 25 minutos de exercício contínuo, possa induzir erros de estimativa na potência gerada pelos ciclistas a partir da FC, este efeito pode ser minimizado pelo hábito da boa hidratação adotado pelos ciclistas profissionais e de elite. Padilla et al.[7] concluíram com esse estudo que as variáveis FC máxima, FC no OBLA, FC no limiar anaeróbio e o TRIMP refletem a intensidade e a carga do exercício, possibilitando uma caracterização precisa dos diferentes tipos de etapas das competições de ciclismo profissional.

Em estudo de Ebert et al.[4] foram coletados dados de 31 ciclistas da categoria sub-23 durante 6 anos da competição Tour Down Under, totalizando 207 competições monitoradas. Essa competição é composta por seis etapas, sendo quatro de estrada (planas ou de montanha) e duas de circuito de rua (2 a 4,5km por volta). Um teste máximo em laboratório foi previamente realizado e, durante a competição, foram registrados a distância, o tempo, a potência distribuída em diferentes zonas e a FC. Os dados coletados são apresentados no Quadro 8.5.

Ebert et al.[4] argumentam que a menor produção de potência encontrada no estudo por eles realizado, quando comparado com outros estudos, pode ter ocorrido porque as competições avaliadas foram realizadas no verão australiano. Ao pedalar em condições de forte calor, é provável que a produção de potência diminua, conforme foi sugerido anteriormente. Esse talvez seja um forte argumento a favor do uso da FC no ciclismo de longa duração, considerando-se que, em condições de estresse térmico, a FC e a percepção subjetiva de esforço (PSE) tendem a se manter, enquanto a produção de potência tende a diminuir. Infelizmente, a FC foi registrada nesse estudo, mas não foi apresentada nas seções resultados e discussão para efeito de comparação com a produção de potência. Os autores destacam que a produção de potência média não reflete a realidade da grande variação aleatória

**Quadro 8.5** Características de diferentes tipos de etapas no Tour Down Under (adaptado de Ebert et al.[4])

| | **Circuito (n = 67)** | **Plano (n = 38)** | **Montanha (n = 37)** |
|---|---|---|---|
| Distância (km) | 68,2 ± 24,7*# | 146,9 ± 9,8 | 156,8 ± 12,6 |
| Tempo médio (min · $s^{-1}$) | 89,3 ± 34,7*# | 224,7 ± 17,6 | 237,8 ± 27,6 |
| Potência média (W) | 262 ± 30*# | 188 ± 30 | 203 ± 32† |
| Potência média relativa (W · $kg^{-1}$) | 3,8 ± 0,4*# | 2,7 ± 0,4 | 2,9 ± 0,4† |
| Cadência média (rpm) | 77 ± 6*# | 67 ± 6 | 71± 6† |
| Velocidade média (km · $h^{-1}$) | 44,9 ± 1,2*# | 38,0 ± 2,2 | 38,4 ± 2,2 |
| % tempo abaixo de 100W | 35,2 ± 5,2# | 37,6 ± 5,6 | 33,1 ± 6,4† |
| % tempo acima de 7,5W · $kg^{-1}$ | 15,5 ± 4,1*# | 3,5 ± 1,4 | 3,8 ± 1,7 |

*Etapa de montanha significativamente diferente de circuito ($p < 0,05$).
# Etapa plana significativamente diferente de circuito ($p < 0,05$).
† Etapa de montanha significativamente diferente de etapa plana ($p < 0,05$).

de intensidade que ocorre no ciclismo de estrada. Ao relatarem variações na produção de potência entre 0 e 1.665W no próprio estudo, salientam que a natureza variável do ciclismo torna-se um grande desafio para os treinadores. A maior parte do tempo os ciclistas mantiveram cadências de 81 a 100rpm (desconsiderando as descidas, quando os ciclistas não pedalam) para potências de 100 a 400W.

O perfil de duração e distância das competições no estudo de Ebert et al.[4], dentre os estudos supracitados, parece ser o que mais se assemelha às competições brasileiras. No entanto, até a finalização do presente texto, não se tem conhecimento de investigação dessa natureza realizada em competições brasileiras.

## VARIÁVEIS DE CONTROLE DA CARGA NOS TREINAMENTOS DO CICLISMO DE ESTRADA

O desempenho de alto rendimento no esporte depende de um processo rigoroso de treinamento de vários anos, composto por elevadas cargas de treinamento, que devem ser individualizadas com base em constantes avaliações. Portanto, torna-se essencial a divisão do sistema de treinamento esportivo em subsistemas de planejamento, execução e controle. A discussão detalhada desses subsistemas não cabe aqui, mas pode ser encontrada em outra referência[16]. Somente será enfatizada aqui a necessidade de que o planejamento e a execução dos treinamentos se baseiem nas variáveis adequadas para seu controle.

Nesse sentido, complementando os estudos citados anteriormente, que utilizaram a FC e a produção de potência como variáveis para identificação e caracterização das intensidades de competição no ciclismo, alguns estudos sobre essas variáveis para o controle do treinamento no ciclismo serão abordados a seguir. Tatterson et al.[3] obtiveram resultados interessantes ao submeter 11 ciclistas da seleção australiana de ciclismo a dois testes de 30 minutos com temperaturas de 23 e 32ºC. Os resultados apontaram a FC como a variável mais adequada para controle de treinamento no ciclismo. A potência média produzida nos 30 minutos de teste foi 6,5% mais baixa, enquanto a temperatura da pele, a taxa de sudorese e a FC foram mais altas na condição de 32ºC. A concentração de lactato sanguíneo foi mais alta nos primeiros 10 minutos e mais baixa após esse tempo na condição de 32ºC. A PSE foi maior em alguns momentos na condição de 32ºC, mas foi igual ao final dos 30 minutos nas duas condições. Como é impossível realizar um estudo cego em relação à temperatura ambiente, a PSE pode ter sido influenciada por fatores psicológicos. A temperatura aumentada da pele, bem como o maior estresse cardiovascular, é importante determinante da PSE e, possivelmente, do desempenho no exercício. Isso sugere que o desempenho no exercício está relacionado com fatores associados à termorregulação e não está limitado pela capacidade metabólica. Esse argumento parece favorável à utilização da FC como variável de controle de treinamentos de longa duração no ciclismo em ambientes quentes, como é o caso dos países tropicais.

Em estudo realizado em nosso laboratório[17], 10 ciclistas treinados ($VO_2$máx 64,1 ± 8,86mL · $kg^{-1}$ · $min^{-1}$) pedalaram por 90 minutos com a FC estável no ponto de deflexão da frequência cardíaca (PDFC) determinada pelo método de Conconi. A FC no PDFC correspondeu a 87,49% da FC máxima e pôde ser mantida pelos 90 minutos por todos os ciclistas. A produção de potência diminuiu a partir do 30º minuto. A alta potência produzida no início do exercício ocorreu, provavelmente, devido à aceleração inicial necessária para se alcançar a FC-alvo nos primeiros 5 minutos do exercício. A partir do 30º minuto, a produção de potência não se alterou significativamente, o mesmo ocorrendo com o lactato sanguíneo e com a temperatura média do corpo (TMC)[17]. É provável que essa redução da produção de potência a partir do 30º minuto em comparação com o quinto minuto possa estar associada ao aumento na TMC. Uma correlação negativa e significativa ocorreu entre a produção de potência e a TMC ($r = -0{,}86$). Quando a TMC aumenta, ocorre aumento do fluxo sanguíneo para a pele, com maior vasodilatação periférica e aumento da FC como um mecanismo compensatório. Como em nosso estudo a FC deveria se manter constante, ocorreu diminuição da produção de potência. Caso a produção de potência tivesse de ser mantida, a FC certamente aumentaria ao longo dos 90 minutos do exercício. Em uma situação de exercício prolongado em ambiente quente e úmido, sustentar uma produção de potência constante pode resultar em queda do desempenho ou mesmo em exaustão pelo calor.

Corroborando os achados comuns aos dois estudos supracitados, Abbiss et al.[18] verificaram o comportamento da temperatura corporal, a sensação térmica, a produção de potência, a PSE e a ativação da musculatura de membros inferiores durante um teste de tempo de 100km em laboratório com temperaturas de 34ºC e 10ºC. A produção de potência e a ativação muscular foram menores e o tempo para percorrer os 100km foi maior (181 ± 13 contra 169 ± 7min; $p < 0{,}001$) na condição de 35ºC. Houve maior aumento na temperatura média do corpo (p <

0,001) a 34ºC e igual aumento na sensação térmica nas duas condições. No entanto, os aumentos na PSE não foram diferentes nas duas condições. A produção de potência estava positiva e significativamente correlacionada com a ativação muscular ($r = 0,68$ a $0,91$; $p < 0,001$), que por sua vez estava negativa e significativamente correlacionada com a temperatura retal ($r = 0,46$ a $0,68$; $p < 0,01$). Os autores concluíram que a intensidade autosselecionada no ciclismo com duração prolongada pode ser influenciada pela temperatura ambiente, o que pôde ser evidenciado pela redução na ativação muscular e na produção de potência durante o exercício a 34ºC comparado a 10ºC. Acredita-se que essa redução na produção de potência evidencia uma redução antecipatória na ativação muscular para prevenir o alcance de uma temperatura central crítica.

A utilização da produção de potência e da FC como variáveis de controle do treinamento no ciclismo tem sido motivo de controvérsias nas investigações científicas nos últimos anos. Um artigo de Swart et al.[19] comparou o efeito de um período de 4 semanas (oito sessões) de treinamento intervalado a 80% da potência aeróbia máxima, controlado por potência e por FC, sobre variáveis fisiológicas e de desempenho. O grupo que treinou com controle da intensidade por potência (GPot) realizou, em cada sessão de treinamento, oito intervalos de 4 minutos a 80% da potência aeróbia máxima por 90 segundos de recuperação ativa. O grupo que treinou com controle da intensidade por FC (GFC) realizou o mesmo protocolo, porém mantendo a FC-alvo equivalente à FC registrada a 80% da potência aeróbia máxima. Um grupo de controle (GCon) realizou um treinamento de 40km abaixo de 70% da potência aeróbia máxima duas vezes por semana. As variáveis avaliadas antes e após o período de treinamento consistiram em medida direta do $VO_2$máx, potência máxima no teste de $VO_2$máx e um teste de desempenho em 40km contrarrelógio. O $VO_2$máx não foi diferente entre os grupos nem antes nem após o período de treinamento. A potência máxima no teste de $VO_2$máx e o desempenho no teste de 40km foram significativamente maiores no pós-teste para GPot e GFC, comparados ao GCon. A potência média e a FC média durante os intervalos de esforço dos treinamentos para GPot e GFC não foram diferentes, embora os perfis da potência e da FC tenham sido diferentes. A potência mais alta produzida no início de cada um dos intervalos de esforço do GFC para que a FC-alvo fosse alcançada foi seguida por diminuição e posterior manutenção da produção de potência. Nesse grupo, a FC aumentou por cerca de 1 minuto e depois se manteve. No GPot, a produção de potência foi relativamente constante durante cada intervalo de esforço, enquanto a FC subiu progressivamente até o final dos 4 minutos. Os autores levantam a possibilidade de os pequenos períodos de maior produção de potência no início de cada intervalo de esforço no treinamento do GFC terem ocasionado os melhores resultados no pós-teste em relação ao GPot. Embora essas diferenças não tenham sido significativas, esses valores ligeiramente mais altos do GFC poderiam ser decisivos em competições de ciclismo contrarrelógio que são definidas por diferenças de poucos segundos. Swart et al.[19] concluem que, para ciclistas bem-treinados, o treinamento baseado em potência ou FC melhora o desempenho de maneira similar.

Outro estudo semelhante, realizado com ciclistas de nível "recreacional" ($VO_2$máx de 48 a 50mL · $kg^{-1}$ · $min^{-1}$), verificou a efetividade de um período de 5 semanas de treinamento intervalado nas variáveis $VO_2$máx, limiar de lactato e um teste de desempenho em 20km contrarrelógio[20]. Onze homens e nove mulheres foram aleatoriamente distribuídos em dois grupos: grupo potência (GPot) e grupo FC (GFC). Os ciclistas realizaram uma média de 7,2 treinos intervalados, compostos de 11 intervalos de 5 minutos na potência ou na FC do limiar de lactato, com intervalos de descanso de 4 minutos. Após o período de treinamento, o $VO_2$máx não se alterou nos dois grupos, embora o tempo no teste de desempenho em 20km contrarrelógio e a potência do limiar de lactato tenham melhorado, em média, 3,5 minutos e 10%, respectivamente. Não foram encontradas diferenças significativas entre resultados dos grupos GPot e GFC, não sendo possível identificar superioridade ou vantagem no uso da potência como variável de controle da intensidade. Os autores concluem que as duas ferramentas, medidores de potência e monitores de FC, são efetivas para o controle do treinamento[20].

Alguns pesquisadores alegam ser um problema assumir que a relação FC/potência determinada por cargas progressivas em laboratório possa predizer a produção de potência de natureza estocástica durante competições de ciclismo em estrada[4]. Segundo esse raciocínio, como ocorre um atraso na resposta da FC em relação à produção de potência, é possível que uma mesma FC média seja registrada para um esforço em estado estável e também para múltiplos intervalos de esforço curtos com curtos intervalos de descanso. Alguns defensores do uso de medidores de potência para controle da intensidade de treinamento no ciclismo argumentam que existe uma "superioridade" dessa variável, uma vez que a potência reflete instantaneamente a variação da intensidade e a FC tem um atraso na resposta em relação ao esforço realizado[4,21]. No entanto, há evidências, de acordo com os resultados dos estudos aqui apresentados, de que para durações iguais ou superiores a 4 ou 5 minutos não existe superioridade do uso da potência em relação ao uso da FC em ciclistas de diferentes níveis. Na verdade, há argumentos mais favoráveis ao uso da FC, particularmente se for necessário controlar a intensidade do esforço por maiores durações e em ambientes quentes e úmidos.

Por outro lado, não são conhecidos estudos que tenham comparado a efetividade da produção de potência com a FC em intervalos de esforço inferiores a 3 minutos. Talvez essa comparação não tenha sido realizada porque parece óbvio que a produção de potência é, provavelmente, o melhor parâmetro para o controle da intensidade em esforços de duração curta e muito curta. O lapso de tempo entre o esforço realizado e a resposta da FC em intervalos inferiores a 3 minutos certamente limita sua utilização como parâmetro de controle de intensidade.

## Controle da carga nos treinamentos

O monitoramento das respostas agudas, subagudas e crônicas às cargas de treinamento pode ser realizado, respectivamente, pelos controles direto, operacional e periódico[16]:

- O controle direto é aquele utilizado durante a realização do treino, o que garante a adequada execução da carga prescrita ou monitora a resposta a essa carga. Como exemplos de variáveis para o controle direto no ciclismo de estrada temos a velocidade, a FC, a PSE e a produção de potência. Conforme enfatizado nos tópicos anteriores, a velocidade definitivamente não é uma boa variável de controle, pois fatores como vento, topografia da estrada, fatores ambientais e outros afetam de diferentes maneiras a velocidade. A PSE também está sujeita a diferentes fatores e, principalmente, sujeita a subestimação ou superestimação da carga realizada por parte do atleta. A FC e a produção de potência foram previamente discutidas, mas cabe ressaltar que, em esforços curtos de poucos segundos até cerca de 2 a 3 minutos, a produção de potência é a melhor variável de controle. Manter a produção de potência constante em treinos com intervalos de esforço curtos garante a uniformização da intensidade, fazendo com que o número de intervalos de esforço previsto possa ser realizado. Se utilizarmos a FC nessa situação, poderemos ser induzidos a produzir um alta potência inicial para alcançar a FC-alvo e depois não conseguirmos sustentar a potência inicial até o final do intervalo de esforço sem perdas significativas. Sugere-se que, em um treino intervalado, a série deva ser interrompida se a queda na produção de potência em um intervalo de esforço chegar entre 5% e 15% em relação ao primeiro intervalo[21]. A partir de 3 a 4 minutos a FC torna-se progressivamente a melhor opção, principalmente em temperaturas ambientes mais elevadas. Para durações entre 3 ou 4 minutos até cerca de 30 a 60 minutos, uma combinação de FC e produção de potência pode ser mais interessante do que o uso isolado dessas variáveis de controle[22]. A partir de 60 minutos, o número de fatores e a magnitude com que cada um deles pode afetar o rendimento do ciclista tornam a FC a melhor opção.

- O controle operacional é aquele utilizado para informar o estado do atleta para uma nova aplicação de carga, ou seja, monitora os efeitos subagudos ocasionados pelas cargas aplicadas nas sessões anteriores. Existe uma grande variedade de marcadores de fadiga, agrupados em bioquímicos, fisiológicos, psicológicos e mecânicos. Segundo Coutts et al.[23], é melhor monitorar o treinamento utilizando variáveis internas de avaliação da carga, como bioquímicos, fisiológicos e psicológicos. Marcadores internos, como razão testosterona/cortisol, hemoglobina, citocinas inflamatórias, marcadores imunológicos, creatina quinase, FC de repouso, variabilidade da FC, PSE, estados de humor e outros, têm sido amplamente pesquisados e utilizados nos esportes de alto rendimento[23-25]. Variáveis externas, como testes de desempenho, também são alvo de investigações na ciência do esporte e seu uso é bastante comum na prática do treinamento. No ciclismo, pode ser útil um teste de desempenho de 20 minutos com medida de potência, PSE e FC médias em condições laboratoriais. Uma menor produção de potência média em 20 minutos, assim como uma mesma produção de potência com maior FC ou PSE média, pode indicar que o ciclista não está recuperado das sessões de treinamento anteriores.
- O controle periódico é aquele utilizado para acompanhar as respostas crônicas ao treinamento. Avaliações de desempenho no início da temporada de treinamento e depois realizadas a períodos regulares podem indicar a necessidade de alteração do planejamento inicial. Para o ciclismo de estrada, avaliar os três componentes do rendimento previamente citados é importante: o $VO_2$máx, o limiar anaeróbio e a economia de movimento. Em ciclistas de diferentes níveis, o $VO_2$máx mantém-se relativamente constante ou aumenta ligeiramente durante períodos de semanas ou meses de treinamento[19,20]. A economia de movimento depende da medida direta do consumo de oxigênio em laboratório

ou estimada em condições de campo, o que pode ser um fator limitante para alguns ciclistas ou equipes. Sabe-se que a economia de movimento tende a aumentar à medida que os ciclistas se tornam mais experientes, já que o desempenho se mantém constante ao longo dos anos mesmo com uma diminuição progressiva do $VO_2$máx no mesmo período[26].

Dentre essas três variáveis, o limiar anaeróbio é a que apresenta a maior alteração em função do treinamento, merecendo maior atenção quanto à sua avaliação periódica. Diferentes testes podem ser utilizados para avaliar o limiar anaeróbio ou o desempenho submáximo no ciclismo[27-30]. Particularmente quando se treina com controle direto apenas pela produção de potência, testes de desempenho devem ser realizados em períodos muito curtos, visto que ao longo de uma temporada a FC se altera pouco em cada zona de intensidade, enquanto a produção de potência se altera muito[19].

Além das avaliações de desempenho, o registro das cargas de treinamento realizadas também pode ser uma importante ferramenta para o controle periódico. Uma importante variável para essa finalidade no ciclismo de estrada pode ser a potência média realizada em um mesmo percurso percorrido pelo ciclista. Diferentemente da velocidade, que está sujeita a variações devido a vento, calibragem e atrito dos pneus, pedalar no vácuo e outros, a potência registrada avalia a energia efetivamente despendida pelo ciclista para percorrer aquele percurso. Atenção especial deve ser dada às possíveis variações climáticas que podem afetar significativamente a produção de potência média em um mesmo percurso e que nem sempre representam melhora ou piora de rendimento, conforme previamente discutido.

## CONSIDERAÇÕES FINAIS

O ciclismo de estrada é uma modalidade de grande exigência física, com competições que podem durar até 21 dias, com duração média acima de 4 horas a cada dia. Apesar de na maior parte do tempo a competição ser caracterizada por um exercício de baixa a moderada intensidade, alguns dos momentos decisivos são caracterizados por intensidades altas a muito altas, com predominância clara do metabolismo anaeróbio. Essa alta demanda de duração e intensidade exige que os ciclistas de elite e profissionais tenham um perfil antropométrico e fisiológico bastante peculiar, caracterizado por baixo índice de massa corporal, baixo percentual de gordura, alto consumo máximo de oxigênio e alto limiar anaeróbio.

As características da intensidade em competições são difíceis de avaliar, já que diferentes fatores podem afetá-la, como perfil topográfico do percurso, altitude, condições ambientais, área frontal da bicicleta e do ciclista em diferentes momentos, hidratação e alimentação adequadas, táticas individuais e de equipes. Considerando apenas este último fator, por exemplo, é praticamente impossível avaliar durante toda uma competição de 4 ou 5 horas qual o efeito da diminuição da resistência do ar de acordo com a tática de uma equipe para proteger seu líder do vento. Sendo assim, torna-se difícil encontrar uma variável que se aproxime da perfeição para controle e registro da intensidade do treinamento e competição no ciclismo. O uso de monitores de potência e frequência cardíaca para o controle direto nos treinos e competições certamente possibilitou boa evolução no processo de treinamento no ciclismo de estrada. Embora os monitores de potência e FC tenham cada um suas vantagens e desvantagens, as evidências científicas e o bom senso sugerem que a utilização adequada e conjunta das duas variáveis poderá ser a melhor opção para o planejamento, a execução e o controle do treinamento no ciclismo de estrada.

## Referências


1. Mujika I, Padilla S. Physiological and performance characteristics of male professional road cycling. Sports Med 2001; 31(7):479-87.
2. Jobson SA, Nevill AM, Palmer GS, Jeukendrup AE, Doherty M, Atkinson G. The ecological validity of laboratory cycling: Does body size explain the difference between laboratory- and field-based cycling performance? J Sports Sci 2007; 25(1):3-9.
3. Tatterson AJ, Hahn AG, Martin DT, Febbraio MA. Effects of heat stress on physiological responses and exercise performance in elite cyclists. J Sci Med Sport 2000; 3(2):186-93.
4. Ebert TR; Martin DT, Stephens B, Withers RT. Power output during a professional men's road--cycling tour. Int J Sports Physiol Perform 2006; 1(4):324-35.
5. Jeukendrup AE, Craig NP, Hawley JA. The bioenergetics of world class cycling. J Sci Med Sport 2000; 3(4):414-33.
6. Gorrotxategi A, Algarra JL. Entrenar con pulsometro. Dorleta SA: Madrid, 1996. 189p.
7. Padilla S, Mujika I, Orbananos J, Santisteban J, Angulo F, Goiriena JJ. Exercise intensity and load during mass-start stage races in professional road cycling. Med Sci Sports Exerc 2001; 33(5):796-802.
8. Fernandez-Garcia B, Terrados N, Perez-Landaluce J, Rodriguez-Alonso M. Intensity of exercise during road race pro-cycling competition. Med Sci Sports Exerc 2000; 32(5):1002-6.
9. Lucia A, Hoyos J, Chicharro JL. Physiological of professional road cycling. Sports Med 2001; 31(5):325-37.

10. Amann M, Subudhi AW, Foster C. Predictive validity of ventilator and lactate thresholds for cycling time trial performance. Scand J Med Sci Sports 2006; 16:27-34.
11. Lee H, Martin DT, Anson JM, Grundy D, Hahn AG. Physiological characteristics of successful mountain bike and professional road cyclists. J Sports Sci 2002; 20:1001-8.
12. Lounana J, Campion F, Noakes TD, Medelli J. Relationship between %HRmax, HR reserve, %VO-$_2$max, and %VO$_2$ reserve in elite cyclists. Med Sci Sports Exerc 2007; 39(2):350-7.
13. Martin JC, Milliken DL, Cobb JE. Validation of a mathematical model for road-cycling power. J Appl Biomech 1998; 14:276-91.
14. Svedenhag J. Preparación de la resistência. In: Shepard & Astrand. La resistencia em el deporte. Editorial Paidotribo: Barcelona, 1992.
15. Jeukendrup A, Van Diemen A. Heart rate and exercise intensity during sports activities: practical application. Sports Med 1998; 5:303-12.
16. Szmuchrowski LA, Couto BP. Sistema integrado do treinamento esportivo. In: Samulski DM, Menzel HJ, Prado LS. Treinamento esportivo. Barueri, SP: Manole, 2013. 359p.
17. Gripp FJL, Lacerda ACR, Gonçalves R, Szmuchrowski L. Sustained, prolonged exercise at stable heart rate defined by the Deflection Point Identification Method. J Strength Cond Res 2009; 23:632-7.
18. Abbiss CR, Burnett A, Nosaka K, Green JP, Foster JK, Laursen PB. Effect of hot versus cold climates on power output, muscle activation, and perceived fatigue during a dynamic 100-km cycling trial. J Sports Sci 2010; 28(2):117-25.
19. Swart J, Lamberts RP, Derman W, Lambert MI. Effects of high-intensity training by heart rate or power in well-trained cyclists. J Strength Cond Res 2009; 23(2):619-25.
20. Robinson ME, Plasschaert J, Kisaalita NR. Effects of high intensity training by heart rate or power in recreational cyclists. J Sports Sci Med 2011; 10:498-501.
21. Allen H, Goggan AR. Training and racing with a power meter. Velopress: Boulder, 2010. 326p.
22. Vayer A. La pleine puissance en cyclisme. Polar France: Anglet, France, 2002.
23. Coutts J, Wallace LK, Slattery KM. Monitoring changes in performance, physiology, biochemistry, and psychology during overreaching and recovery in triathletes. Int J Sports Med 2007; 28(2):125-34.
24. Céline CG, Monnier-Benoit P, Groslambert A, Tordi N, Perrey S, Rouillon JD. The perceived exertion to regulate a training program in young women. J Strength Cond Res 2011; 25:220-4.
25. Smith LL. Overtraining, excessive exercise, and altered immunity. Sports Med 2003; 33(5):347-64.
26. Coyle EF. Improved muscular efficiency displayed as Tour de France Champion matures. J Appl Physiol 2005; 98:2191-6.
27. Lamberts RP, Swart J, Noakes TD, Lambert MI. A novel submaximal cycle test to monitor fatigue and predict cycling performance. Br J Sports Med 2011; 45(10):797-804.
28. Chaffin ME, Berg K, Zuniga J, Hanumanthu VS. Pacing pattern in a 30-minute maximal cycling test. J Strength Cond Res 2011; 22(6):2011-7.
29. Klika RJ, Alderdice MS, Kvale JJ, Kearney JT. Efficacy of cycling training based on a power field test. J Strength Cond Res 2007; 21(1):265-9.
30. Gonçalves R, Prado LS, Símola RAP. Blood lactate levels during continuous exercise with stable heart rate determined from Conconi Test. The FIEP Bulletin 2006; 76(Special):296-9.

# Seção III

## Recursos Ergogênicos, *Doping* e Rendimento Esportivo

# Capítulo 9

## Suplementação Nutricional para Melhora do Desempenho em Atletas: Qual a Real Necessidade?

Alexandre Sérgio Silva • Gisele Augusta Maciel Franca

### INTRODUÇÃO

O desempenho esportivo é um fenômeno notadamente multifatorial. Embora seja o treinamento físico o fator que vai promover as adaptações que levam ao aumento da capacidade de desempenho, essas adaptações dependem diretamente de descanso adequado e do aporte nutricional, além de equilíbrio emocional. O aporte nutricional é algo delicado, uma vez que os nutrientes precisam ser ingeridos de maneira precisa em termos quantitativos (calorias necessárias) e qualitativos (equilíbrio entre carboidratos, gorduras, proteínas, vitaminas, minerais e água, além de uma escolha correta dos alimentos em relação ao índice glicêmico, no caso dos carboidratos, valor biológico, no caso das proteínas, e tipo de lipídios). Deve ser considerado ainda o momento da ingestão em relação ao momento do treinamento/competição/recuperação pós-exercício.

Um artifício encontrado com a promessa de solucionar todas estas questões de modo simples consiste na suplementação nutricional ou suplementação esportiva. Esses produtos forneceriam os substratos nutricionais do tipo necessário e com tempo de absorção e disponibilização mais fácil de ser gerenciado, de modo a suprir possíveis deficiências da alimentação convencional. Muitos deles prometem, inclusive, melhoras no desempenho que não seriam obtidas com a alimentação convencional.

Todas essas promessas garantiram a disseminação e a consolidação do fenômeno da suplementação em atletas de todo o mundo, independentemente de nacionalidade, modalidade, idade e nível de desempenho competitivo. Existem relatos na literatura de prevalência de consumo de suplementos de 62% entre atletas japoneses das Olimpíadas de Londres 2010[1], 74% dos canadenses participantes das Olimpíadas de Sydney 2000[2], 76,8% de atletas universitários de Cingapura[3] e 91,1% de adolescentes atletas alemães de apenas 14 a 18 anos de idade[4].

## CONTROVÉRSIAS SOBRE A SUPLEMENTAÇÃO E DIFICULDADES NA INTERPRETAÇÃO DOS ESTUDOS CIENTÍFICOS

Apesar de ser um fenômeno consolidado entre atletas, a real eficácia dos suplementos nutricionais ainda é algo controverso. A segurança de alguns suplementos ou do uso excessivo também é motivo de discussão entre técnicos, atletas, pesquisadores e vendedores.

Apesar de alguns produtos terem efeitos ergogênicos demonstrados, os dados dos estudos não podem ser generalizados para qualquer atleta de qualquer modalidade. Por exemplo, sabe-se que a cafeína pode aprimorar o desempenho em eventos de média e longa, mas não de curta duração. Além disso, a maioria dos estudos foi conduzida com ciclistas e corredores, não promovendo evidência do potencial ergogênico em outras modalidades.

Há anos existe um grande volume de publicações científicas sobre suplementação esportiva, muitas das quais de validade e confiabilidade duvidosas. Isso torna muito difícil para quem não é pesquisador tomar decisões sobre o que lê acerca dessas pesquisas. Outra dificuldade é que alguns suplementos considerados eficazes em passado mais remoto foram declarados perigosos para a saúde tempos depois. Do mesmo modo, existem suplementos considerados ineficazes no passado que, diante de tecnologias de avaliação mais precisas recentemente, tiveram algum efeito ergogênico demonstrado. Por este motivo, sempre que necessário, este capítulo se refere às datas dos estudos, especialmente os do tipo revisão de literatura. Convida-se o leitor a interpretar as informações em função do momento em que se tornaram disponibilizadas nos periódicos científicos.

Outro elemento que precisa ser destacado é que uma prática típica da indústria da suplementação consiste em produzir produtos imediatamente depois de os primeiros ensaios mostrarem algum efeito ergogênico de alguma substância[5]. Muitos desses estudos foram realizados com modelo animal e os resultados não se confirmaram mais tarde em humanos. Em outras situações, atletas passam a usar suplementos cujo efeito ergogênico foi demonstrado em sujeitos previamente sedentários, sem que esses mesmos efeitos ocorram em pessoas treinadas.

Para proporcionar uma leitura capaz de contornar todos esses problemas, este capítulo apresenta as evidências científicas filtrando as publicações prévias com base nos seguintes argumentos:

- Apenas estudos desenvolvidos com humanos.
- Apenas estudos com atletas recreacionais ou de alto nível. Foram desconsiderados estudos com praticantes de atividades física sem fins competitivos (ginástica, musculação e outros).
- Apenas artigos publicados em revistas com fator de impacto (indicando que seus artigos são considerados e citados pela comunidade científica mundial). A base de dados *Medline* foi a preferida, embora alguns poucos artigos sejam provenientes de outras bases.

O texto deste capítulo procura levar o leitor a uma interpretação crítica dos estudos disponíveis sobre suplementos esportivos, principalmente no sentido da avaliação da real necessidade de uso, identificando as possibilidades e limitações dos produtos. Adicionalmente, o texto vai mostrar uma interessante tendência que tem sido apresentada na literatura, qual seja, a investigação de alimentos com os mesmos potenciais ergogênicos dos suplementos nutricionais.

Assim, o objetivo deste capítulo é apontar as evidências científicas quanto à eficácia e à segurança dos suplementos mais utilizados entre atletas. No final do capítulo serão indicados os alimentos que têm sido comparados com suplementos para melhora do desempenho esportivo.

Para facilitar a compreensão e o julgamento crítico do leitor, este capítulo avalia medidas nutricionais quanto ao potencial ergogênico em três seções distintas:

1) Dos suplementos esportivos que apresentam evidências científicas de seus efeitos ergogênicos.
2) Dos suplementos esportivos que têm sido utilizados por atletas sem evidências científicas ou com evidências apenas modestas quanto ao poder ergogênico.
3) Alimentos *in natura* com ação ergogênica similar à de suplementos esportivos.

# SUPLEMENTOS ESPORTIVOS COM EVIDÊNCIAS CIENTÍFICAS DE AÇÃO ERGOGÊNICA

## Carboidratos

A despeito da falta de consenso quanto à eficácia dos suplementos nutricionais, os carboidratos são uma exceção. Sua ação ergogênica tem sido muito bem demonstrada tanto no retardo da fadiga como na aceleração da recuperação.

### *Retardamento da fadiga*

O efeito ergogênico no retardamento da fadiga já foi demonstrado décadas atrás. Existem muitos relatos de retardamento da fadiga em atletas corredores e ciclistas que ingeriram carboidratos antes e/ou durante o exercício, tanto na forma de alimentos como de suplementos esportivos, como bem apresentado no estudo de revisão de Jacob & Sherman[6]. Várias instituições de pesquisa recomendam uma concentração de 6% a 8% de carboidrato diluído em água e ofertada em doses de 250mL a cada 20 minutos de exercício[5,7].

A explicação para a melhoria do desempenho mediante a ingestão de carboidratos é o retardamento na depleção do estoque de glicogênio muscular. Por este motivo, a suplementação de carboidratos só seria necessária em exercícios com duração superior a 60 minutos, quando a redução do desempenho se explica pela falta de glicogênio muscular para manter maiores intensidades no exercício.

Deve-se atentar, entretanto, para o fato de que esse efeito ergogênico é bem demonstrado para esportes cíclicos (corrida, ciclismo). A ausência de dados similares para modalidades coletivas não implica que os carboidratos não tenham ação ergogênica nesses esportes, mas é o resultado de dificuldades metodológicas sobre como avaliar a fadiga nesses esportes. O desempenho nesses esportes poderia ser avaliado pelos deslocamentos nos jogos. No entanto, esses deslocamentos são profundamente influenciados por disposição tática, nível do adversário e placar de momento na partida. Sendo assim, pelo menos até o momento, a capacidade dos carboidratos de retardar a fadiga em esporte coletivos ou acíclicos está apenas no campo da possibilidade especulativa.

### *Recuperação pós-exercício*

O estoque de glicogênio muscular é uma questão crítica para atletas, primeiramente porque 60 minutos de treinamento já podem ser suficientes para promover depleção dos estoques intramusculares. O outro problema é que a reposição desses estoques pode levar de 24 a 72 horas, ou ainda mais, se não houver uma alimentação adequada. Isso deve ser contextualizado pelo fato de que o atleta precisa repetir as sessões de treinamento em espaços de tempo menores que o tempo necessário para a ressíntese do glicogênio.

Esses fatos levaram pesquisadores a investigar estratégias para aprimorar não apenas a ressíntese do glicogênio, mas vários outros aspectos da recuperação pós-exercício. Como esperado, a conduta perante a ingestão de carboidratos mostrou-se decisiva na recuperação pós-treino. É consenso atualmente que, imediatamente após o treino (tão logo após o treino quanto se possa, de preferência até no máximo 30 minutos), deve-se ingerir algo em torno de 1,2g/kg de peso corporal de carboidratos, preferencialmente do tipo carboidratos simples de alto índice glicêmico (glicose e sucrose) e manter a ingestão a cada hora por mais 4 a 6 horas pós-treino[8]. Note-se que essa ingestão pode ser feita na forma de suplemento, mas não necessariamente, uma vez que os alimentos podem prover os mesmos benefícios.

Além de acelerar a ressíntese do glicogênio, a ingestão de carboidratos mantém glicemia e insulinemia elevadas nas horas que se seguem ao treinamento. Esses fenômenos proveem uma perspectiva de recuperação metabólica, menor dano muscular, estímulo à recuperação do tecido muscular e hipertrofia muscular[9].

## Carboidratos com proteínas

### *Retardamento da fadiga*

Uma vez bem demonstrada a atividade ergogênica dos carboidratos, estudos posteriores passaram a investigar se a adição de proteínas a bebidas à base de carboidratos promoveria algum efeito ergogênico adicional. De fato, vários estudos confirmaram que carboidratos enriquecidos com proteínas retardam a fadiga de maneira mais eficaz que apenas carboidratos. Em um deles, a adição de proteínas prolongou o exercício de 42 minutos (bebida com 6% de carboidratos) para quase 50 minutos (bebida com 3% de carboidratos + 1,2% de proteínas). O interessante desse estudo foi que, enquanto a recomendação atual é de que a bebida tenha uma concentração de 6% de carboidratos, a melhora do desempenho foi obtida quando proteínas foram adicionadas a uma concentração de apenas 3% de carboidratos[10]. Em outro estudo, não foi encontrada diferença na fadiga com o consumo de carboidratos isoladamente ou de carboidratos + proteínas, mas nesse estudo o protocolo de exercício foi um teste incremental que durou apenas 22 minutos. Isso reforça o conceito de que o efeito ergogênico dos carboidratos ocorre para exercícios de longa duração (pelo menos, próximos de 1 hora).

Independentemente de a concentração de carboidratos ser de 6% ou 3%, tanto a recomendação científica como os produtos comerciais misturam carboidratos com proteínas na proporção de quatro partes de carboidratos para cada parte de proteínas.

### *Recuperação pós-exercício*

Assim como a mistura carboidrato + proteína retarda a fadiga de maneira mais acentuada que o consumo de carboidratos isoladamente, o mesmo se poderia dizer quanto à recuperação pós-exercício. De fato, esta tem sido uma prática comum entre atletas. No entanto, assim como há quem confirme a eficácia dessa prática[11], também há quem demonstre que as proteínas não oferecem vantagem adicional aos carboidratos. Em um dos estudos em que essa questão foi investigada, diferentes composições de carboidratos + proteínas foram ingeridas após uma sessão de treinamento de longa duração; então os atletas descansaram por apenas 4 horas e realizaram outra sessão de exercício até a fadiga. Tanto carboidratos isoladamente como carboidratos + proteínas mantiveram níveis de glicemia e insulinemia mais acentuados, com vantagem para o consumo isolado de carboidrato. A despeito da melhor condição anabólica, os carboidratos foram o fator determinante, sem muita influência das proteínas[9].

### *Prevenção do* overtraining*: uma nova possibilidade para a combinação carboidratos + proteínas*

Sabe-se que um dos fenômenos mais fortemente implicados no *overtraining* é um processo inflamatório sistêmico que ocorre temporariamente após cada sessão de treinamento, mas pode tornar-se crônico em casos de recuperação (descanso, alimentação, estado psicológico) inadequada. Esse processo inflamatório é modulado por estresse oxidativo (aumento da produção de espécies reativas de oxigênio, acompanhado por redução da produção de substâncias antioxidantes). Curiosamente, a combinação carboidratos + *whey protein* foi capaz de reduzir os níveis de interleucina-6 e proteína C reativa, dois dos principais marcadores de inflamação sistêmica, 4 horas depois de um treinamento de 2 horas, seguido de recuperação de 4 horas e mais outro treinamento de 1 hora de duração[12]. Em outro experimento, os pesquisadores demonstraram redução na atividade TBARS, um importante marcador do estresse oxidativo[13]. Esses dados revelam uma nova função para a combinação carboidratos + proteínas para além do retardamento da fadiga e da recuperação pós-treino. No entanto, isso ainda precisa ser confirmado por estudos de caráter crônico, ou seja, após várias sessões de treinamento, já que nesse estudo os experimentos ocorreram em apenas 1 dia.

## Cafeína

### *Retardamento da fadiga*

Existem evidências que dão suporte ao efeito ergogênico da cafeína, mas, diferentemente dos carboidratos, os dados e estudos são menos consensuais. A principal causa desse consenso menor é que há quem defenda que os receptores farmacológicos da cafeína perdem a sensibilidade com o consumo crônico desse produto, de modo que os efeitos diminuem ao longo de semanas de suplementação.

Doses de 3 a 6mg/kg de peso corporal têm sido relatadas para retardamento da fadiga em esportes aeróbios de longa duração, esportes de raquete e esportes de alta intensidade com duração de 1 a 60 minutos[14,15]. Os atletas devem ser advertidos de que concentrações de cafeína na urina a partir de 12μg/mL são consideradas *dopping*. Essa dosagem equivale a aproximadamente três xícaras de café. Além disso, doses > 15mg/kg de peso corporal podem resultar em desidratação, o que é deletério para o desempenho físico.

Como já mencionado, o uso continuado de cafeína promove intolerância, de modo que a mesma dosagem deixa de produzir efeitos. Além disso, pode promover ainda irritabilidade, dor de cabeça, tremores e insônia. Entretanto, se o atleta interrompe o uso por alguns dias, o problema da intolerância é resolvido, de modo que, ao voltar a ingerir, baixas doses passam a ser capazes de promover os efeitos desejados.

O mecanismo proposto para o retardamento da fadiga (mas ainda não confirmado) é que a cafeína estimularia a lipólise, poupando assim o glicogênio muscular. Mas o fato de a *performance* melhorar até mesmo em protocolos com 5 minutos de duração enfraquece essa possibilidade. Sabe-se que a cafeína estimula a secreção de catecolaminas e dopamina. Esses hormônios podem explicar a melhora no desempenho por diminuição da sensação de fadiga.

### *Recuperação pós-treino*

Até o ano de 2013, efeitos ergogênicos atribuídos à cafeína seriam apenas no retardamento da fadiga. Entretanto, a cafeína é uma xantina com propriedades antioxidantes, de modo que um grupo de pesquisadores espanhóis testou o efeito de 6mg/kg de peso corporal antes de uma corrida de 15km no estresse oxidativo e no perfil inflamatório. A ingestão de cafeína promoveu aumento nos leucotrienos, neutrófilos, adrenalina, glicemia e lactacidemia, além do marcador inflamatório interleucina-6 e do anti-inflamatório interleucina-10[16]. Ainda é cedo para tirar conclusões por ser este um estudo único, mas esses dados apontam que o mesmo fator que faz com que a cafeína provoca retardamento da fadiga também induz uma maior atividade inflamatória pós-exercício. No entanto, parece que aumenta compensatoriamente a capacidade anti-inflamatória, como demonstrado pelo aumento na interleucina-10.

## Creatina

A creatina monoidratada é o suplemento mais investigado do ponto de vista do desempenho esportivo. Foi o suplemento que mais rapidamente se difundiu em informações e uso entre atletas, superando até mesmo os carboidratos. Essa rápida difusão de informações e uso já fez a creatina ser considerada o mais potencial auxílio ergogênico, estimulou opiniões de que deveria entrar na lista de substâncias proibidas do comitê antidopagem (WADA), já foi postulada como provocadora de doenças graves, inclusive câncer, e já teve sua produção e comercialização proibidas em alguns países.

O consumo de 3 a 6 mg/kg de peso corporal de creatina, quatro vezes ao dia nos primeiros 4 dias, seguido dessa mesma dosagem, mas apenas uma vez ao dia pelo restante de um protocolo de suplementação de 30 dias, foi capaz de aumentar o conteúdo intramuscular de fosfocreatina em 10% a 20%[17], embora 1 semana de suplementação já promova esse aumento[18].

Como se sabe, a fosfocreatina torna possível a realização de exercícios de altíssima intensidade por período breves (até 7 segundos, aproximadamente), quando o estoque é depletado. Se por um lado o estoque se depleta em segundos, por outro lado a ressíntese ocorre em 3 a 5 minutos. No entanto, em esporte em que se realizam esforços repetidos de alta intensidade com períodos de recuperação inferiores a 3 a 5 minutos, vai ocorrer a queda do desempenho. Como a suplementação de creatina monoidratada aumenta os níveis intramusculares de fosfocreatina, é razoável propor que atletas dessas modalidades se beneficiariam com o uso da creatina monoidratada. A maioria dos estudos, de fato, confirma uma modesta mas significativa melhora do desempenho em esforços repetitivos de alta intensidade, curta duração e intervalos curtos[18]. Essa melhora é vista na minimização da queda de desempenho após três a quatro episódios de exercício de intensidade máxima com intervalos curtos entre eles.

Uma nova função da creatina tem sido apresentada por alguns pesquisadores. Seus estudos mostraram que a suplementação na mesma dosagem que é usada para fins de melhoria do desempenho físico também promove redução do estresse oxidativo que ocorre em consequência da realização de exercícios intensos[19,20]. Entretanto, esses dados ainda são muito incipientes para que se possa usar a creatina com finalidades antioxidantes. Além disso, vários outros nutrientes realizam essa função com efetividade bem maior, conforme apresentado mais adiante neste capítulo.

Treinadores e atletas devem estar atentos a alguns fatores importantes, conforme descrito adiante:

1) O uso excessivo de creatina pode levar a distúrbios gastrointestinais e renais. Até mesmo câncer tem sido associado ao uso crônico de creatina (neste último caso, pela agência sanitária francesa). No entanto, na dose atualmente usada por atletas (0,03g/kg de peso corporal por 4 dias; a partir do quinto dia, apenas uma dose diária), tem sido considerada segura, conforme dados de um trabalho de revisão dos estudos realizados até o ano de 2010[21]; entretanto, estes autores alertam que a creatina monoidratada (forma comercializada atualmente), embora segura, não deve ser ingerida por atletas com histórico de doença renal ou qualquer outra doença que possa causar danos renais (diabetes, hipertensão e reduzida taxa de filtração glomerular).
2) A suplementação de creatina resulta em aumento do conteúdo de água dentro do músculo, com consequente aumento do peso corporal de até 3kg em 2 semanas. O aumento do peso pode ser um fator deletério do desempenho em esportes de longa duração, inclusive em esportes coletivos. Não se sabe se a minimização da perda de desempenho em *sprints* repetidos em esportes coletivos seria maior que o aumento do peso e sua influência negativa no desempenho nesses esportes.

3) A creatina é mais bem aproveitada se ingerida com carboidratos simples e depois do treino. Provavelmente é o aumento da insulinemia que facilita a absorção e a entrada da creatina para o interior dos músculos.

## β-Alanina

A β-alanina pode ser considerada a última novidade na área de suplementação esportiva para melhoria do desempenho. Por isso mesmo, ganhou muito rápida difusão entre atletas do mundo inteiro em poucos anos, além de grande volume de publicações em revistas científicas. Sua ingestão aumenta os níveis intracelulares de L-carnosina[22], um aminoácido que tem a interessante função de atuar como tamponadora da acidose muscular que é gerada nos exercícios de alta intensidade[23]. De fato, foi demonstrado que a suplementação de 4,8g/kg de peso corporal por 4 semanas evitou efetivamente o aumento da acidose após exercício intenso, mesmo sem afetar a produção de lactato e o conteúdo sérico de bicarbonato[24].

Essa ação teria papel decisivo em qualquer evento em que a acidose muscular limita o desempenho, desde provas de velocidade e meio-fundo até provas mais longas, como corridas de 5 a 10km. O mesmo valeria para provas correlatas na natação e, até mesmo, para esportes coletivos. No entanto, um estudo de metanálise que considerou 15 estudos prévios observou que a suplementação de β-alanina melhorou o desempenho apenas em provas com duração entre 60 e 240 segundos[25].

A despeito da possibilidade de a β-alanina melhorar o desempenho em esportes coletivos, estudou-se o efeito da suplementação em um protocolo de *sprint* repetidos (Loughborough Intermittent Shuttle Test). Não houve melhora do desempenho após 4 semanas de suplementação de β-alanina[26]. Por outro lado, 4,8g/kg de peso corporal/dia por 4 semanas foram capazes de manter o desempenho muscular na quarta e quinta séries de cinco séries de 30 segundos de contração máxima de extensão de joelho em equipamento isocinético em atletas velocistas de alto nível[22].

Os dados disponíveis até o momento encorajam o uso da β-alanina para eventos competitivos de alta intensidade que durem entre 60 e 240 segundos. Ainda não é prudente o uso desse suplemento nutricional para outros casos de eventos esportivos, pelo menos até que mais estudos sejam realizados, particularmente para provas de meio-fundo e fundo na natação e no atletismo e em esportes coletivos, mesmo aqueles com vários episódios de *sprints* ou ações de alta intensidade repetitivos e com intervalos de recuperação curtos.

## Aminoácidos de cadeia ramificada (BCAA)

Os BCAA (isoleucina, leucina e valina) são bem característicos em relação aos demais aminoácidos e teriam ações ergogênicas por vários motivos, conforme mostrado adiante:

- Diferentemente dos demais aminoácidos, os BCAA podem ser armazenados dentro dos músculos. Sabe-se que à medida que o estoque de glicogênio intramuscular reduz-se em exercícios de longa duração, o músculo aumenta sua atividade proteolítica (catabólica) para que alguns de seus aminoácidos substituam o glicogênio. A suplementação de BCAA antes do treinamento/competição faria com que o músculo usasse os BCAA disponíveis, impedindo assim a proteólise.
- Os BCAA usam o mesmo transportador do triptofano na corrente sanguínea. Ocorre que o triptofano é precursor da serotonina, hormônio envolvido no sono e no bem-estar, mas também na perda de velocidade de reação, que pode ser observada no segundo tempo ou na metade final de esportes coletivos. A ingestão de BCAA antes dos jogos diminuiria o transporte de triptofano e, consequentemente, minimizaria a produção de serotonina e a fadiga central, o que manteria o desempenho mais elevado na fase final e decisiva de jogos de esporte coletivo.
- A leucina, um dos BCAA, é precursor da glutamina, um aminoácido-chave no funcionamento do sistema imunológico, o qual é crítico para a adequada adaptação ao treino do atleta. Portanto, a suplementação com BCAA poderia ajudar na recuperação pós-treino.

### *Retardamento da fadiga*

Apesar das possibilidades supramencionadas, a maioria dos estudos não mostrou qualquer retardamento da fadiga ou aprimoramento do desempenho durante atividades de curta, média ou longa duração[27]. Nem mesmo quando suplementado durante uma ultramaratona de 100km, BCAA não promoveu qualquer efeito na *performance* de corredores[28]. Desse modo, o BCAA foi considerado, por alguns anos, ineficaz como ergogênico para atletas.

### *Recuperação pós-treino*

Depois de não encontrarem efeitos ergogênicos dos BCAA em relação ao retardamento da fadiga, mais recentemente pesquisadores passaram a investigar um possível efeito recuperador no pós-treino. Os dados mostram que a suplementação de BCAA antes ou após os treinamentos diminui o dano muscular induzido pelo exercício e estimula a síntese proteica. Outros estudos ainda estão indicando que BCAA minimiza a queda dos níveis de glutamina pós-exercício intenso e prolongado, além de diminuir a produção de citocinas proinflamatórias, conforme uma revisão de literatura feita com dados disponíveis até 2008. Em 2009, outro estudo confirmou esse aspecto imunomodulador e recuperador pós-treino. Atletas corredores que ingeriram 2.500mL de líquido com 0,8% de BCAA e cumpriram 86km/semana (homens) e 64km/semana (mulheres) em um programa intensivo de treinamento apresentaram 32% menos dores musculares e 24% menos sensação de fadiga. Esses dados subjetivos foram acompanhados de valores séricos de 21% menos creatina quinase, 6% menos lactato desidrogenase e 15% menos granulócito elastase, os quais são indicadores de dano ou desgaste muscular[29]. É provável que a leucina seja responsável por esses efeitos. Existem estudos mostrando que a suplementação com esse aminoácido isoladamente promove aumento dos níveis séricos de glutamina. Não somente os estudos aqui citados, mas vários outros têm demonstrado que BCAA minimiza o desgaste muscular provocado pelo treinamento físico intenso. É por isso que esse suplemento, apesar de não retardar a fadiga, está sendo considerado efetivo enquanto recurso ergogênico para o atleta.

## SUPLEMENTOS ESPORTIVOS COMUMENTE USADOS, MAS SEM EVIDÊNCIAS DE EFEITOS ERGOGÊNICOS

### Glutamina

A teoria mais aceita atualmente para o processo do *overtraining* é a proposta por Smith, segundo a qual se trata de um processo inflamatório muscular local que evolui para um processo sistêmico[30]. Essa evolução é modulada pelo sistema imunológico. Além disso, certamente ocorre uma depressão da capacidade imunológica tanto em atletas que se envolvem em competições intensas, extenuantes e prolongadas como nos que estão apresentando claros sinais de *overtraining*[31].

Enquanto isso, a glutamina é um aminoácido-chave para o adequado funcionamento do sistema imune, por ser o combustível para suas ações. Curiosamente, existem vários relatos de que os níveis séricos de glutamina se encontram reduzidos em atletas com sintomas de *overtraining* ou mesmo após um único episódio de treinamento intenso e prolongado[32].

As informações dos dois últimos parágrafos levam a crer que a suplementação de glutamina poderia ser um fator protetor contra o desgaste e a imunossupressão provocados por sessões intensas e prolongadas de treinamento e contra o *overtraining*, quando já instalado. No entanto, vários estudos, nos quais foi usado algo em torno de 0,65g/kg de peso corporal de L-glutamina, não confirmaram as esperadas melhorias na imunocompetência[33].

Uma possível explicação para a ausência do efeito esperado da suplementação de L-glutamina é que este aminoácido é de difícil absorção. Para contornar esse fenômeno, nutricionistas têm adotado o procedimento de, antes ou concomitantemente à suplementação de glutamina, prescrever o uso de produtos reconstituidores da flora intestinal (lactobacilos), pois a glutamina pode ser consumida pelos enterócitos.

Em síntese, não existem evidências que justifiquem o uso da glutamina para prevenir ou tratar o *overtraining*. No entanto, novas pesquisas deverão testar protocolos de suplementação após o devido tratamento da flora intestinal. Dados mostrados no tópico referente ao BCAA, indicando que a suplementação desses aminoácidos aumentou os níveis séricos de glutamina, e outro estudo recente, que demonstrou redução na produção de espécies reativas de oxigênio com uso de glutamina[34], são outros argumentos para se insistir nas pesquisas que investiguem a real participação da glutamina na prevenção da imunodepressão e do *overtraining*.

## Antioxidantes

Treinamentos intensos ou *overtraining* estão associados a imunodepressão e produção de agentes proinflamatórios. O aumento na produção de espécies reativas de oxigênio (radicais livres) acompanha tanto a imunodepressão como os agentes proinflamatórios. De fato, já se tem clareza que o treinamento além das capacidades adaptativas do organismo aumenta a produção de espécies reativas de oxigênio para além do aumento do sistema de defesa antioxidante, o que se caracteriza como um estresse oxidativo. Por isso, é bem notada no meio esportivo a atenção especial à ingestão de substâncias ricas em antioxidantes (vitaminas A, C e E, polifenóis, ômega-3 e compostos similares)[35].

As bases para essa prática são bastante lógicas. No entanto, em uma revisão da literatura disponível até o ano de 2012, foi verificado que a suplementação das vitaminas C e E, além de várias outras substâncias antioxidantes, poderia causar efeitos negativos na saúde e no desempenho esportivo, enquanto os efeitos benéficos seriam bastante conflitantes[36,37].

Dentre os estudos em que algum antioxidante reduziu o estresse oxidativo, a suplementação com um *mix* de antioxidantes atenuou o estresse oxidativo muscular em atletas, mas em uma situação de um teste ergométrico até a fadiga realizado na altitude[38], o que corresponde a uma situação bem especial. Além disso, o protocolo de exercício não foi um treinamento habitual.

Por outro lado, a suplementação com astaxantina por 90 dias reduziu o estresse oxidativo e os níveis de creatina quinase em jogadores de futebol de alto nível após treinamento com duração de 2 horas[39]. Ciclistas que ingeriram uma combinação de 1g de quercetina + 1g de vitamina C + 400mg de isoquercetina + 30mg de epigaloquercetina + 400mg de ácido graxo ômega-3 por 2 semanas e pedalaram 3 horas seguidas por 3 dias consecutivos apresentaram atenuação nos níveis de isoprostanos musculares (um marcador de espécie reativa de oxigênio), mas sem qualquer alteração na capacidade antioxidante total. Vários outros estudos apontam consistentemente para a capacidade de vários outros compostos antioxidantes na redução do estresse oxidativo e do dano muscular após uma sessão única de exercícios em atletas de várias modalidades.

As informações do parágrafo anterior são convincentes quanto ao efeito ergogênico da suplementação com antioxidantes. No entanto, em interessante artigo de revisão[40], o autor chama a atenção para o fato de que o estresse oxidativo que ocorre em reposta a sessões isoladas de treinamento é um fenômeno necessário para induzir o organismo a desenvolver mecanismos compensatórios que garantirão a adaptação ao treinamento, com consequente melhora no desempenho esportivo. Essa revisão traz 12 estudos em que a suplementação de 1g de vitamina C $\cdot$ $kg^{-1}$ de peso corporal diminuiu realmente a adaptação ao treinamento em razão da supressão do estresse oxidativo. Enquanto isso, o consumo de 0,2g/kg de peso corporal de vitamina C, em quatro porções diárias de frutas e vegetais, reduziu o estresse oxidativo sem interferir nas adaptações ao treinamento. Os mesmos problemas são reportados em outra revisão, na qual foram selecionados 23 estudos dentre 150 que investigaram a ação de antioxidantes em atletas e não atletas[41].

Curiosamente, na última seção deste capítulo (intitulada *Alimentos com ação ergogênica similar a suplementos*), o leitor verá uma lista com uma razoável quantidade de alimentos que se têm mostrado tão eficazes quanto alguns suplementos em termos de poder ergogênico. Parte desses alimentos foi capaz de reduzir o estresse oxidativo ou aumentar a capacidade do sistema de defesa antioxidante do organismo.

Em síntese, não se pode descartar a possibilidade de suplementos nutricionais serem úteis para minimizar o estresse oxidativo provocado pelo treinamento. No entanto, parece que a inclusão de determinados alimentos na dieta é capaz de prevenir excessivos aumentos do estresse oxidativo sem impedir as adaptações objetivadas com o treinamento físico, dispensando assim os produtos de suplementos nutricionais.

## Arginina e citrulina

Desde sua descoberta, na década de 1980, o óxido nítrico foi um dos temas mais pesquisados no mundo, graças às suas muitas funções no organismo, que vão desde vasodilatação até a memória de curto prazo. Então, logo se especulou que o óxido nítrico poderia estar envolvido também nas respostas adaptativas ao treinamento físico, particularmente melhorando o fluxo sanguíneo, a oxigenação e a entrega de nutrientes aos músculos ativos durante o exercício, o que aumentaria a *performance* em exercícios aeróbios e anaeróbios[42].

A L-arginina é a matéria-prima para a fabricação do óxido nítrico. No entanto, um outro aminoácido, a L-citrulina, é bem mais facilmente absorvido e com menor eliminação nesse processo. No organismo, pode se converter tanto em L-arginina como em creatina.

Os experimentos realizados com suplementação de L-arginina ou L-citrulina promoveram discreto aumento na tolerância ao exercício, mas apenas em sujeitos destreinados, sem que qualquer ganho em termos de *performance* tenha sido observado em atletas[43]. Portanto, os estudos disponíveis até o momento não embasam o uso de L-arginina ou L-citrulina para melhora do desempenho de atletas.

## Glicerol

A desidratação é um fenômeno praticamente certo durante o exercício. Apenas 2% de perda de líquido corporal já provoca redução do desempenho, sendo este volume de água facilmente perdido em 1 hora de exercício sem reidratação. Ainda que o atleta faça uma hiperidratação antes do exercício, grande parte do volume de água ingerido será perdida via diurese. Por outro lado, a ingestão de glicerol com água poderia aumentar a retenção de líquido no organismo, o que seria um interessante efeito ergogênico, especialmente para exercícios realizados no calor ou umidade relativa em condições inadequadas.

De fato, essa retenção de líquido é confirmada em experimentos com humanos, tendo sido reportado até 1 litro de retenção hídrica[44]. Usa-se 1,2g de glicerol $\cdot$ $kg^{-1}$ de peso corporal para cada 26mL/kg de peso corporal entre 30 e 60 minutos antes do exercício e 0,125g/kg de peso corporal para 5mL/kg de peso corporal durante o exercício. No entanto, o efeito desse procedimento na *performance* foi bastante discreto em atletas ciclistas[45].

Efeitos colaterais são raros, mas podem ocorrer náusea e desconforto intestinal. Uma vez que efeitos deletérios da desidratação ocorrem a partir de perda de 2% de líquido corporal, e que é possível evitar essa perda com a reidratação convencional durante o exercício, lançar mão do glicerol é uma medida realmente necessária apenas quando serão realizados exercícios em condições de temperatura e umidade relativa do ar claramente adversas.

## ALIMENTOS COM AÇÃO ERGOGÊNICA SIMILAR À DOS SUPLEMENTOS

Ainda que os últimos anos tenham sido marcados por um aumento exponencial no volume de pesquisas realizadas para avaliar a eficácia de diversos suplementos esportivos, as controvérsias neste tema permanecem as mesmas de décadas atrás. Dentre os argumentos contrários ao uso das substâncias contidas nos suplementos comercialmente disponíveis, listam-se:

- As substâncias não são, bioquímica e molecularmente, iguais às dos alimentos *in natura*, e podem gerar sobrecarga ou danos a órgãos como fígado e rins, além de efeitos cardiovasculares adversos em alguns casos.
- Existe farto relato de efeitos adversos de leves a severos, inclusive mortes, em consequência de uso de vários suplementos esportivos.
- O que se espera de um suplemento comercial pode ser obtido igualmente dos alimentos.

Independentemente desses argumentos, a prevalência de uso de suplementos por atletas continua a crescer em todo o mundo. No entanto, os recentes anos estão sendo marcados pelo surgimento de uma nova linha de pesquisa na área da nutrição esportiva: a investigação de efeitos ergogênicos de alimentos em comparação aos suplementos comercialmente disponíveis. Em parte dessas investigações encontrou-se efeito ergogênico dos alimentos similar ao de suplementos. Esta parte final do capítulo apresenta uma lista de vários alimentos que tiveram seus efeitos ergogênicos testados.

## Groselha

Um grupo de pesquisadores comparou os efeitos da ingestão de 1g/dia de suplemento de vitamina C com suco de groselha, que continha apenas 15mg de vitamina C + 300mg de antocianina (nutriente antioxidante). Após 3 semanas de treinamento de alta intensidade, mulheres corredoras realizaram um teste de 5km. Ao final do protocolo experimental, as corredoras que haviam ingerido vitamina C apresentaram aumento de marcadores de estresse oxidativo e redução de 1,3% na velocidade do teste de 5km. Enquanto isso, não houve alteração importante no *status* antioxidante das atletas tratadas com suco de groselha, e elas apresentaram aumento de 1,9% na velocidade no teste de 5km[46].

## Hortelã

O consumo de 500mL/dia de água enriquecida com 0,05mL de óleo essencial de hortelã por 10 dias melhorou o desempenho em um teste progressivo com análise de gases, além de promover redução concomitante na produção de lactato[47]. Entretanto, esse estudo foi feito com jovens saudáveis não atletas, de modo que não se podem extrapolar esses dados para o nível do desempenho esportivo.

## Caju

Pesquisadores partiram do princípio de que o caju é uma fruta rica em vitamina C e BCAA. Então, eles suplementaram homens atletas e sedentários com 3,5mL/kg de peso corporal de suco de caju por 4 semanas em modelo *crossover*. Os atletas suplementados apresentaram menor oxidação de glicogênio e maior oxidação de ácidos graxos em um teste de 20 minutos a 85% do $VO_2$máx[48]. O glicogênio poupado pode representar maior capacidade para manter a intensidade do exercício em períodos prolongados. Entretanto, os próprios autores reconhecem que os dados são ainda insuficientes para atestar esse efeito ergogênico.

## Lichia

Corredores fundistas universitários submeteram-se a um experimento com o consumo de lichia e foram monitorados durante 2 meses em um programa de treinamento de alta intensidade. Eles apresentaram menores níveis de interleucina-6, uma importante citocina proinflamatória, na metade do programa de treinamento[49]. Este dado levanta a possibilidade de que o estrato de lichia proporciona ao atleta a possibilidade de realizar treinos intensos com menor possibilidade de desenvolver processos inflamatórios sistêmicos, os quais estão fortemente implicados no processo do *overtraining*.

## Colostro bovino

O colostro bovino teria grande capacidade de aumentar a imunocompetência. Por isso, foi testado em atletas submetidos a períodos de treinamento extenuante. Uma revisão de literatura com dados até 2012[50] indica que essa ação ergogênica do colostro é confirmada em atletas que utilizam esse alimento cronicamente (por algumas semanas). Os autores perceberam melhoria da integridade intestinal e da função imune e diminuição de infecções do trato respiratório superior, episódio comum em atletas com *overtraining* ou passando por períodos de treinamentos excessivamente extenuantes.

## Leite achocolatado

Na seção destinada aos suplementos comerciais, particularmente quando foram mencionados os carboidratos, foi exposto que a composição carboidratos + proteínas é mais eficaz do que o uso isolado de carboidratos, tanto para retardar a fadiga como para aprimorar a recuperação pós-exercício e prevenir o *overtraining*. A proporção ideal adotada nos produtos comerciais é de quatro porções de carboidratos para uma de proteínas.

Curiosamente, essa é a mesma proporção encontrada em bebidas de leite desnatado achocolatado. Já existem evidências plausíveis de que o consumo de 1,0 a 1,5g/kg de peso corporal para cada hora após o exercício acelera a recuperação e reduz o dano muscular induzido pelo exercício em vários estudos[51]. Em um desses experimentos[52], atletas ciclistas consumiram leite achocolatado ou uma bebida repositora à base de carboidratos após a realização de um treinamento. Quatro horas depois eles realizaram outro exercício até a exaustão. Curiosamente, o tempo até a fadiga e o trabalho total realizado no segundo exercício foram melhores no experimento com ingestão de leite achocolatado, em relação à bebida à base de carboidratos. Em outro estudo com os procedimentos metodológicos similares, os resultados foram ainda mais expressivos, uma vez que o tempo até a exaustão no procedimento com leite achocolatado foi 51% maior do que com a bebida comercial à base de carboidratos[53].

## CONSIDERAÇÕES FINAIS

O estudo da ação ergogênica de alimentos tem se revelado uma linha de pesquisa bastante interessante. Embora muito nova, nota-se um rápido aumento no volume de publicações nos anos recentes. Deve-se ter cautela, uma vez que para cada um dos alimentos mencionados neste capítulo existe apenas um estudo ou pouco mais que isso, exceto quanto ao colostro bovino e, principalmente, quanto ao achocolatado, que já reúnem um volume razoável de publicações apontando na direção de seu efeito ergogênico.

A confirmação futura do que está sendo indicado no momento certamente promoverá modificações no comportamento de atletas e membros de comissões técnicas, valorizando o trabalho de equipes multidisciplinares, particularmente fisiologistas e nutricionistas, na medida em que estes oferecem ao atleta possibilidades de aprimorarem seus desempenhos sem os custos, riscos e controvérsias que demanda o uso de suplementos esportivos.

### Referências


1. Sato A et al. Use of supplements by young elite Japanese athletes participating in the 2010 youth Olympic games in Singapore. Clinical Journal of Sport Medicine, 2012; 22:418-23.
2. Huang SHS, Johnson K, Pipe AL. The use of dietary supplements and medications by Canadian athletes at the Atlanta and Sydney Olympic Games. Clinical journal of sport medicine: official journal of the Canadian Academy of Sport Medicine 2006; 16:27-33.
3. Tian HH, Ong WS, Tan CL. Nutritional supplement use among university athletes in Singapore. Singapore Medical Journal 2009; 50:165-72.
4. Diehl K et al. Elite adolescent athletes and use of dietary supplements: characteristics, opinions, and sources of supply and information. International Journal of Sport Nutrition and Exercise Metabolism 2012. Disponível em: <http://www.ncbi.nlm.nih.gov/pubmed/22710557>.

5. Kreider RB et al. ISSN exercise & sport nutrition review: research & recommendations. Journal of the International Society of Sports Nutrition 2010; 7:7.
6. Jacobs KA, Sherman WM. The efficacy of carbohydrate supplementation and chronic high-carbohydrate diets for improving endurance performance. International Journal of Sport Nutrition 1999; 9:92-115.
7. Carvalho T et al. Diretrizes da Sociedade Brasileira de Medicina do Esporte: modificações dietéticas, reposição hídrica, suplementos alimentares e drogas – comprovação de ação ergogênica e potenciais de risco para saúde. Revista Brasileira de Medicina do Esporte, 2003; 9:43-56.
8. Spaccarotella KJ, Andzel WD. Building a beverage for recovery from endurance activity: a review. Journal of Strength and Conditioning Research 2011; 25:3198-204.
9. Goh Q et al. Recovery from cycling exercise: effects of carbohydrate and protein beverages. Nutrients 2012; 4:568-84.
10. McCleave EL et al. A low carbohydrate-protein supplement improves endurance performance in female athletes. Journal of Strength and Conditioning Research 2011; 25:879-88.
11. Howarth KR, Moreau NA, Phillips SM, Gibala MJ. Coingestion of protein with carbohydrate during recovery from endurance exercise stimulates skeletal muscle protein synthesis in humans. Journal of Applied Physiology (Bethesda, Md: 1985) 2009; 106:1394-402.
12. Kerasioti E et al. Anti-inflammatory effects of a special carbohydrate-whey protein cake after exhaustive cycling in humans. Food and Chemical Toxicology, 2013/10.1016/j.fct.2013.01.02.
13. Kerasioti E et al. Effect of a special carbohydrate-protein cake on oxidative stress markers after exhaustive cycling in humans. Food and Chemical Toxicology 2012; 50:2805-10.
14. Burke LM. Caffeine and sports performance. Applied physiology, nutrition, and metabolism = Physiologie appliquée, nutrition et métabolisme 2008; 33:1319-34.
15. Ganio MS, Klau JF, Casa DJ, Armstrong LE, Maresh CM. Effect of caffeine on sport-specific endurance performance: a systematic review. Journal of Strength and Conditioning Research 2009; 23:315-24.
16. Tauler P et al. Effects of caffeine on the inflammatory response induced by a 15-km run competition. Medicine and Science in Sports and Exercise, 2013; 45(7):1269-76.
17. Tarnopolsky MA. Caffeine and creatine use in sport. Annals of Nutrition & Metabolism 2010; 57(Suppl 2):1-8.
18. Hespel P, Derave W. Ergogenic effects of creatine in sports and rehabilitation. Sub-cellular Biochemistry 2007; 46:245-59.
19. Coco M, Perciavalle V. Creatine ingestion effects on oxidative stress in a steady-state test at 75% VO(2max). The Journal of Sports Medicine and Physical Fitness 2012; 52:165-9.
20. Rahimi R. Creatine supplementation decreases oxidative DNA damage and lipid peroxidation induced by a single bout of resistance exercise. Journal of Strength and Conditioning Research 2011; 25:3448-55.
21. Kim HJ, Kim CK, Carpentier A, Poortmans JR. Studies on the safety of creatine supplementation. Amino Acids 2011; 40:1409-18.
22. Derave W et al. β-Alanine supplementation augments muscle carnosine content and attenuates fatigue during repeated isokinetic contraction bouts in trained sprinters. Journal of Applied Physiology (Bethesda, Md.: 1985) 2007; 103:1736-43.
23. Hoffman JR, Emerson NS, Stout JR. β-Alanine supplementation. Current Sports Medicine Reports 2012; 11:189-95.

24. Baguet A, Koppo K, Pottier A, Derave W. Beta-alanine supplementation reduces acidosis but not oxygen uptake response during high-intensity cycling exercise. European Journal of Applied Physiology 2010; 108:495-503.
25. Hobson RM, Saunders B, Ball G, Harris RC, Sale C. Effects of β-alanine supplementation on exercise performance: a meta-analysis. Amino Acids 2012; 43:25-37.
26. Saunders B, Sale C, Harris RC, Sunderland C. Effect of beta-alanine supplementation on repeated sprint performance during the Loughborough Intermittent Shuttle Test. Amino Acids 2012; 43:39-47.
27. Negro M, Giardina S, Marzani B, Marzatico F. Branched-chain amino acid supplementation does not enhance athletic performance but affects muscle recovery and the immune system. The Journal of Sports Medicine and Physical Fitness 2008; 48:347-51.
28. Knechtle B et al. Branched-chain amino acid supplementation during a 100-km ultra-marathon – a randomized controlled trial. Journal of Nutritional Science and Vitaminology 2012; 58:36-44.
29. Matsumoto K et al. Branched-chain amino acid supplementation attenuates muscle soreness, muscle damage and inflammation during an intensive training program. The Journal of Sports Medicine and Physical Fitness 2009; 49:424-31.
30. Smith LL. Cytokine hypothesis of overtraining: a physiological adaptation to excessive stress? Medicine and Science in Sports and Exercise 2000; 32:317-31.
31. Walsh NP et al. Position statement. Part one: Immune function and exercise. Exercise Immunology Review 2011; 17:6-63.
32. Agostini F, Biolo G. Effect of physical activity on glutamine metabolism. Current Opinion in Clinical Nutrition and Metabolic Care 2010; 13:58-64.
33. Gleeson M. Dosing and efficacy of glutamine supplementation in human exercise and sport training. The Journal of Nutrition 2008; 138:2045S-2049S.
34. Sasaki E et al. Effect of glutamine supplementation on neutrophil function in male judoists. Luminescence: The Journal of Biological and Chemical Luminescence, 2013.
35. Slattery KM, Coutts AJ, Wallace LK. Nutritional practices of elite swimmers during an intensified training camp: with particular reference to antioxidants. The Journal of Sports Medicine and Physical Fitness 2012; 52:501-5.
36. Nikolaidis MG, Kerksick CM, Lamprecht M, McAnulty SR. Does vitamin C and E supplementation impair the favorable adaptations of regular exercise? Oxidative Medicine and Cellular Longevity 2012:707941.
37. Powers S, Nelson WB, Larson-Meyer E. Antioxidant and vitamin D supplements for athletes: sense or nonsense? Journal of Sports Sciences 2011; 29 (Suppl 1):S47-55.
38. Gatterer H et al. Short-term supplementation with alpha-ketoglutaric acid and 5-hydroxymethylfurfural does not prevent the hypoxia induced decrease of exercise performance despite attenuation of oxidative stress. International Journal of Sports Medicine 2013; 34:1-7.
39. Djordjevic B et al. Effect of astaxanthin supplementation on muscle damage and oxidative stress markers in elite young soccer players. The Journal of Sports Medicine and Physical Fitness 2012; 52:382-92.
40. Braakhuis AJ. Effect of vitamin C supplements on physical performance. Current Sports Medicine Reports 2012; 11:180-4.
41. Peternelj T-T, Coombes JS. Antioxidant supplementation during exercise training: beneficial or detrimental? Sports Medicine (Auckland, N.Z.) 2011; 41:1043-69.

42. Bescós R, Sureda A, Tur JA, Pons A. The effect of nitric-oxide-related supplements on human performance. Sports Medicine (Auckland, N.Z.) 2012; 42:99-117.
43. Sureda A, Pons A. Arginine and citrulline supplementation in sports and exercise: ergogenic nutrients? Medicine and Sport Science 2012; 59:18-28.
44. Van Rosendal SP, Osborne MA, Fassett RG, Coombes JS. Guidelines for glycerol use in hyperhydration and rehydration associated with exercise. Sports Medicine (Auckland, N.Z.) 2010; 40:113-29.
45. Kavouras SA et al. Rehydration with glycerol: endocrine, cardiovascular, and thermoregulatory responses during exercise in the heat. Journal of Applied Physiology (Bethesda, Md.: 1985) 2006; 100:442-50.
46. Braakhuis AJ, Hopkins WG, Lowe TE. Effects of dietary antioxidants on training and performance in female runners. European Journal of Sport Science Epub ahead of print 2013.
47. Meamarbashi A, Rajabi A. The effects of peppermint on exercise performance. Journal of the International Society of Sports Nutrition 2013; 10:15.
48. Prasertsri P et al. Cashew apple juice supplementation enhanced fat utilization during high-intensity exercise in trained and untrained men. Journal of the International Society of Sports Nutrition 2013; 10:13.
49. Nishizawa M et al. Supplementation with a flavanol-rich lychee fruit extract influences the inflammatory status of young athletes. Phytotherapy Research (PTR) 2011; 25:1486-93.
50. Davison G. Bovine colostrum and immune function after exercise. Medicine and Sport Science 2012; 59:62-9.
51. Pritchett K, Pritchett R. Chocolate milk: a post-exercise recovery beverage for endurance sports. Medicine and Sport Science 2012; 59:127-34.
52. Karp JR et al. Chocolate milk as a post-exercise recovery aid. International Journal of Sport Nutrition and Exercise Metabolism 2006; 16:78-91.
53. Thomas K, Morris P, Stevenson E. Improved endurance capacity following chocolate milk consumption compared with 2 commercially available sport drinks. Applied Physiology, Nutrition, and Metabolism 2009; 34:78-82.

# Capítulo 10

# Critérios e Técnicas do Controle de Dopagem no Esporte

Marcos Antonio Pereira dos Santos • José Arimatéia Dantas Lopes • Davyson de Lima Moreira

## INTRODUÇÃO

O desejo de superar limites está intrinsecamente associado à natureza humana e percorre todas as etapas de nossa história. Philostratus e Galeno, na Antiguidade, já narravam o uso de diversas substâncias utilizadas para melhorar o desempenho atlético dos participantes dos primeiros Jogos Olímpicos, iniciados em 776 a.C. Mediante a ingestão de chás de várias ervas e de certos tipos de cogumelos, os atletas buscavam melhorar seu rendimento. Na China, há 5.000 anos, médicos já recomendavam o uso da infusão de Ma Huang (extrato das plantas da espécie *Ephedra sinica*, rico em efedrina) para tratamento de asma e febre do feno, bem como para aumentar a capacidade de trabalho, em razão de seus efeitos na melhora da circulação sanguínea. No ano 300 a.C., a medicina indiana recomendava a ingestão de testículos para impor virilidade a seus atletas, assim como faziam os hunos, que consumiam testículos de animais antes das batalhas[1].

A palavra "dope" tem origem em um dialeto africano e faz referência a uma aguardente estimulante que era servida em rituais. O termo *doping* surgiu pela primeira vez em um dicionário inglês em 1889, sendo definido como uma mistura de ópio e narcóticos, utilizada em corridas de cavalo[2]. Segundo o Comitê Olímpico Internacional (COI), *doping* é definido como o uso de qualquer substância endógena ou exógena administrada em quantidades ou vias anormais com a intenção de aumentar o desempenho do atleta em uma competição.

Assim, a utilização de substâncias para aumento do rendimento em esportes de competição é conhecida desde antes dos Jogos Olímpicos modernos. Essa prática é conhecida por "dopagem no esporte" e é definida pela Portaria 531, de 10 de julho de 1985, com as seguintes palavras: "Conceitua-se como *doping* a substância, o agente ou meio capaz de alterar o desempenho do atleta por ocasião de competição desportiva."

Em 1967, o COI estabeleceu uma comissão médica para estudar e desenvolver uma lista de substâncias proibidas, assim como para criar testes para detecção dessas substâncias. Os testes recomendados por essa comissão foram usados pela primeira vez em 1968, nos Jogos de Inverno da França e nos Jogos de Verão da Cidade do México. Apesar da realização de testes periódicos em eventos esportivos, o uso de substâncias proibidas ou controladas pelos atletas continuou sendo motivo de preocupação para o COI, o qual passou a divulgar periodicamente listas de substâncias e critérios de análises. Em 1998, o COI recomendou que os laboratórios credenciados confirmassem a dopagem por meio da identificação da presença de cinco anabolizantes em concentrações < 2ng/mL, o que levou esses laboratórios a desenvolverem técnicas cada vez mais sofisticadas de análise, principalmente a *cromatografia em fase gasosa acoplada à espectrometria de massas* (CG-EM) e a *cromatografia em fase líquida de alta eficiência acoplada à espectrometria de massas*[3-5] (CLAE-EM).

Em 1999, após reunião do COI em Lausanne, Suíça, foi criada a Agência Mundial Antidoping (*World Anti-Doping Agency* – WADA), com o intuito de estabelecer rotinas para análise de substâncias, assim como regular a relação de substâncias controladas ou proscritas. Em 2008, a WADA já havia certificado mais de 30 laboratórios no mundo (Quadro 10.1), inclusive um no Brasil, localizado no Instituto de Química da Universidade Federal do Rio de Janeiro – UFRJ (Laboratório de Controle de Dopagem – LAB DOP). Nas Américas foram credenciados seis laboratórios, distribuídos em cinco países: Brasil, Colômbia, Cuba, EUA (Salt Lake City e Los Angeles) e Canadá (Quadro 10.1). As normas técnicas de análise e as listas de substâncias controladas pela WADA sofrem atualizações periódicas e servem como base para que os laboratórios credenciados possam realizar os ensaios de controle de dopagem[4,6,7]. A cada momento surgem novas substâncias que são usadas por atletas para aumento do rendimento no esporte, incluindo anabolizantes, diuréticos, estimulantes, β-bloqueadores e expansores do plasma[7]. Assim, os laboratórios que realizam o controle de *doping* no esporte devem ficar atentos e aprimorar cada vez mais as metodologias e técnicas de análise.

**Quadro 10.1** Laboratórios credenciados pela WADA (2013)

| Local | Cidade/País |
|---|---|
| América do Sul | Rio de Janeiro/Brasil; Bogotá/ Colômbia |
| América Central | Havana/Cuba |
| América do Norte | Montreal/Canadá; Los Angeles e Salt Lake City/EUA |
| Europa | Seibersdorf/Áustria; Ghent/Bélgica; Helsinque/Finlândia; Paris/França; Colônia e Kreischa/Alemanha; Londres/Reino Unido; Atenas/Grécia; Roma/Itália; Oslo/Noruega, Lisboa/Portugal; Varsóvia/Polônia; Bucareste/ Romênia; Moscou/Rússia; Barcelona e Madri/Espanha; Estocolmo/Suécia; Lausanne/Suíça |
| África | Bloemfontein/África do Sul; Túnis/Tunísia |
| Oceania | Sydney/Austrália |

A demanda por exames de controle de dopagem, assim como a infraestrutura e os recursos humanos necessários para trabalhar nessas análises, crescerá significativamente, uma vez que o Brasil sediará os dois maiores eventos esportivos do mundo: a Copa do Mundo de Futebol em 2014 e os Jogos Olímpicos de Verão em 2016.

## ANÁLISES TOXICOLÓGICAS APLICADAS AO *DOPING* ESPORTIVO

As metodologias de análise empregadas atualmente para controle do *doping* esportivo evoluíram muito, principalmente a partir da segunda metade do século XX. As técnicas analíticas foram sendo aprimoradas em resposta ao uso abusivo de esteroides, a partir da década de 1940. No entanto, o estabelecimento de alguns procedimentos de análise remonta aos primórdios da análise toxicológica[8].

De uma maneira geral, a *toxicologia* é uma ciência que tem como objeto de estudo *o efeito nocivo decorrente da interação entre um agente tóxico e um sistema biológico*. Pode-se entender que um atleta, ao utilizar substâncias para aumento do rendimento no esporte, de elite ou não, esteja fazendo uso de substâncias que necessariamente produzirão efeitos indesejados. Inclusive, há registros de várias mortes de atletas de alto desempenho pelo uso de anfetaminas e esteroides anabolizantes[9,10].

Desde épocas mais remotas o homem possuía conhecimentos sobre os efeitos biológicos de substâncias de origem animal, mineral e de plantas. A ação mortal de um veneno era utilizada como instrumento de caça ou como arma contra inimigos, e muitas plantas, cogumelos e substâncias puras, como a estricnina, foram usados em competições na Grécia e Roma antigas para melhorar os resultados em competições[1].

A partir dos estudos de Felice Fontana (1720-1805) com venenos de serpentes e curares surgiu a toxicologia moderna[11]. Posteriormente, o químico James Marsh desenvolveu e publicou, em 1836, um método analítico para caracterização do elemento arsênio (As), a partir de materiais biológicos, o que deu origem à fase da toxicologia que necessitava de provas biológicas de laboratório para o diagnóstico de intoxicações. O teste de detecção de arsênio desenvolvido por Marsh era bastante específico e sensível (presença de 0,002mg ou menos na amostra). Esse teste se baseava na redução do elemento arsênio na presença de zinco (que se oxidava), originando o gás arsino, detectado posteriormente. A equação geral da reação é:

$$As_2O_3 \text{ (óxido de arsênio)} + 6\ Zn + 6\ H_2SO_4 \rightarrow 2\ AsH_3 \text{ (gás)} + 6\ ZnSO_4 + 3\ H_2O$$

Para produção do gás arsino era necessário misturar o material biológico suspeito com zinco, em meio ácido, usando uma vidraria adequada, desenvolvida por Marsh, que possibilitava a destilação e a obtenção do gás. Esse método foi usado para detecção de arsênio empregado em envenenamentos. O primeiro caso judicial em que o teste foi usado data de 1840, na cidade francesa de Tulle. Naquela ocasião conseguiu-se provar o envenenamento do Sr. Charles LaFarge, proprietário de uma fundição, executado por sua mulher. Esse caso rumoroso foi muito importante, pois a partir daí as cortes europeias passaram a *exigir provas materiais* do uso de substâncias exógenas. Em se tratando de casos que envolvam disputas judiciais, incluindo a lide entre atletas e os comitês reguladores de práticas esportivas, tem-se a *toxicologia forense*[11].

Matthieu Joseph B. Orfila (1787-1853), médico da Faculdade de Medicina de Paris, dedicou-se aos estudos em toxicologia e preparou a obra denominada *Traité de Toxicologie* (1852), que reunia elementos da toxicologia analítica, clínica e forense. Esse pesquisador é considerado o pai da toxicologia forense[12].

A toxicologia forense utiliza-se das metodologias da toxicologia analítica para *detectar e identificar agentes químicos*, no sentido de auxiliar a polícia e a Justiça na elucidação de casos suspeitos de dependência, suicídio, homicídio e aumento de rendimento esportivo, entre outros. A toxicologia forense difere da química forense na questão de, por exemplo, análise de substâncias, em relação à matéria-prima investigada. Enquanto os especialistas em química forense realizam ensaios no próprio material, ou seja, diretamente na substância, os especialistas em toxicologia forense realizam investigações em material de origem biológica (urina, sangue, saliva, cabelo, fígado, conteúdo estomacal), no sentido de investigar o agente tóxico que tenha causado determinado efeito nocivo[9,10].

Embora diferentes matrizes biológicas possam ser usadas em análises de *doping* esportivo, a matriz urina é a mais empregada. A janela de detecção nessa matriz é relativamente pequena, de 1 a 3 dias; no entanto, a concentração das substâncias de interesse ou de seus metabólitos é alta. Em oposição, tem-se a matriz cabelo, cuja janela de detecção é grande (alguns meses), porém a concentração das substâncias e de seus metabólitos é muito baixa. Ainda assim, a toxicologia forense, por meio de análise de amostras de cabelo, auxiliou a elucidação da causa da morte do ciclista Tom Simpson no *Tour de France*, em 1967. As análises evidenciaram que o atleta veio a óbito em razão do uso excessivo de anfetaminas[13-15].

Existem diversas classificações para as substâncias de abuso. As mais antigas as dividem em: *psicoanalépticas, psicodislépticas* e *psicolépticas*. Esta clasificação, embora antiga, ainda é usada. Uma classificação mais atual relaciona as substâncias como: *estimulantes, alucinógenas (psicodélicas)* e *depressoras*.

## Preparação de amostras para análises toxicológicas

Em virtude da complexidade da matriz, diversas amostras não podem ser analisadas diretamente, ou seja, necessitam passar por etapas prévias à análise que garantam a separação e a concentração do analito. Considerando que os laboratórios modernos de toxicologia, incluindo os que realizam controle de dopagem, empregam aparelhos sofisticados para realização das análises, matrizes que encerram diferentes componentes, além dos analitos de interesse, podem comprometer a vida útil desses equipamentos. Nesse sentido, diferentes técnicas de pré-purificação e concentração da amostra estão disponíveis atualmente (por exemplo, extração líquido-líquido [ELL], extração em fase sólida [EFS], microextração líquido-líquido [MELL], microextração em fase sólida [MEFS] e microextração em fase sólida da camada superior [*SPME headspace*]). Além dessas, há também a centrifugação e a liofilização[16].

Ao deparar com uma amostra desconhecida, o analista deve conhecer as técnicas de pré-purificação de amostra antes de executar uma análise. Dentre as técnicas descritas, a mais usada, principalmente em laboratórios com baixo orçamento, é a ELL. Essa técnica é rápida, de baixo custo, não necessita de muitas horas de treinamento para sua execução e fornece um analito ideal para análises por *cromatografia em fase líquida de alta eficiência* (CLAE) e/ou por *cromatografia em fase gasosa* (CG). De maneira geral, a ELL pode ser descrita com base no coeficiente de partição das substâncias entre dois líquidos não miscíveis e é usada, principalmente, para a pesquisa de substâncias na *urina*.

Em um primeiro momento, todas as substâncias do meio encontram-se misturadas ou em fase orgânica ou em fase aquosa. Após a adição de um líquido não miscível e com polaridade diferente do meio inicial, seguida de agitação, as substâncias irão se distribuir de maneira diferente entre os dois líquidos, ou duas fases, de acordo com seu coeficiente de partição. Ajustes de pH são necessários para a extração de substâncias ácidas, neutras ou básicas. Por exemplo, ao se analisar amostra de urina suspeita de conter cocaína, deve-se basificar o meio até pH 8 a 9 com hidróxido de amônio. O uso de bases mais fortes, como hidróxido de sódio, pode comprometer a estrutura das substâncias de interesse. Após basificado o meio, deve-se proceder à extração das substâncias básicas, adicionando à urina básica uma solução de clorofórmio/álcool isopropílico 9:1. Duas fases serão formadas. Após agitação e separação das fases, as substâncias básicas deverão se concentrar na fase orgânica. Esse procedimento pode ser realizado com o auxílio de um funil de separação. O Quadro 10.2 apresenta um procedimento experimental para pesquisa de cocaína em amostras de urina em laboratório com baixo orçamento.

A extração de substâncias ácidas da urina segue o mesmo protocolo, exceto pelo fato de que se deve trabalhar em pH ácido, entre 4,0 e 4,5, e deve-se usar clorofórmio ou diclorometano para extração das substâncias de interesse.

Após execução das etapas de preparação e pré-purificação da urina, as substâncias de interesse estarão prontas para análise. A amostra, então, poderá ser analisada por cromatografia em camada delgada (CCD), CG, CLAE ou por técnicas acopladas, que incluem CG-EM e CLAE-EM (Figuras 10.1 e 10.2).

Caso o laboratório disponha de padrões e já se tenha uma noção das substâncias que compõem a amostra, pode-se proceder à análise por CCD. Em se tratando de amostras complexas e com componentes desconhecidos, as técnicas mais

**Quadro 10.2** Procedimento para extração de cocaína da urina

| Etapa | Procedimento/Reagentes |
|---|---|
| 1 | Transferir 20mL de urina para um funil de separação e ajustar o pH a 9,0 com solução de hidróxido de amônio a 25% (p/v). Extrair com 15mL de solução de clorofórmio/álcool isopropílico (9:1) por agitação manual durante 1 minuto. Aguardar até separação das fases. Recolher a fase orgânica em frasco cônico. Repetir a extração com mais 15mL de solução extratora. Recolher a fase orgânica |
| 2 | Adicionar 1,0g de sulfato de sódio anidro à fase orgânica. Agitar com cautela. Filtrar usando funil de vidro. Recolher o filtrado em béquer. Adicionar ao filtrado 1 gota de solução de ácido clorídrico a 1% (v/v) e evaporar em banho-maria (~ 55ºC) até a secura. Retomar o resíduo com 1,0mL de clorofórmio. Aplicar, com auxilio de um capilar, a solução clorofórmica na cromatoplaca (sílica), anteriormente preparada (com marcação para padrão e amostra). Aplicar a solução padrão de cocaína na cromatoplaca com auxílio de um capilar e desenvolver a cromatografia em camada fina (CCF) ou em camada delgada (CCD) |
| 3 | Proceder à eluição da cromatoplaca até 5cm com o sistema de solventes: acetato de etila-cicloexano-metanol-$NH_4OH$ (25% p/v) (70:15:10:5). Retirar a cromatoplaca da cuba cromatográfica, secar e desenvolver 7cm com o sistema de solventes: acetato de etila-cicloexano-$NH_4OH$ (25% p/v) (50:40:0,1). Caso o laboratório não disponha desses reagentes, pode-se usar somente metanol PA com algumas gotas de hidróxido de amônio concentrado. Retirar a cromatoplaca, secar e revelar com o reativo de Dragendorff iodado |
| 4 | Observar o aparecimento de mancha laranja/avermelhada de cor e Rf semelhantes aos do padrão de cocaína. |

Prática desenvolvida na Toxicologia, de responsabilidade do Dr. Davyson Moreira, em curso de Graduação em Farmácia e de Pós-Graduação em Toxicologia Forense, Universidade Castelo Branco.

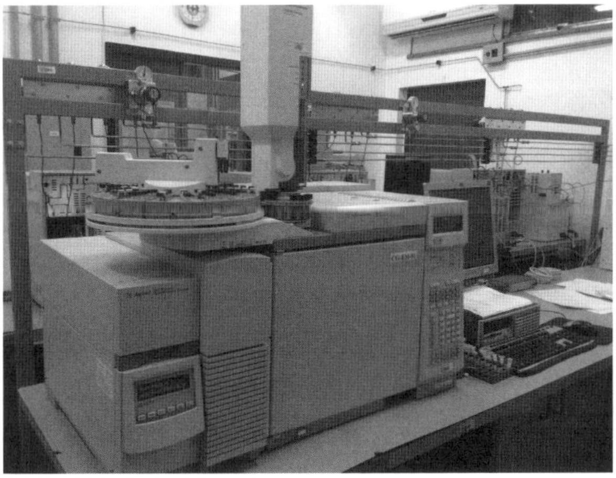

**Figura 10.1** Cromatógrafo com fase gasosa acoplado a espectrômetro de massas (CG-EM), equipado com injetor automático de amostras. (Fonte: cortesia do Dr. Davyson de Lima Moreira.)

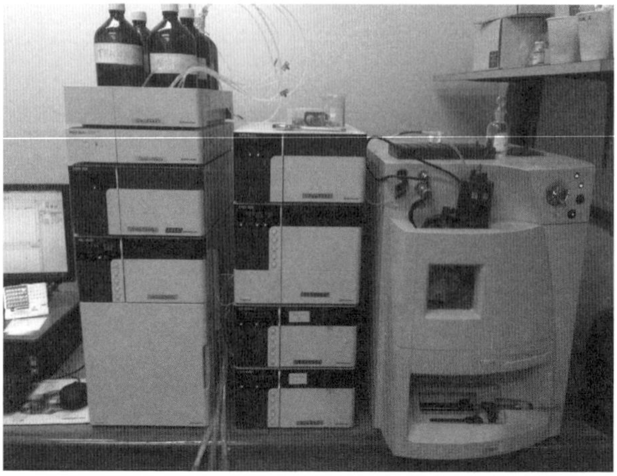

**Figura 10.2** Cromatógrafo com fase líquida de alta eficiência acoplado a espectrômetro de massas (CLAE-EM), equipado com injetor manual de amostras. (Fonte: cortesia do Dr. Davyson de Lima Moreira.)

indicadas são CG-EM e CLAE-EM, principalmente nos laboratórios credenciados pelo órgão mundial de controle de *doping* esportivo (WADA). Por exemplo, álcool, cafeína, substâncias da maconha, cocaína, β-bloqueadores e anfetaminas podem ser analisados por CG-EM. Substâncias com estrutura mais complexa, mais polares e de difícil derivação devem ser analisadas por CLAE-EM, como análogos do ácido lisérgico e glicocorticoides. Entretanto, nem todas as substâncias podem ser analisadas por essas duas técnicas. Por exemplo, eritropoetina (EPO) pode ser analisada por eletroforese; hormônio do crescimento (hGH) e gonadotrofina coriônica (hCG), entre outros hormônios peptídicos, podem ser analisados por imunoensaio[6,7,17].

Amostras de sangue também devem ser submetidas a uma pré-purificação antes de serem analisadas por técnicas cromatográficas. Por exemplo, pode-se tratar 1mL de amostra de sangue heparinizado com 2mL de acetonitrila (com ou sem adição de sulfato de zinco ou ácido tricloroacético) e submeter a amostra a centrifugação por 10 minutos a 10.000rpm. Após a centrifugação, deve-se separar o sobrenadante, adicionar 5mL de água Milli-Q, filtrar em membrana de 0,45μm e, assim, a amostra estará pronta para ser analisada por CLAE-EM. Esse procedimento é bastante simples, porém não é aplicado para todas as amostras. Os glicoconjugados e os metabólitos sulfatados serão de difícil análise por esse procedimento direto.

Em análises de teor de etanol, constituem rotinas o uso de amostra de sangue e a técnica de amostragem conhecida como *headspace*. Nesse caso, uma determinada quantidade da matriz (que varia de acordo com o protocolo do laboratório) deve ser acondicionada em frascos próprios para extração da fase volatilizada. O frasco é, então, colocado no equipamento, que o mantém aquecido durante determinado tempo (que varia de 5 a 15 minutos). Em seguida, uma certa quantidade da fase volatilizada, rica em etanol, é automaticamente retirada e realiza-se a injeção direta no CG-EM. A quantidade do analito é estimada por curva padrão, obtida com diferentes concentrações de etanol.

Laboratórios com orçamentos maiores e aqueles que realizam exames de dopagem esportiva (credenciados ou não pela WADA) podem usar na rotina a extração em fase sólida. Esse procedimento de pré-purificação da amostra emprega cartuchos com fases que retêm substâncias orgânicas. As substâncias orgânicas são eluídas dos cartuchos empregando-se solventes apropriados, como o acetato de etila. Existem diversos cartuchos, de diferentes capacidades, para a extração de uma infinidade de substâncias, sendo os mais comuns aqueles que empregam como fase sólida o C-18, o C-8 e o grafite. Com certeza, essa técnica de pré-purificação de amostra é a mais vantajosa em termos de tempo e espectro de substâncias que podem ser concentradas para análise posterior. O limitante reside no preço dos cartuchos de extração, que só podem ser usados uma única vez.

A análise aplicada ao controle de *doping* esportivo na matriz urina, após concentração dos analitos, exige ainda hidrólise de glicoconjugados e derivação com reagentes específicos. A hidrólise é feita com β-glicuronidase, obtida comercialmente de *Escherichia coli*. A derivação é feita com reagentes comerciais que tornam a substância de interesse cromatografável (substância com maior volatilidade, inércia química e estabilidade térmica) ou produzem mais íons no espectrômetro de massas.

Pode-se, então, resumir da seguinte maneira a cadeia de análise de substâncias usadas para aumento do rendimento no esporte (Figura 10.3): recebimento da amostra; registro da amostra; verificação de densidade e ajuste de pH; retirada de alíquotas; extração líquido-líquido (ELL) ou extração em fase sólida (EFS); tratamento da amostra com enzimas específicas (β-glicuronidase); derivação da amostra (principalmente em análises por CG-EM); análise da matriz; interpretação dos resultados.

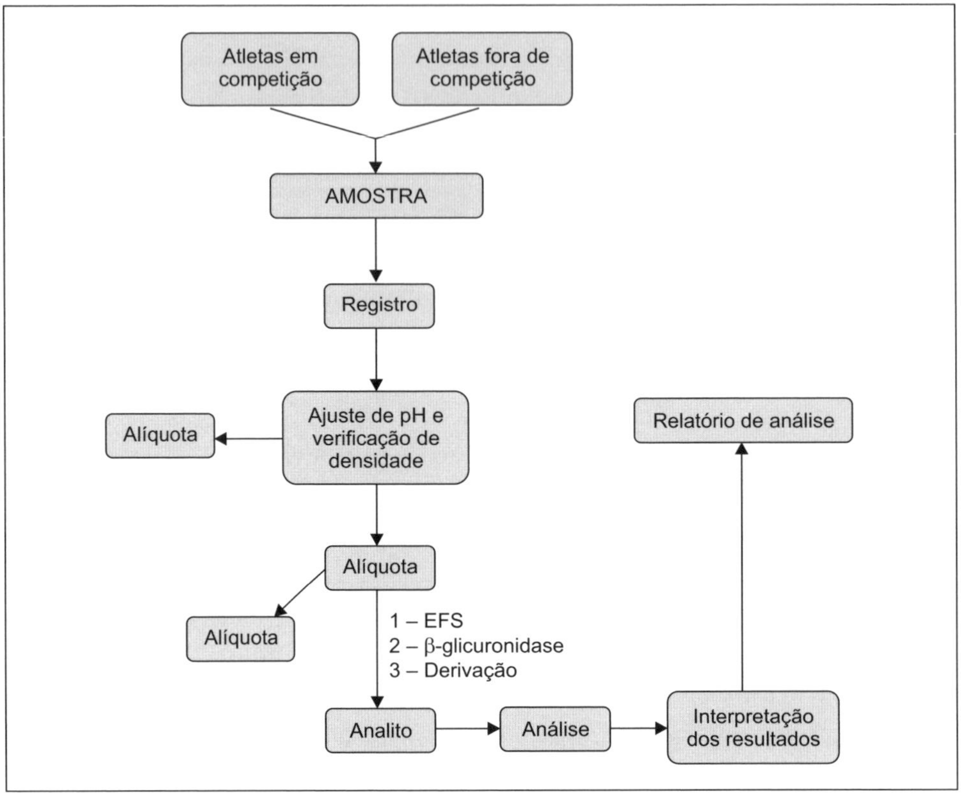


**Figura 10.3** Cadeia para análise de substâncias usadas para aumento do rendimento esportivo. A partir da amostra fornecida pelo atleta, alíquotas são separadas para que possam passar por diferentes triagens em busca de substâncias controladas ou proibidas (EFS: extração em fase sólida).

## Controle de *doping* esportivo na matriz urina

A urina é uma matriz extremamente interessante para busca de substâncias que possam ter sido usadas para aumento do rendimento esportivo. É fornecida pelo próprio atleta, que é acompanhado por represententes das entidades esportivas, geralmente profissionais da área de saúde que passam por treinamento rigoroso com o intuito de evitar fraudes. O sistema de controle prevê a coleta da urina, feita pelo atleta, em dois frascos distintos, um rotulado com a letra A (prova) seguida de um número e o outro com a letra B (contraprova) seguida do mesmo número. Não se faz a identificação nominal do material a ser testado para evitar possíveis vícios durante o processo de análise[14,18]. A identificação numérica sempre estará associada ao atleta que forneceu o material, porém somente o responsável da

Federação que solicitou o exame tem acesso à chave que faz a conexão entre a sequência numérica e o atleta que forneceu o material. Assim, os laboratórios de análise não vinculam, no primeiro momento, a amostra a determinado atleta. Esse sistema prova ser bastante seguro em evitar fraudes.

Caso encontre um resultado analítico adverso para uma ou mais substâncias controladas ou proibidas, o laboratório deverá comunicar a entidade esportiva solicitante do exame, que entrará em contato com o atleta e o informará sobre o ocorrido. Nesse caso, há previsão de uma segunda análise para comprovação dos resultados, que é feita na presença do atleta e de seu representante legal (contraprova, frasco B). O atleta pode dispensar a contraprova, como mostra o exemplo abaixo (extraído da página da Confederação Brasileira de Desportos Aquáticos, disponível em http://www.cbda.org.br/noticias/nota-a-imprensa-resultado-analitico-adverso-leonardo-sumida com acesso em 25 de março de 2013):

> *Nota à Imprensa – Resultado Analítico Adverso – Leonardo Sumida*
>
> Rio de Janeiro/RJ – A Confederação Brasileira de Desportos Aquáticos – CBDA, após reunião do Painel de Controle de Doping, realizada nesta cidade, no dia 19 de novembro de 2012, às 11h30, presidido pela Dra. Sandra Soldan e composto pelos médicos Eduardo de Rose e Marcus Bernhoeft, e por Giovana Moreira, a representante da CBDA na Federação Internacional de Natação – FINA, torna público que o nadador Leonardo Sumida, da Apadafi-Aquafoz/PR, obteve **Resultado Analítico Adverso da Amostra A2641028 para Cannabis (grifo nosso)**.
>
> O controle antidoping foi realizado no dia 8 de novembro de 2012, por ocasião do Torneio Open de Natação, em Guaratinguetá/SP, com análise feita pelo Laboratório INRS – Institut Armand Frappier, no Canadá, credenciado pela Agência Mundial Antidoping.
>
> **Considerando que o atleta Leonardo Sumida não manifestou a intenção da realização da análise B2641028 (grifo nosso)**, a CBDA resolve:
>
> 1 – Por a *Cannabis* (S.8) ser uma substância especificada, de acordo com a regra 4.2.2 da WADA;
>
> 2 – Por recomendação do Painel de Controle de Doping, presidido pelo Prof. Dr. Eduardo de Rose, e respeitando o determinado pela regra DC 9, anular todos os resultados obtidos pelo referido atleta durante o Torneio Open de Natação, realizado de 7 a 10 de novembro de 2012, na cidade de Guaratinguetá, SP;
>
> 3 – Respeitando a Regra DC 10.4, o atleta receberá sanção de inelegibilidade de três (3) meses, contados a partir da notificação, isto é, dia 14 de dezembro de 2012, de acordo com o permitido pela Regra da FINA, pelo fato de o atleta ter reconhecido o uso da substância. (Por Eliana Alves/Souza Santos/Mariana de Sá.)

As substâncias administradas (por via oral ou parenteral) são eliminadas na urina após metabolização. Algumas substâncias conservam características especiais de solubilidade e são excretadas pela urina mesmo sem metabolização. A modificação estrutural do que foi administrado no organismo muitas vezes é necessária para tornar a molécula mais solúvel e, assim, permitir sua eliminação. Em geral, a molécula sofre funcionalização (reações de fase I) e posterior glicoconjugação com ácido glicurônico ou mesmo sulfatação (reações de fase II), que a torna mais solúvel para ser excretada. Sendo assim, as técnicas de análise devem ser sensíveis à substância inalterada e a seus metabólitos não glicoconjugados, pois, como mencionado, β-glicuronidase tem sido utilizada para a quebra da ligação com o ácido glucurônico. Nesse sentido, a urina é uma excelente matriz para análise de substâncias, pois concentra todas as moléculas que são eliminadas. Além disso, dado o grande volume de amostras que devem ser monitoradas em competições ou fora de competições, a urina é a matriz de escolha para análise toxicológica, devido à facilidade de coleta e à relativa garantia de não adulteração[13,14]. É certo que nem todas as substâncias usadas para aumento de rendimento no esporte podem ser monitoradas na urina, como a EPO. Neste caso, a matriz de escolha é o sangue[17].

O principal problema relacionado com a matriz urina é uma contaminação com micro-organismos que altera, principalmente, o perfil de hormônios esteroídicos. Caso se dê uma contaminação (por exemplo, por erro de manipulação durante coleta e transporte), o perfil esteroídico será comprometido, o que poderá acarretar resultados inconclusivos. O analista deve ficar atento a alguns sinais de contaminação da urina. De acordo com as normas da WADA (documento TD2004 EAAS), caso a amostra apresente desconjugação de testosterona > 5% e a presença das substâncias 5α-androstano-3,17-diona e 5β-androstano-3,17-diona na fração livre, é indicativo de contaminação por micro-organismo[15].

## TÉCNICAS ANALÍTICAS USADAS NO CONTROLE DE *DOPING* ESPORTIVO

Apesar da máxima estabelecida pelo COI que defende o controle de *doping* no esporte com base nos princípios (1) proteção da saúde do atleta, (2) defesa da ética médica e esportiva e (3) igualdade de chances para todos os esportistas, a prática do *doping* ainda é corriqueira e as campanhas educativas têm surtido pouco efeito, principalmente fora de competições. De maneira geral, no Brasil, o uso de substâncias para aumento de rendimento esportivo, principalmente anabolizantes, parece ser uma prática que começa nas escolas secundárias, continua por academias de musculação e, finalmente, pode culminar nos esportes profissionais[18,19]. Têm sido comuns, embora de baixa incidência, resultados analíticos adversos em eventos esportivos, mesmo nos mais importantes, como os Jogos Olímpicos de Verão e de Inverno. Esportes que exigem mais força e massa muscular costumam ser os que concentram mais atletas que buscam substâncias proibidas para aumento de rendimento (Quadro 10.3). Valores relativamente baixos de casos de *doping* foram registrados nos Jogos Olímpicos de Verão de Atlanta 1996 (0,1%) e nos Jogos Olímpicos

**Quadro 10.3** Casos de *doping* registrados em grandes eventos esportivos

| Jogos Olímpicos de Verão | Nº amostras testadas | Nº resultados positivos | % Positivo | Observações |
|---|---|---|---|---|
| México 1968* | 667 | 1 | 0,15 | |
| Munique 1972* | 2.079 | 7 | 0,34 | |
| Montreal 1976* | 2.054 | 11 | 0,54 | |
| Moscou 1980* | 645 | 0 | 0 | Boicote aos jogos liderado pelos EUA |
| Los Angeles 1984* | 1.507 | 12 | 0,80 | |
| Seul 1988* | 1.598 | 10 | 0,63 | |
| Barcelona 1992* | 1.848 | 5 | 0,27 | |
| Atlanta 1996* | 1.923 | 2 | 0,10 | |
| Sydney 2000* | 2.359 | 11 | 0,47 | |
| Atenas 2004[17] | 3.617 | 23 | 0,64 | Das 23 positivas, 17 foram por uso de anabolizantes |
| Pequim 2008* | 4.770 | 7 + 5 + 7 | 0,40 | Cinco casos foram registrados após o término dos jogos e sete cavalos foram flagrados |
| **Jogos Pan-Americanos – Rio de Janeiro 2007[20]** | 1.274 | 6 | 0,47 | Incluindo dois casos de anabolizantes |
| **Jogos Olímpicos de Inverno – Vancouver 2010*** | 2.149 | 1 | 0,05 | |

*Dados publicados pelo Comitê Olímpico Internacional em Factsheet the Fight Against Doping and Promotion of Athletes' Health Update – January 2013.

de Inverno de Vancouver 2010 (0,05%), e valores percentuais altos foram registrados nos Jogos de Los Angeles 1984 (0,80%). Não hão de ser considerados os achados nos Jogos Olímpicos de Verão de Moscou 1980, em razão do boicote aos Jogos promovido pelos EUA. Simplesmente, cerca de 70 nações deixaram de participar dos Jogos e apenas 5.179 atletas de 80 nações participaram.

Mesmo que o percentual de resultados positivos seja relativamente baixo, é extremamente importante que os laboratórios tenham equipamentos capazes de identificar as substâncias controladas ou proscritas com sensibilidade e acurácia para garantir a lisura do evento.

O primeiro controle de dopagem foi feito nas Olimpíadas de Inverno de Grenoble e de Verão do México, em 1968. A primeira testagem abrangente utilizou a técnica analítica cromatografia em fase gasosa (CG) para triagem de estimulantes e opioides, nas Olimpíadas de Munique em 1972. Uma vez que diversas substâncias estariam sendo usadas por atletas para aumento de rendimento, em 1983 foi introduzida a técnica analítica cromatografia em fase gasosa acoplada à espectrometria de massas (CG-EM), nos Jogos Pan-Americanos de Caracas[14].

Com a criação da Agência Internacional de Controle de Drogas (WADA) em 2000, os critérios e métodos analíticos passaram a ser padronizados e constantemente aperfeiçoados. Atualmente (2013) a agência de controle de dopagem no esporte conta com 33 laboratórios credenciados para realização de exames de *doping* (veja o Quadro 10.1).

A WADA publica anualmente uma lista (Quadro 10.4) de substâncias e práticas proibidas dentro e fora de competição. Caso o atleta necessite fazer uso de determi-

**Quadro 10.4** Algumas substâncias proibidas pela WADA (2013)

| Classe | Substâncias |
|---|---|
| Anabolizantes | Esteroides endógenos (testosterona), esteroides exógenos (estanozolol) |
| Hormônios e correlatos | Eritropoetina, hormônio do crescimento (GH), hormônio gonodotrófico coriônico, insulina |
| Agonistas β2-adrenérgicos* | Salbutamol, salmeterol |
| Antagonistas hormonais e reguladores | Inibidores de aromatase (anastrozol), modulador seletivo de receptor de estrogênio (tamoxifeno) |
| Diuréticos e agentes de mascaramento | *Epi*testosterona, probenecida, finasterida |

*O uso terapêutico de um agonista β2-adrenérgico exige autorização.

nada substância controlada pela WADA, seu médico deve fazer um requerimento formal à associação esportiva à qual o atleta está ligado e solicitar seu uso, justificando-o. Como exemplo, tem-se o uso de glicocorticosteroides e agonistas β2-adrenérgicos (broncodilatadores), em caso de asma. Vale ressaltar que algumas substâncias não são proibidas e sim monitoradas, como a cafeína. Ainda, outras são proibidas em alguns esportes, como o álcool, que não pode ser usado em esportes de velocidade em que se exige acurácia de direção; e os β-bloqueadores, que não podem ser usados em esportes de precisão, como o tiro (veja a lista completa da WADA, disponível em http://www.wada-ama.org/en/Science-Medicine/Prohibited-List/)[6,7].

Métodos e práticas que promovam aumento de transferência de oxigênio, *doping* genético e manipulação sanguínea utilizada para fins não médicos que possam melhorar o desempenho aeróbico, aumentando o fluxo de oxigênio para os tecidos periféricos em atletas, incluindo a transfusão de sangue e o uso de EPO recombinante, também são alvos da WADA. Nesses casos, o uso de equipamentos como cromatógrafo com fase gasosa acoplado a detector de fósforo e nitrogênio (CG-NPD), CG-EM e CLAE-EM fica comprometido. Os laboratórios lançam mão de outras técnicas de análise, como eletroforese, imunoensaio, espectroscopia de fluorescência, análise óptica, quimioluminescência e citometria de fluxo. A técnica usada no controle de *doping* dependerá da matriz (sangue ou urina) e da substância (Quadro 10.5)[15,17,20].

As cromatografias em fase gasosa e em fase líquida de alta eficiência são muito usadas no controle de *doping* (veja as Figuras 10.1 e 10.2), pois permitem separar os componentes da amostra, até mesmo isômeros, incluindo enantiômeros, caso seja usada uma coluna com fase quiral[21]. Uma vez que existem diversas substâncias em *doping* esportivo, o uso de padrões torna-se inviável. Nos anos 1980, os pesquisadores passaram a usar o CG-EM[14], um aparelho que possibilita o registro dos fragmentos de massas de uma substância após ter ganhado energia com, por exemplo, um impacto de elétrons (Figura 10.4). Em condições adequadas, o registro do espectro de massas de determinada substância será sempre o mesmo. Assim, foi possível a criação de banco de dados, que hoje contam com mais de 400 mil substâncias, e automatizar o método de comparação. Embora bastante versátil, essa técnica só é aplicada a substâncias termicamente estáveis nas condições de análise. Como discutido previamente, é possível derivar a substância para que ela se torne mais volátil, seja inerte e estável quimicamente. Mesmo assim, a CG-EM é limitada e não se aplica a todas as substâncias.

**Quadro 10.5** Resumo das principais técnicas analíticas empregadas no controle de *doping* na matriz urina em grandes eventos esportivos[15,17,20]

| Procedimento | Técnica analítica/ instrumento |
|---|---|
| I – Substâncias nitrogenadas de mais baixo peso molecular (estimulantes e narcóticos; p. ex., heptaminol, efedrina, cathina) | CG-NPD |
| II – Substâncias nitrogenadas de mais alto peso molecular (estimulantes e narcóticos; p. ex., fenoterol, terbutalina) | CG-EM |
| III – Expansores de plasma (p. ex., dextrano) | Analisador bioquímico |
| IV – Agentes anabolizantes livres e conjugados; β-bloqueadores, agonistas β2-adrenérgicos (p. ex., androsterona, etiocolanolona, salbutamol), glicocorticosteroides e agentes anabolizantes livres e conjugados (p. ex., betametasona, flunisolida, *epi*trenbolona) | CG-EM |
| V – Diuréticos e agentes de mascaramento (p. ex., furosemida, finasterida) | CLAE-EM (*ion trap*) |
| VI – Gonodotrofina coriônica humana (hCG), eritropoetina humana | CG-EM<br>Analisador bioquímico<br>Análise no ponto isoelétrico (*isoelectric focusing* [IEF]) |

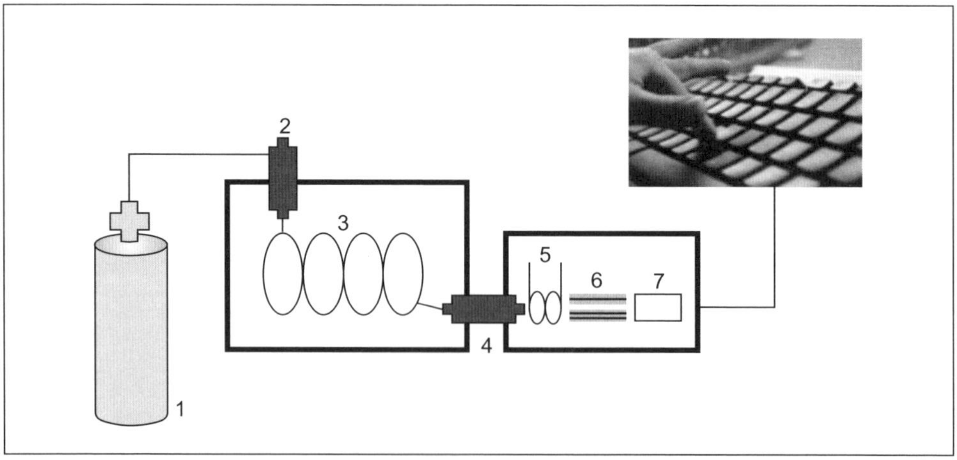


**Figura 10.4** Esquema de um CG-EM: (1) fonte de gás; (2) sistema de injeção de amostra; (3) coluna cromatográfica; (4) interface cromatógrafo-espectrômetro de massas; (5) fonte de ionização; (6) analisador de massas; (7) elétron-multiplicador.

Mais recentemente, foi possível acoplar o cromatógrafo que trabalha com fase líquida (CLAE) ao espectrômetro de massas e ionizar a amostra de diferentes maneiras (impacto de elétrons por *eletronspray*, uso de matrizes e pulsos de *laser*, entre outros). O esquema do aparelho é semelhante ao apresentado na Figura 10.4, com a diferença que em CLAE-EM utiliza-se fase móvel líquida e não um gás. O limitante dessa técnica é que a amostra seja solúvel na fase móvel. Com isso, mais de 90% das substâncias podem ser analisadas por CLAE-EM[21].

Ambos os equipamentos podem quantificar as substâncias, desde que se lance mão de padrões e se produza uma curva analítica, e que sejam equipados com injetores automáticos, o que permite realizar grande quantidade de análises ininterruptamente. Além disso, é possível trabalhar monitorando uma faixa de íons com ampla relação massa/carga (por exemplo, 40 a 600 u.m.a) ou operar monitorando íons específicos (MSI), pré-selecionados a critério do operador. Esse monitoramento seletivo de íons aumenta muito a sensibilidade de detecção, o que é exigido pela WADA para certas classes de substâncias (detecção a partir de nanogramas). Aparelhos mais modernos podem, também, trabalhar com uma segunda ionização, gerando fragmentos de fragmentos, o que torna a análise muito mais sensível e específica para determinadas substâncias (CG-EM-EM e CLAE-EM-EM).

## Análise de esteroides anabolizantes

A partir do uso indiscriminado de esteroides anabolizantes para aumento de força, metodologias de análise foram criadas para identificar e quantificar essas substâncias. A primeira testagem abrangente para essa classe de droga foi realizada nos Jogos Olímpicos de Montreal, em 1976. A técnica usada foi radioimunoensaio, que cobriu 15% das amostras[14]. Entretanto, essa técnica é não específica e aplicada a um pequeno número de esteroides anabolizantes. Com o desenvolvimento da CG-EM, a partir da década de 1980, foi possível ampliar o leque de identificação de esteroides. Ainda assim, a distinção entre esteroide endógeno e exógeno (por exemplo, testosterona) é bastante complexa, uma vez que a estrutura de ambos é idêntica e, por isso, não distinguível por CG-EM. Estudos tornaram possível estabelecer uma relação testosterona/*epi*testosterona (T/E) > 6 (1983) como positiva para uso de esteroide. No entanto, ficou demonstrado que certos indivíduos apresentam níveis mais elevados de testosterona (fatores genéticos, discutidos adiante), o que altera a relação T/E. Aliado a este fato, diversos países desenvolveram esteroides sintéticos ou pro-hormônios que geram testosterona com propósito de ganho de massa muscular e consequente aumento de força, muitos para serem usados terapeuticamente, porém inúmeros esteroides anabolizantes circulam no mercado negro mundial, tanto sintéticos como, até mesmo, preparações contendo T/E. As metodologias analíticas devem ter critérios confiáveis para detecção e quantificação desse amplo espectro de esteroides[22-25].

Atualmente, os boletins de controle de dopagem emitidos pela WADA recomendam que seja calculada a razão quantitativa T/E, e valores > 4 podem indicar o uso de esteroides androgênicos para aumento de massa muscular. No caso de suspeita de uso de esteroides, deve ser confirmado com um estudo longitudinal de 3 meses com o atleta em questão ou pela técnica cromatografia em fase gasosa acoplada a forno de combustão e a espectrômetro de massas com detecção por razão isotópica, cuja sigla é CG-C-EMRI. Essa técnica permite estabelecer a razão isotópica ($^{13}C/^{12}C$) dos esteroides em análise e, com isso, determinar se estes tiveram sua origem em fonte exógena ou são de ocorrência endógena, uma vez que os esteroides disponíveis no mercado são semissintéticos e, por isso, possuem razão isotópica diferente dos endógenos[22,23]. A técnica de CG-C-EMRI foi extremamente importante para confirmação de suspeitas de caso de dopagem nos Jogos Pan-Americanos do Rio de Janeiro em 2007. Foi demonstrada relação T/E > 4 em 57 amostras de urinas de atletas de diferentes modalidades. Essas amostras foram, então, submetidas à análise por CG-C-EMRI, o que tornou possível confirmar dois casos de uso de esteroides (boldenona* e testosterona ou seu precursor)[20].

Cabe ressaltar que, atualmente, a WADA subdivide a classe de esteroides anabolizantes em três: esteroides anabolizantes (sintéticos ou naturais), corticosteroides e antiestrogênicos. Para se ter uma ideia da complexidade dessa classe, a Figura 10.5 ilustra o esteroide testosterona, alguns pro-hormônios e seus metabólitos. Com base nas relações entre testosterona, pro-hormônios e seus metabólitos, foi possível estabelecer outras relações que também indicam possível uso de esteroides anabolizantes, como a relação androsterona/etiocolanolona (além da relação T/E). Notadamente, a Figura 10.5 ilustra uma pequena parcela de substâncias que podem ser usadas em *doping* esportivo ou os metabólitos que podem indicar tal *doping*[24,25].

Atualmente, tem sido discutido mais um complicador na determinação de *doping* pelo uso de esteroides: as variações genéticas. Assim, espera-se que a ava-

*A amostra suspeita de conter boldenona e seu metabólito foi enviada para o laboratório acreditado em Colônia/Alemanha, uma vez que o LabDop/UFRJ não havia padronizado a metodologia de *clean up* da amostra[20].

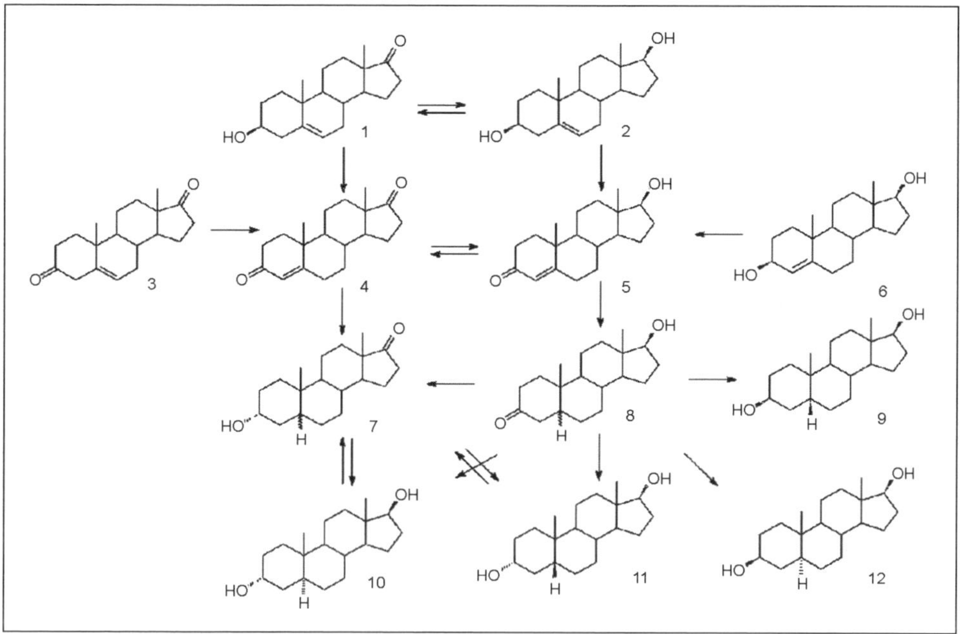

**Figura 10.5** Testosterona, pro-hormônios e metabólitos: 1, desidro*epi*androsterona; 2, androst-5-ene-3β,17β-diol; 3, androst-5-ene-3,17-diona; 4, androst-4-ene-3,17-diona; 5, testosterona; 6, androst-4-ene-3β,17β-diol; 7, 5α e 5β-androstandiona; 8, 5α e 5β-diidrotestosterona; 9, 5β-androstan-3β,17β-diol; 10, androsterona (5α) e etiocolanolona (5β); 11, 5α e 5β-androstan-3β,17β-diol; 12, 5α-androstan-3β,17β-diol.

liação genética possa fornecer critérios mais precisos nos limites de detecção do uso de substâncias proibidas, principalmente esteroides. A glicoconjugação, que consiste na conjugação do ácido glicurônico com metabólicos dos esteroides, torna as substâncias mais polares, sendo um dos processos metabólicos mais importantes na eliminação dos esteroides e seus metabólicos pela urina. Um dos critérios adotados para determinar o uso exógeno de esteroides anabolizantes, como mencionado anteriormente, é a avaliação quantitativa da razão T/E, realizada por CG-EM. Valores > 4,0 podem ser considerados suspeitos. A deleção no gene que codifica a enzima glicosiltransferase para UGT2B17, que é responsável pela glicoconjugação, está fortemente associada a uma quantidade de testosterona reduzida na urina. Muitos dos indivíduos que apresentam um polimorfismo desse gene não apresentariam razão T/E de 4,0, mesmo após a ingestão de testosterona. A detecção da deleção do gene UGT2B17 em amostras de urina poderia fornecer informações adicionais importantes para escolha de provas em análise de esteroides no controle de dopagem[26,27].

Diante do amplo espectro de esteroides anabolizantes disponíveis no mercado, a técnica cromatografia acoplada à espectrometria de massas é poderosa o suficiente para monitorar a matriz complexa urina. Como discutido anteriormente, após processo de preparação e extração dos analitos de interesse (por exemplo, Figura 10.6)[28], a amostra estará pronta para ser levada ao aparelho e ser submetida às rotinas de análises (triagens). Em apenas uma análise é impossível identificar todos os esteroides, corticosteroides e antiestrogênios. Os laboratórios de análise trabalham em diferentes rotinas para monitorar essas substâncias, ou seja, cada rotina terá especificações próprias de análise, como diferentes colunas cromatográficas, programação de temperatura e monitoramento de íons.

Mesmo considerando as rotinas analíticas que são capazes de monitorar os esteroides disponíveis no mercado, hão de ser mencionadas, ainda, as dificuldades relacionadas com as análises dessa classe: (1) *esteroides presentes em baixa concentração na amostra (1 a 10ng/mL)*; (2) presença de metabólitos ainda não descritos para esteroides novos; (3) coeluição de esteroides exógenos, endógenos e seus metabólitos; (4) necessidade de hidrólise enzimática; (5) necessidade

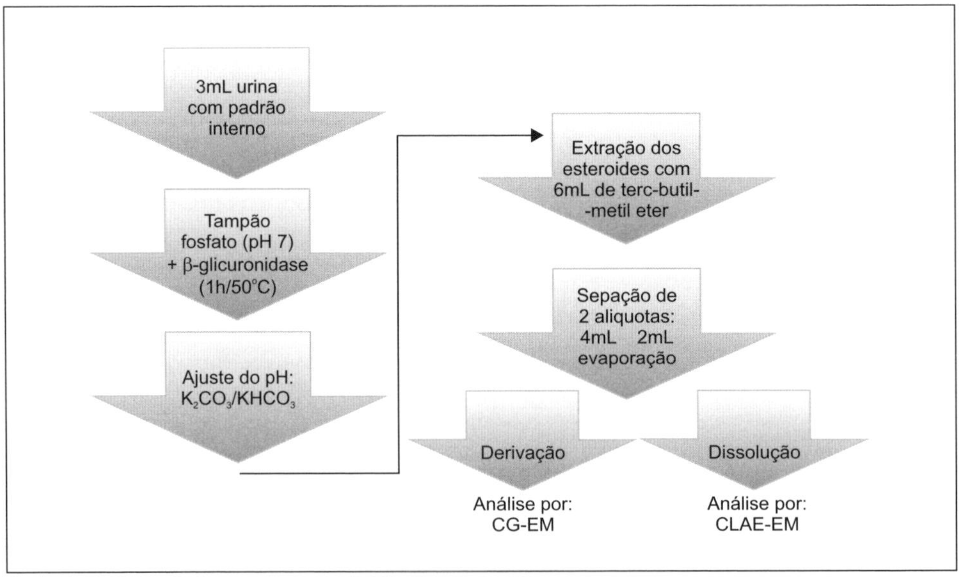


**Figura 10.6** Preparação de amostras para análise de esteroides[28].

de derivação; (6) necessidade de equipe técnica especializada para realizar as análises; (7) necessidade de equipamentos estáveis e robustos; (8) *detecção de novas moléculas*.

Sem dúvida, os pontos 1 e 8 são os que merecem maior destaque. Equipamentos cada vez mais sofisticados e disponíveis no mercado estão dando conta de detectar esteroides e seus metabólitos em quantidades cada vez menores, na escala de picogramas, com destaque para os detectores de massas com grande sensibilidade e rapidez de análise, como o TOF (*time of flight*). Este detector diferenciado torna possível a detecção de fragmentos em ampla faixa de relação carga/massas ($m/z$), com grandes sensibilidade e rapidez (realização de até 500 espectros de massas por segundo, em modo de baixa resolução). O acoplamento desses instrumentos de detecção a cromatógrafos com maior poder de resolução tem possibilitado a elucidação de matrizes extremamente complexas[29]. Com o surgimento da técnica de separação cromatografia em fase líquida de ultraeficiência (CLUE, em português, ou UPLC, em inglês) e o aperfeiçoamento de técnicas bidimensionais, como a cromatografia em fase gasosa bidimensional abrangente (CGxCG), os laboratórios de análise de *doping* esportivo passaram a contar com um arsenal instrumental que lhes permita a detecção nos níveis de sensibilidade exigidos pela WADA e busque as novas substâncias que estão sendo sintetizadas para aumento do rendimento esportivo.

Além da cromatografia acoplada à espectrometria de massas, técnicas eletroquímicas têm se revelado como um método versátil e sensível para determinação de analitos biologicamente importantes que sofrem reações de oxidação e redução. Em razão de sua simplicidade, baixo custo, tempo relativamente curto de análise, altas sensibilidade e especificidade, em comparação a outras técnicas, a eletroanálise tem despertado grande importância no campo da análise dos esteroides[31-33]. Nesse contexto, a técnica da voltametria apresenta-se como instrumento bastante promissor, considerando todas as vantagens citadas. Em trabalho desenvolvido por Santos em sua tese de doutorado (2011)[33] foi demonstrado que o eletrodo de carbono vítreo modificado com óxido de cobalto (preparado pelo próprio pesquisador) mostrou efeito eletrocatalítico na detecção dos esteroides anabolizantes androgênicos, com limites de detecção de 0,96$\mu$Mol $\cdot$ $L^{-1}$ para testosterona, 0,59$\mu$Mol $\cdot$ $L^{-1}$ para metiltestosterona e 0,26$\mu$mol $\cdot$ $L^{-1}$ para propionato de testosterona, até um nível de significância de 95%. Esses resultados mostraram que a deposição de uma camada de óxido de cobalto na superfície do eletrodo de carbono vítreo facilita a detecção dos esteroides em baixas concentrações e de modo bastante específico, mesmo que existam outras moléculas no meio.

## *DOPING* GENÉTICO

Segundo a WADA[7], o *doping* genético consiste na melhoria do desempenho atlético mediante a transferência de polímeros de ácidos nucleicos, análogos de ácidos nucleicos ou uso de células normais ou geneticamente modificadas para aumento do rendimento esportivo.

A biologia molecular pode ser uma ferramenta de importante aperfeiçoamento, empregada no aprimoramento do desempenho humano e na saúde. A biologia molecular é definida como o estudo da estrutura e dos processos bioquímicos celulares, visando ao entendimento dos processos biológicos, da formação, da organização e das atividades das macromoléculas, como os ácidos nucleicos e proteínas, essenciais à vida, segundo a *Oxford Medical Companion*[34]. A identificação da estrutura do ácido desoxirribonucleico (DNA), por James Watson e Francis Crick, em 1953, e o rápido avanço das técnicas de biologia molecular tornaram possível a identificação de sequências variáveis do DNA de genes específicos, relacionando essa heterogeneidade gênica com diferentes fenótipos[35].

As diferenças genéticas baseadas em polimorfismos[36], com o potencial de diferenciar as características esportivas, começaram a ser investigadas nos anos 1990. A identificação genética de talentos por meio da biologia molecular, de maneira precoce, não diminui a influência do meio ambiente sobre o fenótipo de determinado desempenho, já que uma característica fenotípica não é necessariamente determinada por um único gene[37].

A terapia gênica pode ser entendida como o conjunto de técnicas de manipulação do DNA, ácido ribonucleico (RNA) e/ou proteínas, que incluem extração, quantificação, amplificação, marcação, localização de genes, isolamento, sequenciamento, transferência e clonagem para a realização de terapias. A terapia gênica humana consiste na introdução de: (a) genes responsáveis por produtos terapêuticos, isto é, genes normais; (b) células geneticamente modificadas com a finalidade de bloquear a expressão de genes prejudiciais, ativar mecanismos de defesa imunológica ou, ainda, produzir moléculas de interesse terapêutico.

Em 1990 foram realizados os primeiros protocolos de terapia gênica em humanos, e a partir de então as técnicas para terapia gênica humana multiplicaram-

-se rapidamente. Apesar de pouco sucesso documentado e de algumas intercorrências, a terapia gênica tem revelado influência importante no paradigma clínico para o tratamento de doenças herdadas e não herdadas[38].

Atualmente, as estratégias utilizadas para experimentação em terapia gênica são: (a) inserção de um gene em local não específico do genoma para substituição de um gene não funcional; (b) um gene anormal pode ser substituído por um gene normal por meio de recombinação homóloga; (c) um gene anormal pode ser corrigido por mutação reversa seletiva, o que faz o gene retornar à sua função normal; (d) a regulação da expressão gênica de um determinado gene pode ser alterada.

No esporte, a terapia gênica oferece uma possibilidade promissora na recuperação de tecidos de baixa capacidade regenerativa, como tendões, cartilagens e músculos esqueléticos, facilitando a recuperação de rompimentos de ligamentos cruzados (anterior e posterior), meniscos, lesões em cartilagens e calcificação óssea tardia pela inserção de fatores de crescimento (IGF-1, βFGF, NGF, PDGF, EGF, TGF-α, TGF-β, BMP-2) para estimular a cicatrização[39].

Os genes candidatos ao *doping* genético mais estudados são EPO, IGF-1 (fator de crescimento 1, semelhante à insulina) e GDF-8 (miostatina). O fator de crescimento vascular (VEGF), a leptina (LEP) e o gene codificador da endorfina também foram mencionados como fortes candidatos. No Congresso Pré-Olímpico de 2004, o VEGF foi citado como provável alvo por aumentar o número de vasos sanguíneos, promovendo maior vascularização dos diferentes órgãos solicitados pela prática desportiva. O gene codificador da endorfina também foi apresentado como estratégico por aumentar o limiar da dor, possibilitando treinos e competições ainda mais intensos[40].

## CONSIDERAÇÕES FINAIS

Após a criação da WADA em 1999, uma agência internacional e independente, grandes avanços foram conseguidos no controle de *doping* no esporte. As técnicas analíticas têm sido aprimoradas ao longo do tempo, o que torna possível a detecção de diversas substâncias pertencentes a diferentes classes químicas, muitas vezes em níveis de picogramas.

Sem dúvida, a modernização de aparelhos que realizam automaticamente a separação e a posterior caracterização contribuiu de maneira decisiva para o combate às substâncias proibidas no esporte. Destacam-se os cromatógrafos que realizam separações em fase gasosa ou em fase líquida e que são acoplados a espectrômetros de massas, equipados com detectores de quadrupolo, armadilha de íons e tempo de voo, e para espectrômetros de massas com detectores seletivos e altamente sensíveis, como o detector de isótopos de carbono, oxigênio e nitrogênio (razão isotópica – RI). Este equipamento torna possível diferenciar esteroides endógenos dos esteroides exógenos, mesmo que estes tenham exatamente a mesma estrutura. Destacam-se, também, as técnicas bioquímicas-analíticas que promovem a análise de EPO humana, hormônio do crescimento, hormônio gonodotrófico coriônico e insulina.

No entanto, ano após ano, laboratórios continuam a sintetizar ou descobrir (por exemplo, de fontes vegetais) novas substâncias e substâncias análogas que possibilitam o aumento de rendimento no esporte. Devem ser mencionadas, ainda, técnicas de manipulação genética, que já são realidade e vêm sendo aprimoradas.

Esta será uma guerra sem fim, já que o resultado em grandes eventos esportivos é motivo de orgulho e interesse de todas as nações. Por isso, estimulados ou não, atletas de alto rendimento por vezes procuram caminhos que passam pelo uso de substâncias proibidas. O armamento tecnológico-analítico tem evoluído no sentido de coibir as práticas de *doping* no esporte, que continuam sendo efetuadas.

## Referências


1. Prokop L. The struggle against doping and its history. J Sports Med Phys Fitness 1970; 10(45):45-8.
2. Mueller KR. History of doping and doping control. In: Thieme D, Hemmersbach P (eds.). Doping in sports: biochemical principles, effects and analysis. Heidelberg: Springer-Verlag, 2010:1-23.
3. Marques MAS, Pereira HMG, Aquino Neto FR. Controle de dopagem de anabolizantes: o perfil esteroidal e suas regulações. Rev Bras Med Esporte 2003; 9(1):15-24.
4. Fraser AD. Doping control from a global and national perspective. Therapeutic Drug Monit 2004; 26(2):171-4.
5. Freeman ER, Bloom DA, Mcguire EJ. A brief history of testosterone. J Urol 2001; 165:371-3.
6. World Anti-Doping Agency. The World Anti-Doping Code, International Standard for Laboratories, January, 2009. Disponível em: www.wada-ama.org. Acesso em: 2 de abril de 2013.
7. World Anti-Doping Agency. The World Anti-Doping Code, The 2011 Prohibited List International Standard. 2013. Disponível em: www.wada-ama.org. Acesso em: 2 de abril de 2013.
8. Moraes EC, Sznelwar RB, Fernicola N. Manual de toxicologia analítica. São Paulo: Roca Biomedicina, 1991:230.

9. Oga S, Carvalho MMA, Batistuzzo JAO. Fundamentos de toxicologia. 3. ed. São Paulo: Atheneu, 2008: 696.
10. Hachet JC. Toxicologia de urgência. São Paulo: Andrei, 1997:209.
11. DiPalma JR. Felice Fontana (1720-1805): the forgotten physiologist. Trans Stud Coll Physicians Phila 1966; 33(4):261-3.
12. Orfila MJB. Traité de toxicologie. 50. ed. Paris: Libraire de Faculté de Médicine, 1852.
13. Aquino Neto FR, Marques MAS, Pereira HMG. Controle de dopagem no esporte: aspectos químicos e farmacológicos que afetam a detecção de drogas no cabelo. Brazilian Journal of Pharmaceutical Sciences 2002; 38(3):259-71.
14. Aquino Neto FR. O papel do atleta na sociedade e o controle de dopagem no esporte. Rev Bras Med Esporte 2001; 7(4):138-48.
15. Mazzarino M, Abate MG, Alocci R et al. Urine stability and steroid profile: Towards a screening index of urine sample degradation for anti-doping purpose. Analytica Chimica Acta 2011; 683:221-6.
16. Queiroz MEC, Lanças FM. Análise de fármacos em material biológico: acoplamento microextração em fase sólida "no tubo" e cromatografia líquida de alta eficiência. Quim Nova 2005; 28(5):880-6.
17. Tsivou M, Kioukia-Fougia N, Lyris E et al. An overview of the doping control analysis during the Olympic Games of 2004 in Athens, Greece. Analytica Chimica Acta 2006; 555:1-13.
18. De Rose EH, Aquino Neto FR, Moreau RLM, Castro RRT. Anti-doping control in Brazil: results from the year of 2003 and prevention activities. Rev Bras Med Esporte 2004; 10(4):294-8.
19. Backhouse SH, Patterson L, McKenna J. Achieving the Olympic ideal: Preventing doping in sport. Performance Enhancement & Health 2012; 1:83-5.
20. Pereira HMG, Padilha MC, Bento RMA, Cunha TP, Lascas NAG, Aquino Neto FR. Analytical and logistical improvements in doping-control analysis at the 2007 Pan-American Games. Trends in Analytical Chemistry 2008; 27(8):648-56.
21. Aquino Neto FR, Nunes DSS. Princípios básicos de cromatografia e técnicas afins. Rio de Janeiro: Interciência, 2003. 118p.
22. Aguilera R et al. Drug testing data from the 2007 Pan American Games: $\delta^{13}C$ values of urinary androsterone, etiocholanolone and androstanediols determined by GC/C/IRMS. Journal of Steroid Biochemistry & Molecular Biology 2009; 115:107-14.
23. Aguilera R et al. Improved method of detection of testosterone by gas chromatography/combustion/isotopic ratio mass spectrometry analysis of urinary steroids. Journal of Mass Spectrometry 1996; 31:169-76.
24. Sjöqvist F, Garle M, Rane A. Use of doping agents, particularly anabolic steroids, in sports and society. Lancet 2008; 371:1872-82.
25. Eenoo PV, Delbeke FT. Metabolism and excretion of anabolic steroids in doping control – New steroids and new insights. Journal of Steroid Biochemistry & Molecular Biology 2006; 101:161-78.
26. Schulze JJ, Lorentzon M, Ohlsson C et al. Genetic aspects of epitestosterone formation and androgen disposition: influence of polymorphisms in CYP17 and UGT2B enzymes. Pharmacogenet Genomics 2008; 18(6):477-85.
27. Schulze JJ, Lundmark J, Garle M, Skilving I, Ekström L, Rane A. Doping test results dependent on the major enzyme (UGT2B17) for testosterone glucuronidation. J Clin Endocrinol Metab. 2008; 93(7):2500-6.
28. Parr MK, Schänzer W. Detection of the misuse of steroids in doping control. Journal of Steroid Biochemistry & Molecular Biology 2010; 121:528-37.

29. Badoud F, Grata E, Perrenoud L, Avois L, Saugy M, Rudaz S, Veuthey J.-L. Fast analysis of doping agents in urine by ultra-high-pressure liquid chromatography – quadrupole time-of-flight mass spectrometry I. Screening analysis. Journal of Chromatography A 2009; 1216:4423-33.
30. Goyal RN, Gupta VK, Bachheti N. Fullerene-C60-modified electrode as a sensitive voltammetric sensor for detection of nandrolone an anabolic steroid used in doping. Anal Chim Acta 2007; 597:82-9.
31. Tyszczuk K. Application of an in situ plated lead film electrode to the analysis of testosterone by adsorptive stripping voltammetry. Analytical and Bioanalytical Chemistry 2008; 390(7):1951-6.
32. Gupta VK et al. Voltammetric techniques for the assay of pharmaceuticals – A review. Analytical Biochemistry 2011; 408(2):179-96.
33. Santos MAP. Sensor eletroquímico para a determinação de esteroides anabolizantes: uso em controle de dopagem no esporte. [tese]. Ceará: Renorbio, Universidade Estadual do Ceará, 2011.
34. Wilkinson JL. Molecular biology in medicine. In: Walton J ed. Oxford Medical Companion. Oxford: Oxford University Press, 1994.
35. Wolfarth B, Rivera MA, Oppert JM et al. Apolymorphism in the alpha2a-adrenoceptor gene and endurance athlete status. Med Sci Sports Exerc 2000; 32:1709-12.
36. Rankinen T, Perusse L, Gagnon J et al. Angiotensin-converting enzyme id polymorphism and fitness phenotype in the Heritage Family Study. Jappl Physiol 2000; 88:1029-35.
37. Macarthur DG, North KN. A gene for speed? the evolution and function of alphaactinin-3. Bioessays 2004; 26:786-95.
38. Crofts C, Krimsky S. Emergence of a scientific and commercial research and development infrastructure for human gene therapy. Hum Gene Ther 2005; 16(2):169-77.
39. Martinek V et al. Gene therapy and tissue engineering in sport medicine. Phys Sportsmed 2000; 28:34.
40. Bouchard C, Malina R, Pérusse L. Genetics of fitness and physical performance. Champaign: Human Kinetics, 1997:1-400.

# Seção IV

## Talentos Esportivos

# Capítulo 11

# Métodos para Detecção e Seleção de Talentos Esportivos

Maria Tereza Silveira Böhme • Marcelo Massa • Luciana Perez Bojikian

## INTRODUÇÃO – CONTEXTUALIZAÇÃO HISTÓRICA DO TEMA NA ÁREA CIENTÍFICA

A temática do talento tem sido considerada em diferentes áreas do conhecimento humano. Esta relevância pode ser observada em contextos relacionados com as áreas da psicologia, educação, administração de empresas (recursos humanos), matemática, música, dança, literatura, ciência, artes e inclusive no esporte.

Desde o início da história das civilizações, quando os filósofos especulavam sobre a origem dos altos atributos individuais, como beleza física, sabedoria, capacidade poética, habilidades em trabalhos manuais e força, a ideia presente era a de que esses atributos fossem "dons dos deuses" e que "os deuses não concediam mais que um dom para cada pessoa". Esta perspectiva permaneceu no pensamento grego e, desde então, a existência de altas habilidades tem sido atribuída mais à presença de um dom do que à experiência[1].

Nos séculos posteriores, com as mudanças e a mobilidade social, o surgimento da classe média, o progresso e o acúmulo do conhecimento científico, tornou-se gradualmente mais evidente que os indivíduos poderiam aumentar seu desempenho por meio da educação e do treinamento, se tivessem motivação, objetivo e direcionamento.

Desse momento em diante começaram a surgir as especulações sobre a natureza do talento. Emergia a preocupação em distinguir realizações decorrentes de dons naturais de outras realizações resultantes de aprendizagem e treinamento[1,2].

Nesse sentido, Sir Francis Galton foi o primeiro cientista, no século XIX, a investigar empiricamente a possibilidade de que a excelência em distintos campos e domínios tivesse uma série comum de causas.

Assim como Galton, outros pesquisadores contemporâneos geralmente assumem que o treinamento pode afetar alguns componentes do desempenho, mas pode não afetar outros. Se o desempenho obtido após treinamento extensivo é limitado por componentes que não podem ser modificados, é adequado afirmar que fatores estáveis, geneticamente determinados, estabelecem o nível final de desempenho. Se todas as mudanças possíveis de desempenho relacionadas com o treinamento são obtidas após um período limitado de prática, logicamente as diferenças finais de desempenho devem refletir talentos inatos e capacidades naturais[1,2], as quais são responsáveis pelos diferentes desempenhos finais alcançados.

No final do século XX, Howard Gardner apresentou uma série de publicações sobre o desenvolvimento psicológico do ser humano, propagando a teoria conhecida como Teoria das Inteligências Múltiplas[3-5], em que propôs sete inteligências: linguística, musical, espacial, lógico-matemática, corporal cinestésica, interpessoal e intrapessoal, cada uma em um sistema independente com sua própria base biológica. Acerca do desempenho extraordinário de artistas, cientistas e atletas, Gardner delineou evidências para uma teoria biológica de talento, definindo-o como "um sinal de um potencial precoce biopsicossocial em um domínio particular". Assim, "o aspecto principal do talento deixa de ser mais a estrutura inata (dom), mas o potencial de alcance e a capacidade de aprender material relevante para determinada inteligência rapidamente"[1,2,6].

Hoje há um consenso dos autores da área quanto à existência dessa interação entre o inato e o adquirido. Singer, *apud* Martin et al.[7,8], apresentou a seguinte definição que representa essa condição: "Talento esportivo é uma pessoa cuja estrutura de características anatomofisiológicas, capacidades e outras qualidades da personalidade permite, com grande probabilidade, esperar-se que, com determinado treinamento e condições do meio, possa alcançar o nível de desempenho de atletas de nível nacional e internacional."

As pesquisas recentes buscam entender o grau e a forma de influência de inúmeras variáveis no processo de desenvolvimento do talento esportivo.

O presente capítulo abordará o tema talento esportivo, apresentando as pesquisas mais recentes, os modelos e os programas mais importantes de desenvolvimento de talentos.

## PESQUISA ATUAL EM TALENTO ESPORTIVO

Nos últimos anos, diversos pesquisadores têm discutido as questões que permeiam os processos de detecção, seleção e promoção de talentos para o esporte de alto rendimento, havendo consenso quanto à carência de estudos presentes nesta área[9].

De acordo com Carl[10], citado por Böhme[11], existem três aspectos relacionados com o talento esportivo: a detecção, a seleção e a promoção de talentos esportivos. Detectar talentos é buscar ou procurar crianças ou adolescentes com disposição e prontidão para participar de um programa de formação esportiva; a expressão seleção de talentos, por sua vez, refere-se aos meios que vão identificar, entre um grupo de praticantes de esporte, aqueles que se destacam dos demais; por fim, promoção de talentos é o conjunto de procedimentos (treinamento, estrutura, assistência) que servem como base para que os atletas alcancem um ótimo desempenho esportivo[11].

Nos estudos da área tem sido utilizada, também, a expressão desenvolvimento de talentos[11,12], considerada um processo que engloba a detecção, a seleção e a promoção de talentos esportivos.

No entanto, um dos maiores obstáculos da ciência consiste em predizer a natureza dos processos de detecção, seleção e promoção de talentos[9,12]. Uma publicação recente destaca a necessidade de coerência entre "pesquisa, sistema e processo". Em outras palavras, pesquisas sobre identificação de talentos envolvem questões complexas, que podem ser divididas em cinco elementos-chave: (i) esporte de especialização e de seleção, (ii) a prática, (iii) o desenvolvimento do atleta, (iv) o sucesso júnior e adulto, e (v) o papel dos agentes intervenientes no sistema esportivo. Embora as razões não sejam totalmente claras, a análise de cada um desses constructos indica que existem diferenças entre a teoria apresentada nas pesquisas e a realidade em termos de resultados para a prática no que tange aos processos de desenvolvimento de talentos. Essas diferenças podem, no entanto, indicar os motivos para a falta de sucesso adulto em atletas jovens identificados como "talentos". Além disso, essa dicotomia entre aquilo que se produz e atinge com os resultados das pesquisas e o que se aproxima realmente da prática demonstra a falta de coerência presente na compreensão do processo de identificação e desenvolvimento de talentos[12].

Enquanto isso, na atuação prática, ainda é comum que esses processos sejam norteados apenas pela própria experiência e intuição dos técnicos esportivos[13]. Assim, cria-se um referencial de escolha que corre o risco de estar sendo atrelado apenas à consciência empírica de cada técnico, livre de qualquer padrão ou procedimento fundamentado, consistente, de acompanhamento cíclico, contínuo e em longo prazo, sujeito, portanto, a interpretações equivocadas. Sabe-se, no entanto, que alguns profissionais são verdadeiros "experts" e, sem a menor dúvida, detentores de um conhecimento inestimável em relação à especificidade da modalidade esportiva em que trabalham. Mesmo assim, a prática empírica, inconsistente e equivocada de alguns técnicos pode trazer lacunas e prejuízos incalculáveis para a promoção de talentos[9].

Além da complexidade dos processos de promoção de talentos, surge um outro problema, ou seja, o trabalho de analisar esse contexto envolvido por múltiplas variáveis também se torna algo desafiador para o pesquisador do esporte[9].

A maioria dos estudos realizados com o esporte interpreta seus resultados por meio de análises univariadas que não respeitam a complexidade do fenômeno e, sobretudo, a "importância" e a interação entre as distintas variáveis[14-17]. Um exemplo clássico desse fato é a proposta metodológica de detecção de talentos apresentada por Matsudo, Rivet & Pereira[18], chamada "Estratégia-Z CELAFISCS", que continua sendo difundida na literatura da área[19,20]. Esse procedimento de análise "fragmenta o atleta" em várias partes, sendo o desempenho real produto da interação dessas partes. Além disso, essa interação entre as partes não pode ser dada por meio de um simples somatório ou ser deixada a encargo de interpretações e combinações subjetivas. Aliás, intercorrer nessa prática é a demonstração mais precisa da falta de capacidade das análises univariadas diante da complexidade desses processos. Ou seja, as análises univariadas auxiliam até determinado ponto; depois tudo deve correr novamente por conta do empírico[9].

Conforme o estudo de Massa[15], a "Estratégia-Z CELAFISCS" e as análises univariadas podem sim corroborar com os processos de promoção de talentos, todavia não oferecem maiores perspectivas para o entendimento da complexidade que envolve esses processos, sendo limitadas para este fim.

Foi verificado, mediante o emprego de análises multivariadas, que, em grupos altamente seletos, como o de atletas envolvidos em processos de promoção de talentos, parecem não existir "pesos" iguais entre as variáveis, e esses "pesos", quando observados, têm demonstrado se alternar de posição durante os períodos de crescimento, desenvolvimento, maturação e treinamento, parecendo indicar que para determinação do atleta que apresenta melhor combinação de variáveis não basta apenas observá-las lado a lado, mas entender como elas se distinguem, combinam e geram melhores desempenhos nos diferentes períodos do processo de treinamento a longo prazo (TLP)[15].

Seguindo essa tendência de análise, alguns estudos foram realizados no Laboratório de Esporte e Treinamento para Crianças e Adolescentes/Grupo de Estudos e Pesquisa em Esporte e Treinamento Infanto-Juvenil da Escola de Educação Física e Esporte da Universidade de São Paulo (LATECA/GEPETIJ – EEFEUSP) buscando interpretar os processos de promoção de talentos de acordo com sua premência multifatorial, destacando a utilização de análises multivariadas como elemento fundamental e perspectivo de acompanhamento dos processos de promoção de talentos[14-16,21,22].

Embora passos iniciais e satisfatórios estejam sendo dados a partir desses estudos, estes ainda não incorporam em seus delineamentos observações psicológicas, sociais e, até mesmo, relativas a aspectos como a inteligência e a técnica específica para o desempenho esportivo. Assim, a maioria desses estudos tem considerado em seus modelos multivariados as variáveis de crescimento físico, composição corporal e desempenho motor[15].

O modo de análise e o fato de considerar o fenômeno da maneira global são fundamentais, mas também é preciso investigar e conhecer as variáveis intervenientes na promoção do talento, como a iniciação esportiva, o TLP e a qualidade do treinamento, que têm papel determinante no resultado final[23].

A ISSP (International Society of Sport Psychology) assume uma posição sobre diversificar ou especializar na iniciação esportiva. De acordo com o DMSP (*Development Model of Sport Participation*)[24-26], há dois caminhos na formação esportiva: a diversificação precoce ou a especialização precoce. A diversificação precoce se baseia na prática de vários esportes de maneira divertida, informal, sem controle rígido. O atleta que inicia desse modo tem maiores chances de seguir uma carreira longa no esporte. Quando as atividades são escolhidas pela criança e não impostas, é promovido o surgimento de uma motivação intrínseca para a prática. Com a grande diversificação é possível vivenciar e desenvolver muitas habilidades motoras e mentais que serão utilizadas mais à frente na carreira do atleta. A especialização precoce caracteriza-se pela prática de um esporte apenas, de maneira estruturada, exige esforço físico e mental e busca melhora da *performance*. Atletas que iniciam desse modo têm maiores chances de abandonar o esporte (*drop out* e *burn out*). De acordo com os resultados dos estudos, a diversificação precoce favorece o alcance do esporte de elite, com exceção das modalidades cujo auge acontece antes da puberdade (por exemplo, ginástica artística e patinação feminina).

Outro fator relevante que deve ser considerado refere-se à necessidade de elaboração de estudos de acompanhamento com dados longitudinais, pois em programas de promoção de talentos deve-se atentar para o fato de as previsões de aptidão serem aceitas como válidas, em geral, por apenas 2 a 4 anos[13] e, portanto, devem ser observadas como parte de um processo evolutivo que contenha constantes revisões, formando um processo contínuo, cíclico e a longo prazo[27,28].

O estudo e acompanhamento do desenvolvimento do jovem atleta implicam a realização de testes. A grande maioria dos testes aplicados consiste em testes físicos e motores. Quase não há testes psicológicos e sociológicos.

A ISSP discutiu sobre o uso ou não de testes de habilidades físicas na detecção de talentos em fases precoces do desenvolvimento. Os autores consideraram que a aplicação de testes tem alguns benefícios, como verificar o desempenho dos atletas, fazer comparações entre um grupo de atletas, acompanhar o desenvolvimento do atleta, auxiliar o técnico no planejamento do trabalho e estabelecer referenciais, índices que poderão servir de base para o próprio técnico ou para outros profissionais e pesquisadores. Por outro lado, alguns problemas podem ser levantados. Dificilmente os testes são longitudinais, e existe o risco de o profissional tomar decisões com base em um resultado momentâneo (positivo ou negativo) que pode não se repetir, pois no período da infância e da adolescência é fundamental o controle do estágio de maturação, por conta de sua possível interferência nos resultados dos testes. Outra limitação das baterias de testes é que, em sua maioria, avaliam apenas aspectos físicos e motores, e muito poucas contêm testes cognitivos ou psicossociais. Além disso, a maioria dos testes é executada individualmente e em ambiente controlado, na forma de habilidades fechadas, que quase nunca refletem as situações e exigências reais das modalidades. Os autores orientam os técnicos sobre as consequências da aplicação desses testes em fases anteriores à puberdade e destacam a importância de pesquisadores e técnicos trabalharem juntos na busca de algo mais eficiente e confiável, de maior validade ecológica.

## MODELOS DE DESENVOLVIMENTO DE TALENTO

Uma característica marcante do ser humano é sua admirável diversidade biopsicomotora, decorrente de aspectos hereditários e da interação destes com o meio ambiente[2]. Pesquisas clássicas da área de psicologia sobre talento na década de 1990 revelam a inquietação acerca da dicotomia e/ou da interação entre as parcelas do inato e do adquirido[1,6], porém apontam para a importância das influências ambientais e da motivação como aspectos centrais para o desenvolvimento de talento.

Diante dessa inquietação, uma pergunta que começa a ser feita com maior frequência por aqueles que estudam o fenômeno de talento, revelando o respeito pela interação com as oportunidades do meio, refere-se à abordagem sobre os aspectos que poderiam explicar como o talento se desenvolve em uma área específica do conhecimento[9].

Nesse sentido, visando permitir uma melhor observação dos modelos de desenvolvimento de talentos, os itens seguintes compreenderão a apresentação dos distintos autores e modelos que têm contribuído para a discussão deste campo de conhecimento.

## Modelo de Bloom – Fases de desenvolvimento de pessoas talentosas

O delineamento da investigação de Bloom[29] compreendeu um estudo longitudinal com 4 anos de duração, contando com a participação de uma amostra intencional (selecionada) de 86 homens e 36 mulheres, considerados talentos em suas respectivas áreas de conhecimento e que haviam atingido o alto desempenho antes dos 35 anos de idade. Respeitando os domínios específicos da área de conhecimento, foram escolhidos pianistas de concerto, escultores, matemáticos, pesquisadores neurológicos, nadadores olímpicos e tenistas.

Os resultados observados por Bloom[29] revelaram que a qualidade do apoio foi o fator principal para o progresso em direção ao alto desempenho e à consolidação do talento. Desse modo, a evolução do desempenho de cada criança era dependente da qualidade dos estímulos que recebia de pais, professores, treinadores e, sobretudo, de ambientes satisfatórios de desenvolvimento.

Em relação à qualidade do apoio creditada como relevante para manifestação do talento, o Modelo de Bloom[29] apresenta três fases distintas:

1) **Anos iniciais de aprendizagem:** período de introdução à prática de várias atividades divertidas e prazerosas, em que as crianças aprenderam a gostar das atividades. Nesse período, as crianças receberam apoio e incentivo considerável dos pais, professores e treinadores. O interesse pela atividade foi fundamental para a permanência da criança nesse estágio inicial e para alcançar o próximo estágio de desenvolvimento, dependendo fortemente do apoio e da orientação

de técnicos e professores. Foi nesse período que as crianças começaram a ser vistas e rotuladas como aparentemente especiais ou talentosas. Outra característica interessante que deve ser ressaltada é que ainda que os professores e treinadores não fossem os mais tecnicamente habilidosos sob o ponto de vista do trabalho com crianças, eram profissionais extremamente capacitados e forneciam reforços afetivos positivos às necessidades inerentes ao período da infância, mantendo a aprendizagem e o desempenho nas atividades.

2) **Anos intermediários de aprendizagem:** entre 11 e 15 anos de idade, muitos praticantes atingiram níveis até mais altos de desempenho, obtidos mediante a prática que se tornava mais intensa. Esses jovens adolescentes demonstraram maiores graus de concentração e comprometimento com as metas, devido à permanência do apoio dos pais, treinadores e professores. De acordo com Bloom[29], nesse período os adolescentes foram absorvidos em suas atividades prediletas e iniciaram uma prática deliberada que passou a ser o foco central dessa fase da aprendizagem. É preciso destacar, nesse momento, que o sustento moral e financeiro dos filhos era papel dos pais e que tal apoio garantia a aderência direcionada dos adolescentes em relação aos aspectos motivacionais da aprendizagem, a realização, o comprometimento, o sacrifício e o tempo de prática deliberada, fundamentais nesse estágio.

3) **Anos finais de aprendizagem:** período caracterizado por uma prática mais diligente, específica e com o foco voltado para a busca da perfeição e do sucesso. Conforme Bloom[29], foi uma fase em que o empenho e a concentração dominaram a vida dos futuros talentos. As realizações e esforços dentro de um domínio específico do conhecimento discriminaram graus de desempenho excepcionais de outros menos elevados. Ademais, os talentos apresentavam em sua rotina a mudança frequente para ter acesso aos melhores professores, treinamentos e ambientes competitivos mais apropriados. Por sua vez, nesse estágio, os professores e treinadores sempre buscavam motivar e elaborar atividades que pudessem promover desafios crescentes e, consequentemente, promover maiores graus de prática, direcionados para o sucesso futuro. Entretanto, nem todos os adolescentes conseguiam atingir esse grau de desempenho e desistiam por vários motivos.

Portanto, é possível notar que a trajetória de desenvolvimento dos talentos investigados nem sempre esteve necessariamente associada a experiências prazerosas. Situações negativas oriundas do processo de desenvolvimento do talento contribuem para uma mudança do estado de espírito, com extensões psicológicas capazes de produzir índices elevados de desistência do envolvimento na área específica de interesse[29].

É relevante destacar que, do total de 120 sujeitos participantes do estudo de Bloom[29], poucos foram considerados crianças talentosas por seus professores, treinadores e familiares; e mesmo aqueles considerados talentosos em idades iniciais não foram capazes, posteriormente, de demonstrar desempenho comparável ao de pessoas talentosas maduras em determinada área de conhecimento. Isso contribui para o pensamento de que ser considerado um talento precoce não é garantia de sucesso, altos desempenhos e talento futuro. Associados a essa interpretação de precocidade, o sujeito carecerá de aderência a um processo de desenvolvimento de longo prazo, do contrário esse sujeito ficará cada vez mais distanciado dos demais sujeitos talentosos que continuaram se aperfeiçoando no domínio específico do conhecimento[9].

## Modelo de Csikszentmihalyi – Fluxo de Experiência Ótima ("Flow") e o desenvolvimento de talentos

Por um período de cerca de 4 anos foram estudados 116 garotas e 92 rapazes talentosos, pertencentes aos domínios específicos da matemática, arte, esporte, música e ciência. O objetivo do trabalho foi compreender possíveis causas para o sucesso e o fracasso desses adolescentes. No cerne do estudo, em vez de assumir apenas características genéticas herdadas e imutáveis durante a vida, o talento estaria associado a processos de desdobramentos duradouros, que levam muitos anos e que podem ser alterados pelas experiências vivenciadas no meio[30].

Assim, crianças podem ser consideradas talentosas apenas como indicativo de um potencial futuro. No entanto, para alcançar esse potencial elas têm de aprender como desempenhar os padrões do "estado da arte" e encontrar oportunidades de utilizar seus talentos para que depois suas habilidades sejam desenvolvidas. Conforme os autores, as condições históricas sempre afetam o fluxo do talento. Algumas vezes, um determinado domínio conta com um suporte social atraente e promissor para o talento se desenvolver. Entretanto, alguns anos depois, o suporte pode ser retirado e o sujeito pode ficar desprovido da possibilidade de encontrar um trabalho e/ou um ambiente que permita desenvolver seu talento de acordo com suas potencialidades[30].

Como consequência dessa pesquisa foi apresentado o modelo denominado Fluxo de Experiência Ótima ("Flow"). Neste modelo, dois conceitos são relatados:

a integração e a diferenciação. A integração refere-se às condições facilitadoras para que a criança resolva um problema. Durante a resolução desse problema, a criança perde a noção do tempo e ignora a fadiga e qualquer outro agente que interfira na atividade. Já a diferenciação refere-se às dificuldades proporcionadas com a intenção de causar desafios e mudanças que exigirão novas adaptações. O equilíbrio entre a integração e a diferenciação está na motivação das crianças para superar os desafios diante da dificuldade exigida[9].

## Modelo de Ericsson – Papel do treinamento e da prática deliberada no desenvolvimento de pessoas talentosas

Ao refutar a crença social de que o talento é inato, a base do Modelo de Ericsson afirma que o desempenho ótimo é alcançado a partir de um processo de desenvolvimento de 10 anos ou 10 mil horas de prática intensiva. Nesse sentido, procurando se fundamentar em pesquisas recentes, os autores[31] afirmam que características anatômicas (por exemplo, tamanho do coração, componentes metabólicos contráteis dos músculos, entre outros) e psicológicas podem ser alteradas com a prática e que resultados alcançados em Jogos Olímpicos não estão atrelados a uma evolução genética, mas sim a uma melhor estrutura do treinamento esportivo.

Os autores também afirmam que características inatas identificadas de modo prematuro não são determinantes na carreira de um futuro talento, mas alguns fatores, como as condições do ambiente, o suporte familiar, a motivação do praticante e a predisposição para a prática, associados à prática deliberada, são fundamentais para a promoção de um talento.

Em estudo sobre a prática deliberada com atletas adultos de futebol e hóquei, divididos entre os grupos internacional, nacional e provinciano, foi considerado o total de horas acumuladas ao longo da carreira e das horas de prática por semana com a equipe e individualmente. Os resultados apuraram que os atletas de futebol começaram a jogar com 5 anos de idade, e foram encontradas diferenças significativas entre os três grupos aos 12 e 13 anos de carreira na prática individual. Em relação à prática coletiva, foram encontradas diferenças significativas a partir dos 12 anos de carreira entre os três grupos. Após 18 anos de carreira, os atletas internacionais somaram 9.332 horas, os nacionais, 7.449 horas, e os provincianos, 5.079 horas de prática. Por sua vez, os atletas de hóquei começaram a jogar aos 9 anos de idade, e foram encontradas diferenças significativas aos 15 anos de carreira do nível internacional para o nacional e o provinciano na prática individual. Não foram encontradas diferenças significativas do nível nacional para o provinciano durante toda a carreira na prática individual. Em relação à prática coletiva, foram encontradas diferenças significativas entre o nível nacional e o provinciano aos 6 e aos 9 anos de carreira. Aos 12 anos de carreira, os níveis internacional e nacional não apresentaram diferenças, mas ambos apresentaram diferença significativa em relação ao nível provinciano. Somente aos 18 anos de carreira os três níveis apresentaram diferenças significativas. Após 18 anos de carreira, os jogadores internacionais somaram 10.233 horas, os nacionais, 9.147 horas, e os provincianos, 6.048 horas de prática. Conforme a amostra utilizada no estudo, os autores acrescentam que as horas de prática junto à equipe têm de possuir um peso elevado na prática deliberada, pois a prática individual não é tão determinante para modalidades esportivas coletivas como deve ser para as modalidades individuais[32].

Entretanto, embora a prática deliberada demonstre ser um processo atraente e democrático quanto às potencialidades dos seres humanos, a ideia de que apenas uma grande quantidade de prática é capaz de levar qualquer sujeito ao alto desempenho, sem levar em consideração a genética, parece incomodar aqueles que respeitam a origem puramente inata do talento ou mesmo aqueles que apoiam a interação entre o inato e o adquirido. Na prática, seria possível observar inúmeros exemplos de indivíduos cujo desempenho parece nunca ou pouco evoluir, mesmo com mais de 10 anos de prática constante[9].

Portanto, parece ser sensato guardar cautela quanto à hipótese pura de que apenas o tempo de treinamento leva ao alto desempenho. Ademais, em relação ao modelo e à cultura de um país, bem como à especificidade da modalidade esportiva, existem diferenças significativas que merecem ser estudadas, analisadas e consideradas para planificação e análise do processo de aprendizagem e treinamento[9].

## Modelo de Côté – Aspectos sociais do desenvolvimento de talentos esportivos

Jean Côté dedicou-se a investigar o desenvolvimento do talento esportivo partindo dos resultados de outras pesquisas que apontavam a grande influência do meio nesse processo, sobretudo as pesquisas de Bloom[29] e Ericsson[31].

Côté et al.[24] desenvolveram um modelo de participação no esporte, o DMSP, que destaca a importância de os programas de esporte basearem-se em um desenvolvimento físico, fisiológico, social, psicológico e intelectual para um treinamento apropriado[24-26].

Partindo do princípio de que a família exerce uma função de suma importância no desenvolvimento do talento e buscando verificar como a dinâmica da família afeta a participação do atleta no esporte, Côté[24] baseou-se no modelo de Ericson, Krampe & Tesch-Römer[31] que considera três aspectos fundamentais para a formação de um talento esportivo: motivacional, reforço e recursos. Para essa pesquisa foram entrevistados 15 membros das famílias de quatro atletas (três remadores e um tenista), a saber: atletas, pais e irmãos. Os resultados, assim com em Bloom[29], são apresentados em três fases:

- Nos anos iniciais (6 a 13), os pais tentavam fazer com que a criança se divertisse e se interessasse pelo esporte, sem focalizar no treinamento intenso, e as crianças praticavam diversas modalidades. Os pais percebiam que a criança tinha um talento especial.
- Nos anos de especialização (13 a 15) houve redução do número de atividades extras para uma ou duas modalidades. Os pais valorizavam, em primeiro lugar, o estudo e depois o esporte. Os pais se comprometiam com tempo e financeiramente com o esporte do filho. Mostravam um interesse crescente no desenvolvimento esportivo do filho.
- Nos anos de investimento (15 em diante) passa a haver dedicação a uma modalidade apenas. Pais demonstravam grande interesse. Auxiliavam o atleta a enfrentar dificuldades como estresse e pressão. Pais apresentavam tratamento diferenciado com o filho atleta, o que causava ciúmes nos irmãos.

Em estudo apenas com atletas e suas famílias, também foram verificadas diferenças na atuação das famílias em momentos distintos, o que reforça a ideia de que é preciso estudar a influência familiar de maneira temporal, de acordo com as fases. De acordo com as mudanças de fase, muda também o papel da família, que é mais de liderança na primeira fase e mais de acompanhamento e apoio na segunda[24].

A participação da família na carreira do jovem atleta pode tanto ser responsável por seu sucesso no esporte como pelo abandono. À medida que o atleta vai se desenvolvendo e se torna mais adulto, a influência da família vai diminuindo. Na maioria das vezes, no início da vida esportiva, na infância, o atleta apenas segue a orientação dos pais. Já na adolescência, é possível que ele seja capaz de tomar algumas decisões, vai acumulando experiências, moldando sua personalidade, até que seja totalmente independente[25].

Apesar de inegável, a influência da família no desenvolvimento do talento é dinâmica, pois a família muda, novos membros surgem e se vão, crianças vão crescendo e condições econômicas e financeiras são variáveis.

Os fatores cultural e educacional também interferem. Como exemplo podem ser citados alguns resultados de estudos americanos que revelam que uma das maneiras de a família americana apoiar o jovem atleta é ensinando regras e novas técnicas, o que não cabe na realidade brasileira. Isso mostra a necessidade de que as pesquisas sejam constantes e contextualizadas[25].

Quanto ao tipo de controle, as famílias podem ser: autoritárias, rígidas ou permissivas. Enquanto as famílias autoritárias tolhem o poder de decisão do jovem, as permissivas não oferecem o suporte necessário; portanto, a família do tipo rígida, que seria um tipo intermediário, traria mais benefícios ao desenvolvimento do atleta. Quanto ao tipo de envolvimento, as famílias podem ser pouco envolvidas, moderadamente envolvidas ou muito envolvidas. As famílias moderadamente envolvidas parecem ser mais benéficas ao atleta, por mostrar interesse sem exercer pressão excessiva[25].

O tipo de família classificado como "família complexa" por Csikhzenthmihaly, Ratunde & Wallen[29] foi considerado o mais positivo na motivação do atleta em participar do esporte. Essa atuação é marcada pela integração (suporte e união) e pela diferenciação (incentivo para novos desafios)[25].

Outro papel fundamental da família do atleta consiste em oferecer apoio, seja emocional (autoestima), informacional (explicações, conversas), tangível (dinheiro – muitas modalidades dependem do investimento da família) ou companhia[25].

Atitudes da família são grandes responsáveis pelo nível de autoeficácia. Uma das características que têm sido apontadas como fundamentais em atletas de sucesso é o quanto o atleta acredita ser capaz de realizar com sucesso determinada tarefa em determinada situação[33]. Expectativas muito altas ou muito baixas da família a respeito do desempenho esportivo do jovem promovem dificuldades e baixo desempenho, pois podem causar ansiedade extrema.

## Modelo de Martindale – Papel do técnico no desenvolvimento de talentos esportivos

Após uma revisão das pesquisas sobre o desenvolvimento de talentos, foi evidenciada a falta de estudos sobre como deve ser o trabalho dos técnicos responsáveis pela transformação de jovens atletas em atletas de elite[34]. Os referidos autores, baseados na literatura da área, procuraram elaborar um modelo (*Talent Development Environment – TDE*) de como seria o "ambiente de desenvolvimento de talentos" ideal. Esse modelo (Quadro 11.1) aponta para métodos e objetivos a serem alcançados durante o processo de desenvolvimento de talentos, que os autores dividiram em quatro premissas, frisando a necessidade de integração entre elas. Os grupos se referem a:

1) Objetivos e métodos de longo prazo
2) Amplas e coerentes mensagens de apoio
3) Ênfase no desenvolvimento adequado e não no sucesso precoce
4) Desenvolvimento contínuo e individualizado

O modelo destaca, entre outros fatores, a importância do planejamento do TLP e dos níveis a serem alcançados. Indica que os envolvidos no processo de formação de atletas, como órgãos governamentais, federações, técnicos e famílias, devem estar todos em comunicação e em ativa participação, não cobrar o sucesso precoce e definir metas para cada etapa. Deverão, também, desenvolver as capacidades de responsabilidade, autonomia e conhecimento, e promover oportunidades para o maior número possível de crianças dentro de um sistema flexível, em que as metas possam ser sempre revistas e ajustadas[34]. Os autores afirmam que é preciso desenvolver habilidades mentais nos atletas, de maneira prazerosa e sem pressão por resultados; não apenas técnicas de concentração, mas atitudes, motivações, emoções e desejos. As habilidades mentais vão permitir que o atleta tenha motivação suficiente para a prática deliberada e para enfrentar os períodos difíceis. Motivação e autodeterminação foram apontadas em vários estudos como características fundamentais dos atletas de alto rendimento. Embora a motivação seja um fator intrínseco ao atleta, o técnico pode estimulá-la por meio de diversas ações. Em alguns estudos, apenas as capacidades psicológicas foram capazes de diferenciar os atletas com um nível mais elevado de desempenho de outros. Essas capacidades, como autonomia, confiança, planejamento, monitoramento, autoavaliação, curiosidade e persistência, devem ser constantemente aperfeiçoadas e não são inatas, devendo ser ensinadas e treinadas. Essa questão reforça a importância da promoção e do desenvolvimento de talentos e a necessidade de uma boa formação dos técnicos.

**Quadro 11.1** Modelo para uma efetiva identificação e desenvolvimento de talentos (adaptado de Martindale, Collins & Daubney[34])

<table>
<tr><th>Características-chave</th><th>Métodos-chave</th><th>Natureza do modelo</th></tr>
<tr><td>Princípios do treinamento a longo prazo (TLP) e métodos</td><td>Desenvolver uma visão, uma proposta e a identidade do treinamento a longo prazo<br>Desenvolver e implantar o treinamento a longo prazo<br>Promover um reforço coerente nos diferentes níveis</td><td rowspan="4">Integrado, holístico e sistemático</td></tr>
<tr><td>Mensagens coerentes de amplo alcance e suporte</td><td>Fornecer filosofias, objetivos e métodos coerentes nos diversos níveis (pais, técnicos e sistemas de recompensa, seleção, patrocínio, estrutura de competição e órgãos governamentais)<br>Educar e utilizar pais, escola, pares, técnicos e outras pessoas importantes<br>Utilizar modelos de comportamento nos diferentes níveis<br>Estabelecer diversas redes de suporte no longo prazo (pais, técnico, staff esportivo e família)<br>Propiciar fóruns de padrões de comunicação honesta e aberta em todos os níveis</td></tr>
<tr><td>Ênfase apropriada no desenvolvimento e NÃO no sucesso precoce</td><td>Não valorizar o vencer como sucesso nos estágios de desenvolvimento<br>Proporcionar claras expectativas, papéis e significados no "grande quadro", em cada nível<br>Proporcionar experiência integrada e ensino específico de cada estágio:<br>• Habilidades fundamentais físicas e perceptuais<br>• Habilidades mentais fundamentais (aprendizagem e desenvolvimento; vida; relacionamento com o desempenho)<br>• Habilidades esportivas específicas (técnicas, táticas, mentais, físicas e perceptuais)<br>• Equilíbrio<br>Encorajar o aumento da responsabilidade e autonomia no ensino/desenvolvimento<br>Desenvolver a motivação intrínseca e o comprometimento pessoal com o processo<br>Promover a relevância pessoal, a compreensão e o conhecimento de atleta</td></tr>
<tr><td>Desenvolvimento individualizado e progressivo</td><td>Promover oportunidades e fundamentos para o maior número possível de jovens<br>Promover sistemas flexíveis para permitir a variação no desenvolvimento físico e na performance<br>Identificar, preparar para e apoiar os indivíduos nas transições-chave<br>Promover estabelecimento de metas regulares e individuais, e revisão dos processos<br>Promover contingências de reforço sistemáticas</td></tr>
</table>

As habilidades técnicas também dependem do desenvolvimento. Ainda que as habilidades básicas tenham sido desenvolvidas até os 10 ou 11 anos de idade, é importante o trabalho com diferentes estímulos e é mais relevante, para o alcance da alta *performance*, que o atleta tenha experimentado outras atividades. Durante o processo de formação, devem ser trabalhadas diversas formas de movimento, percepção e cognição. Treinar exclusivamente dribles, por exemplo, pode produzir resultados positivos no início, mas, para um atleta adulto, não saber passar a bola e raciocinar em termos de equipe significa não ser capaz de alcançar o sucesso. Muitos acabam desistindo por conta de trabalhos de base especializados antes do tempo.

É impossível predizer se o jovem atleta será ou não um talento, pois na pré-adolescência os fatores da maturação e do treinamento provocarão instabilidade na *performance*. Para a formação de atletas de talento é preciso evitar a especialização e a busca de resultados precoces[35], oferecendo oportunidade de prática ao maior número de crianças possível. Dentro desta perspectiva, o sistema escolar assume um papel determinante.

## APLICABILIDADE DOS MODELOS TEÓRICOS – PESQUISA COM ATLETAS AMERICANOS

Os EUA são reconhecidamente uma grande potência esportiva. A Divisão de Desenvolvimento de Atletas do Comitê Olímpico Americano, procurando entender quais os fatores determinantes para que um atleta chegue ao nível de destaque e alcance um alto desempenho, realizaram uma pesquisa em que aplicaram um questionário (TID) com 2.000 questões. O questionário foi respondido por mais de 800 atletas americanos que participaram dos Jogos Olímpicos de verão e de inverno entre 1984 e 1998.

Observando o Quadro 11.2, que traz a opinião dos atletas olímpicos americanos entre 1984 e 1998 sobre os fatores mais importantes para o sucesso no esporte e os principais obstáculos, é possível verificar a presença de diversos aspectos ambientais e psicossociais, como dedicação, persistência, apoio familiar e qualidade do treinamento[36].

Algumas categorias apresentadas no Quadro 11.2 exibiram resultados controversos, como, por exemplo, a categoria apoio financeiro, com 11,4% dos en-

**Quadro 11.2** Opinião de atletas olímpicos americanos sobre os 10 fatores mais importantes e os 10 maiores obstáculos para o sucesso (adaptado de Gibbons[36])

| Fatores para o sucesso | Obstáculos |
|---|---|
| 1. Dedicação e persistência | 1. Falta de apoio financeiro |
| 2. Apoio da família e amigos | 2. Conflitos com a vida pessoal |
| 3. Excelentes treinadores | 3. Falta de treinadores especializados |
| 4. Amor ao esporte | 4. Falta de suporte do Comitê Olímpico Americano |
| 5. Excelentes programas de treinamento e facilidades | 5. Obstáculos mentais |
| 6. Talento natural | 6. Falta de oportunidade de treinamento e competição |
| 7. Competitividade | 7. Problemas médicos |
| 8. Foco | 8. Falta de apoio social |
| 9. Trabalho ético | 9. Limitações físicas |
| 10. Suporte financeiro | 10. Fracasso |

trevistados considerando essa categoria decisiva para o sucesso esportivo e 53% apontando a falta de apoio financeiro como a causa do fracasso.

Algumas questões apresentaram diferenças nas respostas entre atletas femininos e masculinos. O grau de importância atribuído às pressões financeiras e ao conflito com o trabalho foi maior para os homens do que para as mulheres, que atribuíram maior grau de importância que os homens a problemas com lesões e pressões familiares.

Em todos os níveis de desempenho, uma maior proporção de atletas femininas do que masculinos apontou a falta de conhecimento e apoio do técnico como obstáculo ao sucesso. De acordo com os autores, esta pode ser uma indicação de que técnicos de atletas femininos devem ter habilidades diferentes de técnicos de atletas masculinos[36].

Além da apresentação dos fatores mais importantes que os atletas indicaram como determinantes para o sucesso ou o fracasso no esporte, embora sejam todos atletas olímpicos, os resultados demonstram que há diferenças entre uma modalidade e outra e entre homens e mulheres, o que exige dos pesquisadores maior cuidado quanto aos delineamentos de estudo.

## PROGRAMAS DE DESENVOLVIMENTOS DE TALENTOS

O processo de promoção de talentos e o TLP, quando bem estruturados, têm como objetivo elementar a formação esportiva de futuras gerações de atletas para o esporte de rendimento, considerando-se o intervalo compreendido entre as categorias de base e o esporte de alto rendimento. Para tanto, há necessidade de procedimentos sistêmicos, devidamente fundamentados, durante todo o processo de treinamento a longo prazo[2,14,23].

O Brasil apresenta resultados internacionais em diversas modalidades esportivas, o que denota alguma competência mas, mesmo assim, não se observam na literatura científica, nas confederações e federações, ou mesmo nos clubes, estudos sistemáticos sobre a evolução dos atletas em variáveis relativas a crescimento, desenvolvimento, maturação, treinamento e desempenho, e tampouco à interação entre esses processos, o que seria fundamental para o estabelecimento de critérios fundamentados em cada modalidade esportiva[13,15,37].

### Programas de detecção, seleção e promoção de talentos esportivos no contexto internacional

Enquanto não houver resultados de pesquisa comprovados sobre identificação de talentos, o processo de desenvolvimento esportivo deve ser enfatizado, promovendo o acesso à prática e o monitoramento constante de crianças e jovens[38]. Nesse sentido, um processo de TLP, com o objetivo de desenvolver crianças e jovens atletas, apresenta-se como o melhor meio de estimular a formação de talentos esportivos. Tendo como meta principal sua formação e promoção, os talentos seriam identificados naturalmente por meio da observação e do acompanhamento constante durante os anos de treinamento[23,39].

Os processos de seleção e detecção de talentos, assim como os processos de formação e promoção de talentos por meio do TLP, parecem ser um modo eficiente de desenvolver atletas de alto rendimento, mesmo que os meios para detectar e selecionar essas crianças e jovens para os diferentes níveis de treinamento ainda não sejam cientificamente comprovados[23,39]. Com base nesses processos diversos, países implantam programas nacionais de esporte para crianças e jovens com intuito de formar atletas para o esporte de alto rendimento.

Segundo Green & Oakley[40], o início da sistematização de programas nacionais de esporte para crianças e jovens se deu nos países do antigo bloco comunista, com vistas à formação de atletas de alto rendimento. O esporte era utilizado como ferramenta para provar a superioridade do regime político daquelas nações. De acordo com esses autores, durante a Guerra Fria, a antiga República Democrática Alemã (RDA) implantou um programa esportivo baseado em quatro pilares para "fabricar" atletas de alto rendimento:

- Uso da ciência e racionalização no processo de seleção de meninos e meninas durante a infância.
- Os melhores equipamentos possíveis e pesquisa para os treinadores e métodos de treinamento.
- Intensiva comunicação entre cientistas de diferentes áreas.
- Esforços dedicados ao treinamento de algumas modalidades, especialmente modalidades olímpicas, criando a tradição dos bons resultados esportivos alemães da antiga Alemanha Oriental.

Na atualidade, diversos países contam com programas nacionais de esporte para crianças e jovens que visam formar atletas de alto rendimento de maneira sistematizada, entre os quais se destaca o programa australiano. A Austrália, após o insucesso nas Olimpíadas de 1988, criou, por meio do Instituto Australiano do Esporte (IAE), um sistema diferenciado de desenvolvimento de atletas de alto rendimento. De acordo com Green & Oakley[40] e Rütten & Ziemanz[41], o programa esportivo australiano foi baseado nos pilares estruturais do programa esportivo da antiga RDA.

O programa desenvolvido pelo IAE foi implantado no início da década de 1990 com dois objetivos: (i) melhorar os resultados em relação aos das Olimpíadas de 1988 e (ii) preparar atletas para as Olimpíadas que ocorreriam em Sydney em 2000. O IAE é responsável por desenvolver o esporte de alto rendimento por meio de diferentes ações: integrar o esporte à ciência, prover serviços médicos, administrar o esporte, angariar fundos para o esporte, dar suporte aos atletas e adotar medidas técnicas necessárias para o êxito desportivo[42].

O modelo dos EUA, segundo Digel[43], difere do de países centralizadores como Austrália, China e Alemanha por não apresentar envolvimento com o governo federal e fundamentar-se em três organizações principais: Associação Atlética Nacional de Universidades, Comitê Olímpico dos Estados Unidos e o *Major Team Sports* (organização que abrange as ligas profissionais americanas de esportes coletivos), sendo o Comitê Olímpico o órgão que controla o esporte olímpico por meio de 15 federações esportivas[44,42].

O treinamento de alto rendimento desenvolvido nas universidades e nas ligas profissionais promove campeonatos de alta qualidade, com as melhores instalações esportivas e os técnicos mais qualificados. Os atletas profissionais vinculados às ligas recebem suporte financeiro de patrocinadores, e aqueles que estão no esporte universitário recebem bolsas de estudo das universidades[42,45]. Digel[43] afirma que o sistema americano não enfatiza tanto o desenvolvimento científico em relação à identificação e promoção de talento quanto se espera de uma nação que obtém resultados tão significativos nas competições internacionais.

No Reino Unido, a Confederação Britânica de Esporte (CBE) surgiu na década de 1970 com a intenção de massificar o esporte e utilizá-lo como ferramenta social. No entanto, a partir dos anos 1990, com o governo de John Major, iniciou-se uma série de mudanças na política esportiva do Reino Unido[46]. A UKSports, responsável pelo desenvolvimento do esporte de alto rendimento no Reino Unido, tem como um dos projetos desse instituto o *World Class Performance Program*, que leva em consideração os resultados olímpicos e mundiais para fornecer auxílio financeiro e educacional aos atletas que se destacam[46,47]. Os fundos governamentais e provenientes da loteria são administrados e distribuídos pelo instituto, que conta com uma estrutura eficiente voltada para o esporte de alto rendimento.

Por meio da análise das pesquisas que compararam a estrutura esportiva voltada para o desenvolvimento de talentos esportivos de países com sucesso esportivo internacional, observa-se uma semelhança entre os programas de esporte das diferentes nações pesquisadas[40,43-45,48,49]. Essa semelhança refere-se ao fato de a maioria deles ter seu sistema esportivo atrelado ao sistema educacional. O esporte praticado na escola amplia substancialmente o número de praticantes, assim como possibilita a massificação da prática de diferentes modalidades esportivas.

A maioria dos países com sucesso esportivo internacional apresenta, em primeiro lugar, uma estrutura centralizada para o esporte, na qual as ações são controladas por instituições governamentais ou não governamentais. No entanto, independente de ações centralizadoras ou não, esses países contam com canais de comunicação eficientes com e entre as diferentes entidades responsáveis pela gestão do esporte. Uma rede de comunicação entre essas entidades responsáveis por ações de fomento esportivo proporciona que crianças e jovens pratiquem esporte com a perspectiva de ascender a diferentes níveis de desempenho, com critérios e suporte que orientem a promoção esportiva, desde o esporte educacional e recreativo até o de rendimento e alto rendimento.

É possível também afirmar que todos os países analisados têm o sistema escolar como base para o desenvolvimento do esporte de alto rendimento, e, em alguns, esse sistema se integra com clubes e escolas especializadas de esporte, o que forma uma base ampla de praticantes de diversas modalidades.

A partir dessa base, existe uma estrutura de recursos materiais e humanos para o encaminhamento dos que se destacam, assim como treinamento especializado em diferentes níveis, até chegarem a equipes nacionais. Em alguns países, esse encaminhamento é feito a partir de critérios bem definidos, alguns deles com base em avaliações científicas e com programas de detecção e promoção integrados (como a Austrália).

A estrutura organizacional desses países é exemplificada na Figura 11.1.

Assim, para implantação de um programa nacional de treinamento para crianças e jovens e a integração de processos de detecção e seleção de talentos esportivos com vistas à formação de atletas de alto rendimento (por exemplo,

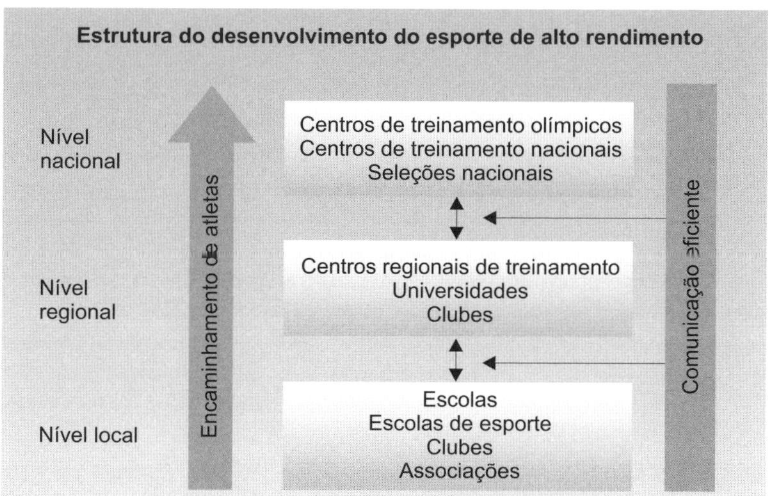


**Figura 11.1** Estrutura de desenvolvimento do esporte de alto rendimento nos estudos analisados (adaptada de Meira & Bastos[50]).

o sistema australiano), é necessária uma estrutura organizada e complexa. Essa estrutura é baseada em: escolas, academias especializadas em diferentes modalidades, técnicos e professores qualificados, cientistas do esporte, auxílio de outras áreas da ciência, órgão centralizador e gerenciador de ações, suporte financeiro por parte do governo, entre outras entidades e estratégias. A estrutura organizacional esportiva implantada na Austrália é eficiente e qualificada em relação aos processos de detecção, seleção e promoção de talentos esportivos e, como resultado, atinge bons resultados esportivos internacionais[41].

Uma boa estrutura organizacional esportiva possibilita a um país gerenciar o processo de desenvolvimento de atletas desde a base até o alto rendimento; um sistema organizado de identificação e desenvolvimento de talentos esportivos em nível nacional é crucial para o desenvolvimento e a sustentabilidade de atletas de alto rendimento no país[41,43]. Por esse motivo, muitos países contam com programas nacionais voltados para identificação e desenvolvimento de atletas de alto rendimento.

Desse modo, fica claro que os processos de detecção, seleção, promoção e desenvolvimento de talentos esportivos são importantes dentro da estrutura esportiva de um país, pois auxiliam a formação de atletas para o esporte de alto rendimento que representarão o país internacionalmente. Como a implantação e o gerenciamento desses processos são complexos, pois compreendem e envolvem diferentes entidades em diferentes níveis, é necessária uma boa comunicação entre essas entidades para que o país seja eficiente no desenvolvimento de seus talentos esportivos e, consequentemente, na formação de atletas para o esporte de alto rendimento.

## Referências


1. Ericsson KA, Charness N. Expert performance: its structure and acquisition. In: Ceci SJ, Willians WM eds. The nature-nurture debate: the essential readings. Oxford: Blackwell, 1994:690-721.
2. Böhme MTS. Talento esportivo. In: Tani G, Gaya A, Marques A, organizadores. Desporto para crianças e jovens: razões e finalidades. Porto Alegre: Editora da UFRGS; 2004:235-49.
3. Gadner H. Mentes que criam: uma anatomia da criatividade observada através das vidas de Freud, Einstein, Picasso, Stravinsky, Eliot, Graham e Gandhi. Porto Alegre: Artes Médicas, 1996:380.
4. Gardner H. Arte, mente e cérebro: uma abordagem cognitiva da criatividade. Porto Alegre: Artmed, 1999:320.
5. Gardner H. Estruturas da mente: a teoria das inteligências múltiplas. Porto Alegre: Artes Médicas, 2002:340.
6. Howe MJA, Davidson JW, Sloboda JA. Innate talents: reality or myth? In: Ceci SJ, Williams WM eds. The nature-nurture debate: the essential readings. Oxford: Blackwell, 1999:258-90.

7. Singer E. Der torwart im hallenhandeball: schulung der technik, taktik und kondition. Böblingen: CD-Verl.-Ges, 1983.
8. Martin D, Carl K, Lehnertz K. Manual de teoria do treinamento esportivo. São Paulo: Phorte, 2008:452.
9. Massa M. Desenvolvimento de judocas brasileiros talentosos [tese]. São Paulo: Escola de Educação Física e Esporte, Universidade de São Paulo, 2006.
10. Carl K. Talentsuche, Talentauswahl und Talentförderung. Schorndorf: Hofmann-Verlag, 1988.
11. Böhme MTS. Talento esportivo II: determinação de talentos esportivos. Rev Paul Educ Fís 1995; 9:138-46.
12. Pankhurst A, Collins D. Talent identification and development: the need for coherence between research, system, and process. Quest 2013; 65(1):83-97.
13. Hebbelinck M. Identificação e desenvolvimento de talentos no esporte: relatos cineantropométricos. Rev Bras Ci Mov 1989; 4(1):46-62.
14. Böhme M, Bojikian L, Martin R, Teixeira C, Massa M, Kiss M. Use of cluster analysis in sport talent selection. In: Annual Congress of the European College of Sport Science 6; Congress of the German Society of Sport Science 15, 2001. Cologne. Book of Abstracts. Cologne: European College of Sport Science/German Society of Sport Science, 2001:916.
15. Massa M. Seleção e promoção de talentos esportivos em voleibol masculino: análise de aspectos cineantropométricos [dissertação]. São Paulo: Escola de Educação Física e Esporte, Universidade de São Paulo, 1999.
16. Massa M, Böhme MTS, Uezu R, Silva LRR, Tanaka NI. A utilização de análises univariadas e multivariadas na classificação de atletas de voleibol masculino envolvidos em processos de promoção de talentos. In: Anais do Fórum Brasil Esporte, 2000, Londrina. Londrina: Universidade Estadual de Londrina, 2000. p.101.
17. Massa M, Tanaka NI, Berti AF, Böhme MTS, Massa ICM. Análises univariadas e multivariadas na classificação de atletas de voleibol masculino. Rev Paul Educ Fís 1999; 13(2):131-45.
18. Matsudo VKR, Rivet RE, Pereira MHN. Standard score assessment of physique and performance of Brazilian athletes in a six tiered competitive sports model. J Sport Sci 1987; 5:49-53.
19. Matsudo VKR. Prediction of future athletic excellence. In: Bar-Or O. The child and adolescent athlete. Oxford: Blackwell Science, 1996:92-109.
20. Matsudo VKR. Detecção de talentos. In: Ghorayeb N, Barros T. O exercício: preparação fisiológica, avaliação médica, aspectos especiais e preventivos. São Paulo: Atheneu, 1999:337-49.
21. Silva LRR, Mari ETL, Uezu R, Böhme MTS, Massa M. A utilização da análise de cluster e discriminante no processo de seleção do talento esportivo. In: Anais do Fórum Brasil Esporte, 2000, Londrina. Londrina: Universidade Estadual de Londrina, 2000:100.
22. Bojikian L P. Características cineantropométricas de jovens atletas de voleibol feminino [dissertação]. São Paulo: Escola de Educação Física e Esporte, Universidade de São Paulo, 2004.
23. Böhme MTS. Detecção, seleção e promoção de talentos esportivos. In: Böhme MTS, organizadora. Esporte infanto-juvenil. Treinamento a longo prazo. Talento esportivo. São Paulo: Phorte, 2011:151-69.
24. Côté J. The influence of the family in the development of talent in sport. Sport Psych 1999; 13(4): 395-417.
25. Côté J, Hay J. Family influences on youth sport participation and performance. In: Silva J, Stevens D eds. Psychological foundations of sport. Boston: Allyn and Bacon, 2002:503-19.

26. Côté J, Baker J, Abernethy B. From play to practice: a developmental framework for the acquisition of expertise in team sport. In: Starkes J, Ericsson KA eds. The development of elite athletes: recent advances in research on sport expertise. Champaign: Human Kinetics, 2003:89-113.
27. Böhme MTS. Talento esportivo I: aspectos teóricos. Rev Paul Educ Fís 1994; 8(2):90-100.
28. Régnier G, Salmela J, Russel SJ. Talent detection and development in sport. In: Singer RN, Murphey M, Tennaue KL eds. Handbook of research in sport psychology. New York: MacMillan, 1993:290-313.
29. Bloom BS. Developing talent in young people. New York: Ballentine, 1985:557.
30. Csikszentmihalyi K, Rathunde K, Whalen S. Talented teenagers: the roots of success and failure. Cambridge: Cambridge University Press, 1997:309.
31. Ericsson KA, Krampe RT, Tesch-Römer C. The role of deliberate practice in the acquisition of expert performance. Psychol Rev 1993; 3:363-406.
32. Helsen WF, Starkes JL, Hodges NJ. Team sports and the theory of deliberate practice. J Sport Exerc Psychol 1998; 20:12-34.
33. Weinberg RS, Gould D. Fundamentos da psicologia do esporte e do exercício. 4. ed. Porto Alegre (RS): Artmed, 2008.
34. Martindale RJJ, Collins D, Daubney J. Talent development: a guide for practice and research within sport. Quest 2005; 57:353-75.
35. Bojikian JCM, Silva AVO, Pires LC, Lima DA, Bojikian LP. Talento esportivo no voleibol feminino no Brasil: maturação e iniciação esportiva. Rev Mack Educ Fís 2007; 6(3):179-87.
36. Gibbons T, Mc Connell A, Forster T, Rewald ST, Peterson K. Reflections on success: U. S. Olympians describe the success factors and obstacles that most influenced their Olympic development. USA Olympic Comitee, june 2003. Disponível em: <http://assets.usoc.org/assets/documents/attached_file/filename/4603/ReflectionsonSucces.pdf>. Acesso em: 27/3/2013.
37. Böhme MTS. Detecção, seleção e promoção de talentos esportivos: determinação de critérios de desempenho nos aspectos bio-psico-social. São Paulo: EEFEUSP, 1996. (Projeto de pesquisa interdisciplinar do Departamento de Esporte.)
38. Abbott A, Collins D. Eliminating the dichotomy between theory and practice in talent identification and development: considering the role of psychology. J Sport Sci 2004; 22:395-408.
39. Meira TB, Mazzei L, Bastos FC, Böhme MTS. Programas de desenvolvimento de talentos esportivos nas pesquisas comparativas internacionais sobre esporte de alto rendimento e na realidade brasileira. Submetido para publicação na Revista Mineira de Educação Física. No prelo.
40. Green M, Oakley B. Elite sport development systems and playing to win: uniformity and diversity in international approaches. Leisure Stud 2001; 20:247-67.
41. Rutten A, Ziemmainz HO. Analysis of talent identification and development systems in different countries. IV International Forum on Elite Sport. Burleigh Court, Loughborough University, 2003:9-11.
42. Ferreira RL. Estudo comparativo com ênfase no atletismo, visando contribuir para o sistema brasileiro [tese]. Porto: Universidade do Porto, 2007.
43. Digel HA. The context of talent identification and promotion: A comparison of nations. New Stud Athl 2002; 17(3/4):13-26.
44. Digel HB. A comparison of competitive sport systems. New Stud Athl 2002; 17(1):37-50.
45. Houlihan B, Green M. Comparative elite sport development: systems, structures and public policy. Burlington: Elsevier, 2008:302.
46. Green M, Houlihan B. Advocacy coalitions and elite sport policy change in Canada and The United Kingdom. Int Rev Social Sport 2004; 39(4):387-403.

47. UKsports. Disponível em: < http://www.uka.org.uk/>. Acesso em: 27 março 2013.

48. De Bosscher V, Bingham J, Shibli S, Van Bottenburg M, De Knop P. The global sporting arms race. An international comparative study on sports policy factors leading to international sporting success. Oxford: Meyer & Meyer Sport, 2008:175.

49. De Bosscher V, De Knop P, Van Bottenbrug, Shibli S, Bingham J. Explaining international sporting success: An international comparison of elite sport systems and policies in six countries. Sport Manage Rev 2009; 12:113-36.

50. Meira TB, Bastos FC. Estruturas de organização e de promoção esportiva. In: Böhme MTS, organizadora. Esporte infanto-juvenil. Treinamento a longo prazo. Talento esportivo. São Paulo: Phorte, 2011:219-39.

# Capítulo 12

# Detecção de Talentos Esportivos na Educação Física Escolar: da Aversão ao Fascínio

Adroaldo Gaya • Lisiane Torres • Vinicius Cardoso

*Uma vez que é no homem que está a esperança de dias melhores para a humanidade, é nele que temos de concentrar esforços para torná-lo o melhor que for possível. Desenvolver talentos, sob esse olhar, é ao mesmo tempo um investimento social e uma responsabilidade coletiva.*

Zenita Guenther[1]

## INTRODUÇÃO

Relacionar a detecção de talentos esportivos com a educação física escolar é um desafio que se faz mister. Todavia, provoca sentimentos diversos. É um tema permeado por mitos, por diversas certezas, mas também por ignorância. É um debate eivado por crenças e convicções de várias ordens que, inevitavelmente, provocam reações contraditórias, que vão do fascínio à aversão.

Para aqueles que, como nós, compartilham do fascínio pelas pesquisas e pelas práticas pedagógicas inerentes aos talentos esportivos, é comum enfrentar adjetivações preconceituosas. Tantas vezes somos apresentados pelos avessos de comungarmos com concepções elitistas, de práticas produtivistas e até de ideologias eugenistas. No entanto, temos insistido que essas críticas decorrem, principalmente, de uma análise apressada, pouco consistente e centrada em doutrinas ideológicas impertinentes. São críticas surdas e cegas, por exemplo, ao vasto referencial teórico que dá suporte aos programas escolares de apoio aos alunos especiais. Aqueles alunos que, em alguma área de desempenho, manifestam altas habilidades. Altas habilidades que asseguram níveis de *performance* muito acima da média ou do padrão normal de seu grupo. São os alunos com altas habilidades, os talentos, os superdotados ou sobredotados.*

Muitas vezes passa despercebido aos professores da educação básica o fato de que os alunos com altas habilidades, os talentos, os super ou sobredotados são alunos especiais que, assim como os alunos com deficiência, requerem necessidades educativas especiais. São alunos que muitas vezes têm dificuldades de adaptação, alunos cujas necessidades especiais não são atendidas, alunos que se frustram ao participar de atividades para as quais não veem qualquer sentido ou que estão longe de satisfazer suas expectativas. Se por um lado reconhecemos facilmente que um aluno deficiente merece atenção especial, por outro temos dificuldade em reconhecer as necessidades também especiais de um jovem superdotado. Portanto, é necessário que a comunidade escolar reconheça os talentos como uma faceta da diversidade humana e perceba que identificá-los e atendê-los de maneira adequada é um dever da escola que não pode ser descartado sob qualquer argumento[2], muito menos por argumentos que pretendem afirmar que os alunos com talentos especiais, diferentemente dos alunos com deficiência, podem desenvolver-se por conta própria. Como sugere Guenther[1], não é justo que os alunos mais capazes sejam submetidos a experiências escolares lentas, rasas, tediosas e opressivas. É preciso identificá-los e atendê-los na medida possível de suas potencialidades.

Como pretendemos demonstrar, é notória a desinformação dos professores sobre os pressupostos teóricos e pedagógicos relacionados com os alunos com altas habilidades na escola. Como tal, faz-se uma leitura enviesada dos programas de detecção dos talentos em geral e, especificamente no que se refere ao tema deste capítulo, das relações possíveis entre a educação física escolar e os programas de detecção e desenvolvimento de talentos esportivos.

Neste capítulo, afirmamos a necessidade de situarmos nossas reflexões, nossas teorias e práticas pedagógicas relacionadas com o talento esportivo no âmbito das abordagens mais alargadas da educação especial. Em outras palavras, trata-se de incluir o tema do talento esportivo na escola como uma das manifestações das altas habilidades e, como tal, evidenciar os princípios pedagógicos e as estratégias didáticas provenientes das teorias da educação especial e da educação física adaptada.

---

*Sobredotados: expressão usual em Portugal e países africanos de língua portuguesa.

# LEGISLAÇÃO SOBRE A ATENÇÃO E OS CUIDADOS ESPECIAIS AOS TALENTOS NA ESCOLA

Como argumento para reafirmar a relevância dos programas escolares de atenção aos alunos com altas habilidades, destacamos no Quadro 12.1 um con-

**Quadro 12.1** Legislação sobre o atendimento de escolares com altas habilidades

i. A Constituição Federal garante a todos os brasileiros, de qualquer idade, acesso aos níveis mais elevados de ensino, pesquisa e criação artística segundo a capacidade de cada um
ii. A Lei 5.692 das Diretrizes e Bases da Educação Nacional de 1971 contempla, no artigo 9º, os superdotados como parte do alunado atendido pela Educação Especial
iii. As Diretrizes Gerais para o Atendimento Educacional aos Alunos Portadores de Altas Habilidades/superdotação e talentos, Brasília MEC/SEESP; a LDBEN nº 9394/96
iv. A Resolução CNE/CEB Nº 2/2001 instrui as Diretrizes Nacionais da Educação Especial para a Educação Básica
v. O Plano Nacional de Educação, Lei 10.172, de 09/01/01, estimula as instituições de ensino superior a identificarem, na educação básica, estudantes com altas habilidades, nos estratos de renda mais baixa, com vistas a oferecer bolsas de estudo e apoio ao prosseguimento dos estudos
vi. Resolução Nº 2, de 11/09/2001, do CNE, artigo 5º, incisos III: Consideram-se educandos com necessidades educacionais especiais os que, durante o processo educacional, apresentarem altas habilidades/superdotação, grande facilidade de aprendizagem que os leve a dominarem rapidamente conceitos, procedimentos e atitudes. Art. 8º, inciso IX: As escolas da rede regular de ensino devem prever e prover na organização de suas classes comuns atividades que favoreçam, ao aluno que apresente altas habilidades/superdotação, o aprofundamento e enriquecimento de aspectos curriculares, mediante desafios suplementares nas classes comuns, em sala de recursos ou em outros espaços definidos pelos sistemas de ensino, inclusive para conclusão em menor tempo
vii. Deliberação CEE Nº 68/2007. Art. 3º: Consideram-se educandos com necessidades educacionais especiais (...) II – alunos com altas habilidades, superdotação e grande facilidade de aprendizagem, que os levem a dominarem, rapidamente, conceitos, procedimentos e atitudes
viii. Decreto Nº 6571, de 17 de setembro de 2008. Art. 1º: A União prestará apoio técnico e financeiro aos sistemas públicos de ensino dos Estados, do Distrito Federal e dos Municípios, na forma deste Decreto, com a finalidade de ampliar a oferta do atendimento educacional especializado aos alunos com deficiência, transtornos globais do desenvolvimento e **altas habilidades ou superdotação, matriculados na rede pública de ensino regular**
ix. Resolução CNE/CEB 4/2009. Art. 7º: Os alunos com altas habilidades terão suas atividades de enriquecimento curricular desenvolvidas no âmbito de escolas públicas de ensino regular em interface com os núcleos de atividades para altas habilidades/superdotação e com as instituições de ensino superior e institutos voltados ao desenvolvimento e à promoção da pesquisa, das artes **e dos esportes**
x. Lei Nº 12.796, de 4 de abril de 2013, altera a Lei 9394, de 20 de dezembro de 1996: (...) atendimento educacional especializado gratuito aos educandos com deficiência, transtornos globais do desenvolvimento e altas habilidades ou superdotação, transversal a todos os níveis, etapas e modalidades, preferencialmente na rede regular de ensino
xi. A Declaração Universal dos Direitos Humanos afirma que todos os seres humanos têm direitos inalienáveis a condições apropriadas de vida e aprendizagem, para se desenvolver e usufruir tudo o que a experiência de viver possa oferecer
xii. A Convenção sobre os Direitos da Criança declara que toda criança terá seus direitos assegurados pelos governos de todas as nações

junto de leis, decretos, diretrizes, deliberações e resoluções que salientam os cuidados que os professores e as escolas devem dispensar a esses alunos especiais.

## CRIANÇAS E JOVENS COM ALTAS HABILIDADES/ SUPERDOTADOS/SOBREDOTADOS/TALENTOS

Segundo Virgolin[3], no Brasil as diretrizes gerais para o atendimento educacional aos alunos com altas habilidades incorporou o referencial teórico apresentado por Sidney Marland[4]. Desse modo, são considerados portadores de altas habilidades, superdotados ou talentos os sujeitos que apresentam *notável desempenho e/ou elevada potencialidade* em qualquer dos seguintes aspectos, isolados ou combinados (Resolução CNE/CEB nº 2/2001):

1) **Capacidade intelectual geral:** envolve rapidez de pensamento, elevada compreensão e memória, capacidade de pensamento abstrato, curiosidade intelectual, poder excepcional de observação.
2) **Aptidão acadêmica específica:** envolve atenção, concentração, motivação por disciplinas acadêmicas de seu interesse, capacidade de produção acadêmica, alta pontuação em testes acadêmicos e desempenho excepcional na escola.
3) **Pensamento criativo ou produtivo:** refere-se à originalidade de pensamento, imaginação, capacidade de resolver problemas de maneira diferente e inovadora, capacidade de perceber um tópico de muitas formas diferentes.
4) **Capacidade de liderança:** refere-se à sensibilidade interpessoal, atitude cooperativa, capacidade de resolver situações sociais complexas, interação produtiva com grupos.
5) **Talento especial para artes:** envolve alto desempenho em artes plásticas, musicais, expressivas e literárias.
6) **Capacidade psicomotora:** refere-se ao desempenho superior em esportes e atividades físicas, velocidade, força, agilidade, resistência e coordenação motora.

Na Resolução CNE/CEB nº 2/2001 estão explícitas as principais áreas em que os professores da educação básica precisam dedicar atenção na detecção e promoção de talentos. Da mesma maneira, no que diz respeito ao tema deste capítulo, é evidente que as crianças e adolescentes com altas habilidades motoras (velocidade, força, agilidade, resistência, coordenação motora) e com desempenhos superiores em esportes e outras manifestações da cultura corporal do movimento estão incluídos entre aqueles que necessitam de atendimento educacional especial.

No entanto, o que tem realizado a educação física escolar de relevante em sua especial tarefa de detectar e promover talentos motores e esportivos? Se por um lado é recorrente ouvirmos nas entrevistas de políticos, dirigentes esportivos, treinadores, professores e atletas a jornalistas que o futuro do esporte no Brasil depende de uma boa educação física e de políticas de estímulo ao esporte escolar etc., por outro lado a realidade nos faz ver que a colaboração efetiva da educação física escolar é pífia.

São muitas as possíveis explicações para o desleixo com crianças e adolescentes com altas habilidades na educação física escolar, inclusive a hegemonia de concepções pedagógicas que afirmam verdadeira aversão em associar a escola à detecção e à promoção de talentos. Entretanto, é também necessário invocar a carência de metodologias e estratégias que estejam ao alcance dos professores de educação física para auxiliá-los nessa tarefa.

É com a intenção de suprir algumas dessas carências que escrevemos este capítulo. Nosso objetivo é oferecer aos professores de educação física uma bateria de testes e critérios de avaliação válidos e fidedignos para a detecção de talentos motores. Desse modo, pretendemos afirmar os compromissos da educação física escolar com a tarefa de detecção e promoção de talentos motores e esportivos.

## DETECÇÃO DE CRIANÇAS E JOVENS COM ALTAS HABILIDADES MOTORAS NA EDUCAÇÃO FÍSICA ESCOLAR

### Definições

Altas habilidades motoras ou talento motor e talento esportivo são conceitos distintos, embora relacionados. Crianças com altas habilidades motoras, sensoriomotoras ou corporal-cinestésicas caracterizam-se pelo desempenho superior em atividades físicas que envolvem o uso do corpo ou de partes do corpo para resolver problemas, criar produtos e expressar ideias e sentimentos. Incluem a coordenação entre sistemas neurais, musculares e perceptuais, permitindo a manipulação de objetos e a sintonia de habilidades específicas, que podem envolver coordenação, equilíbrio, agilidade, força, flexibilidade, velocidade, capacidade proprioceptiva, tática etc.[5].

Todavia, apesar do reconhecimento de que altos níveis de desempenho motor são uma exigência indispensável para uma prática esportiva qualificada, essas competências por si não garantem que essas crianças e adolescentes se tornem talentos esportivos. Exigem-se dos talentos esportivos, além de elevados níveis de desempenho motor, outras qualidades, como um elevado padrão de autodeterminação, motivação intrínseca, criatividade e, principalmente, muita disponibilidade para o treinamento. Portanto, nesse contexto, faz-se necessário tornar evidentes e precisas as diferenças entre as definições de talento esportivo e talento motor.

Para talento esportivo adotamos uma definição genérica, adaptando a definição de Renzuelli & Reis (1997)[6].

Sugerimos que se identifiquem como um talento esportivo* crianças e jovens: (a) capazes de apresentar desempenho superior atípico num conjunto de habilidades e capacidades relacionadas com a prática esportiva; (b) capazes de manter uma elevada motivação e envolvimento com a tarefa; (c) capazes de manifestar criatividade; e (d) manter elevada estabilidade de desempenho nestas habilidades e capacidades excepcionais.

Da definição de talento esportivo conclui-se a exigência de estratégias de avaliação continuada que abrangem variáveis psicológicas, cognitivas e sociais, além das variáveis de desempenho motor. Além disso, exige um programa de acompanhamento ao longo do tempo. Desse modo, podemos conjeturar que um programa de detecção e promoção de talentos esportivos exige tarefas que estão além do alcance e dos objetivos do professor de educação física na escola. Sendo assim, faz-se necessário, portanto, definir com objetividade quais são realmente as possibilidades e estratégias passíveis de configurar ações efetivas para acolher e promover as crianças e os adolescentes com potencialidades para participar do esporte de excelência.

Sob nosso ponto de vista, o que está ao alcance do professor de educação física escolar é a possibilidade efetiva de identificar ou detectar entre seus alunos

---

*Todavia, é importante destacar que a utilização da expressão talento esportivo pode levar a perspectivas bem distintas das preocupações educacionais e de formação que dão sustentação às teorias que tratam de crianças e jovens com altas habilidades psicomotoras. Isso ocorre, principalmente, quando a expressão talento esportivo se reduz exclusivamente à seleção de jovens para o esporte de alto rendimento. Nessa perspectiva, muitas vezes predominam interesses pragmáticos, financeiros ou pessoais que, em detrimento da formação de atletas de elite, submetem jovens promissores a um processo de especialização precoce em busca do sucesso imediato, o que resulta, tantas vezes, em rotundos fracassos, tanto em relação aos objetivos esportivos especificamente como, e principalmente, na formação pessoal.

aqueles que manifestam altos desempenhos motores, identificar os alunos que demonstram desempenhos atípicos em provas de velocidade, força, agilidade, resistência etc., e identificar os talentos motores.

Sugerimos que se identifiquem como um talento motor as crianças e adolescentes capazes de obter desempenho superior atípico em testes de velocidade, força, agilidade e resistência.

## Estratégias para identificação do talento motor nas aulas de educação física – O Projeto Esporte Brasil (PROESP-BR)

Como sugere a definição, o talento motor é um indivíduo atípico no seio de sua população. O significado de desempenho superior ou atípico que adotamos tem origem nos quadros conceituais da estatística descritiva. A definição é decorrente do conceito estatístico de normalidade. Normalidade significa a probabilidade de ocorrência de um fenômeno de acordo com a curva normal ou curva de Gauss. Atribuem-se como normais os valores referentes a uma determinada característica populacional (estatura, envergadura, massa corporal, força explosiva, velocidade, agilidade, resistência), que ocorre com maior frequência e com maior regularidade. Assim, para identificarmos um talento é necessário situá-lo no seio de sua população e, mais que isso, verificar se ele está situado além dos critérios de normalidade. Os critério de normalidade são representados pela média do grupo e os respectivos desvios padrões, sendo usualmente considerados como sujeitos atípicos aqueles que se situam além de dois desvios padrões da média (Figura 12.1).

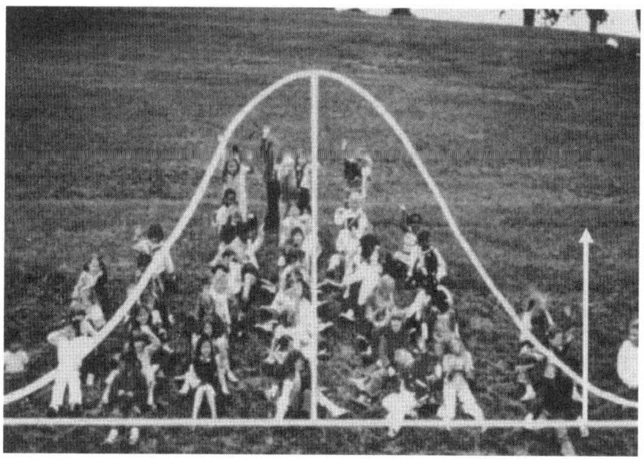

**Figura 12.1** Material didático das aulas de estatística cedido pelo Professor José Ribeiro Maia, da Faculdade de Desporto da Universidade do Porto, Portugal.

Esta definição estatística de sujeito atípico é utilizada para identificar os talentos ou crianças e adolescentes com altas habilidades na área da educação especial, da psicologia e da educação física. Sua operacionalização consiste em localizar, por meio de tabelas normativas expressas em percentis, aqueles sujeitos que se encontram nos níveis mais elevados. Com frequência, são adotados dois pontos de corte para a identificação de crianças e adolescentes com altas habilidades: os percentis 95 e 98.

No PROESP-BR, para identificação de crianças e adolescentes com altas habilidades motoras, acompanhamos a proposta do Programa Nacional de Identificação e Desenvolvimento de Talentos Esportivos (*Talent Search Program*) do Instituto Australiano de Esportes (Australian Institute of Sport). Identificamos como indivíduos de desempenho superior ou atípico os que, estratificados por idade e sexo, se situam além do percentil 98 em cada um dos testes de desempenho motor.

## Testes de desempenho motor

Considerando que a maioria das escolas brasileiras tem carência em sua estrutura física e precária disponibilidade de materiais para as aulas de educação física, o PROESP-BR propôs uma bateria de testes para avaliação de parâmetros de desempenho motor muito simples. São testes que não exigem materiais sofisticados, são de fácil acesso e aplicação, cumprindo as exigências métricas de validade, fidedignidade e objetividade. O PROESP-BR adotou a simplicidade e a funcionalidade como postulados essenciais na criação da bateria de testes (Quadro 12.2).

**Quadro 12.2** Bateria de testes do PROESP-BR

| **Testes de aptidão física relacionados com o desempenho esportivo** | |
|---|---|
| Força explosiva de membros superiores | Arremesso de *medicine ball* (2kg) |
| Força explosiva de membros inferiores | Salto horizontal (em distância) |
| Agilidade | Teste do quadrado (4m de lado) |
| Velocidade | Corrida de 20m |
| Resistência geral | Corrida de 6 minutos |

## Como aplicar a bateria de testes (Quadros 12.3 a 12.7)

**Quadro 12.3** Teste de força explosiva de membros superiores (arremesso de *medicine ball*)

**Material:** uma trena e uma *medicine ball* de 2kg (utilize modelo artesanal de confecção de *medicine ball* ou um saco de areia com 2kg)
**Orientação:** a trena é fixada no solo perpendicularmente à parede. O ponto zero da trena é fixado junto à parede. O aluno senta-se com os joelhos estendidos, as pernas unidas e as costas completamente apoiadas na parede. Segura a *medicine ball* junto ao peito com os cotovelos flexionados. Ao sinal do avaliador, o aluno deverá lançar a bola a maior distância possível, mantendo as costas apoiadas na parede. A distância do arremesso será registrada a partir do ponto zero até o local em que a bola tocou o solo pela primeira vez. Serão realizados dois arremessos, registrando-se para fins de avaliação o melhor resultado. Sugere-se que a *medicine ball* seja banhada em pó branco para facilitar a identificação precisa do local onde tocou pela primeira vez o solo
**Anotação:** a medida será registrada em centímetros com uma casa após a vírgula

**Quadro 12.4** Teste de força explosiva de membros inferiores (salto horizontal)

**Material:** uma trena e uma linha traçada no solo
**Orientação:** a trena é fixada ao solo, perpendicularmente à linha de partida. A linha de partida pode ser sinalizada com giz ou com fita crepe, ou pode ser utilizada uma das linhas que demarcam as quadras esportivas. O ponto zero da trena situa-se sobre a linha de partida. O avaliado coloca-se imediatamente atrás da linha, com os pés paralelos, ligeiramente afastados, joelhos semiflexionados e tronco ligeiramente projetado à frente. Ao sinal, o aluno deverá saltar a maior distância possível, aterrissando com os dois pés simultaneamente. Serão realizadas duas tentativas e considerado para fins de avaliação o melhor resultado
**Anotação:** a distância do salto será registrada em centímetros, com uma casa após a vírgula, a partir da linha traçada no solo até o calcanhar mais próximo desta

**Quadro 12.5** Teste de agilidade (teste do quadrado)

**Material:** um cronômetro, um quadrado com 4m de lado, quatro garrafas de refrigerante de 2 litros do tipo PET cheias de areia e piso antiderrapante
**Orientação:** demarca-se no local de teste um quadrado de 4m de lado. Coloca-se uma garrafa PET em cada ângulo do quadrado. Uma fita crepe ou uma reta desenhada com giz indica a linha de partida. O aluno parte da posição de pé, com um pé avançado à frente imediatamente atrás da linha de partida (em uma das vértices do quadrado). Ao sinal do avaliador, deverá deslocar-se em velocidade máxima e tocar com uma das mãos a garrafa situada no canto em diagonal do quadrado (atravessa o quadrado). Na sequência, corre para tocar a garrafa à sua esquerda e depois se desloca para tocar a garrafa em diagonal (atravessa o quadrado em diagonal). Finalmente, corre em direção à última garrafa, que corresponde ao ponto de partida. O cronômetro deverá ser acionado pelo avaliador no momento em que o avaliado tocar pela primeira vez com o pé o interior do quadrado e será travado quando tocar com uma das mãos o quarto cone. Serão realizadas duas tentativas, sendo o menor tempo registrado para fins de avaliação
**Anotação:** a medida será registrada em segundos e centésimos de segundo (duas casas após a vírgula)

**Quadro 12.6** Teste de velocidade de deslocamento (corrida de 20m)

**Material:** um cronômetro e uma pista de 20m demarcada com três linhas paralelas no solo do seguinte modo: a primeira, linha de partida; a segunda, distante 20m da primeira (linha de cronometragem), e a terceira linha, marcada a 1m da segunda (linha de chegada). A terceira linha serve como referência de chegada para o aluno na tentativa de evitar que ele inicie a desaceleração antes de cruzar a linha de cronometragem. Duas garrafas do tipo PET de 2 litros para a sinalização da primeira e terceira linhas

**Orientação:** o estudante parte da posição de pé, com um pé avançado à frente imediatamente atrás da primeira linha (linha de partida), e será informado que deverá cruzar a terceira linha (linha de chegada) o mais rápido possível. Ao sinal do avaliador, o aluno deverá deslocar-se, o mais rápido possível, em direção à linha de chegada. O avaliador deverá acionar o cronômetro no momento em que o avaliado, ao dar o primeiro passo, tocar o solo pela primeira vez com um dos pés além da linha de partida. O cronômetro será travado quando o aluno, ao cruzar a segunda linha (linha de cronometragem), tocar pela primeira vez o solo

**Anotação:** o cronometrista registrará o tempo do percurso em segundos e centésimos de segundos (duas casas após a vírgula)

**Quadro 12.7** Teste de resistência geral (corrida de 6 minutos)

**Material:** local plano com marcação do perímetro da pista, trena métrica, cronômetro e ficha de registro

**Orientação:** dividem-se os alunos em grupos adequados às dimensões da pista. Informam-se os alunos sobre a execução do teste, dando ênfase ao fato de que devem correr o maior tempo possível, evitando piques de velocidade intercalados por longas caminhadas. Durante o teste, informa-se ao aluno a passagem do tempo 2, 4 e 5 ("Atenção: falta 1 minuto"). Ao final do teste soará um sinal (apito), e os alunos deverão interromper a corrida, permanecendo no lugar onde estavam (no momento do apito) até ser anotada ou sinalizada a distância percorrida

**Anotação:** os resultados serão anotados em metros com uma casa após a vírgula

## Como identificar o talento motor

O PROESP-BR, com uma amostra de 83.816 crianças e jovens brasileiros, provenientes das cinco regiões geopolíticas, criou uma tabela com os índices equivalentes ao percentil 98 para cada teste da bateria, estratificados por idade e sexo. Para o professor identificar escolares com alto desempenho motor, basta testar seus alunos e identificar aqueles cujos índices de desempenho, estratificados por idade e sexo, são iguais ou superiores* aos índices sugeridos nos Quadros 12.8 e 12.9.

*Deve-se atentar para o fato de que para as provas de agilidade e velocidade a escala é negativa, e o menor tempo representa o melhor desempenho.

**Quadro 12.8** Índices de excelência para detecção de talentos motores (masculino)

| Idade (anos) | Arremesso (centímetros) | Salto (centímetros) | Agilidade (segundos) | Velocidade (segundos) | Resistência (metros) |
|---|---|---|---|---|---|
| 6 | 250 | 166 | 6,20 | 3,69 | 910 |
| 7 | 266 | 166 | 6,08 | 3,66 | 990 |
| 8 | 290 | 174 | 5,88 | 3,51 | 1015 |
| 9 | 315 | 184 | 5,78 | 3,16 | 1096 |
| 10 | 345 | 190 | 5,56 | 3,08 | 1157 |
| 11 | 388 | 196 | 5,40 | 3,01 | 1189 |
| 12 | 440 | 206 | 5,18 | 3,00 | 1254 |
| 13 | 527 | 217 | 5,01 | 2,98 | 1319 |
| 14 | 600 | 236 | 4,98 | 2,89 | 1378 |
| 15 | 629 | 247 | 4,91 | 2,79 | 1440 |
| 16 | 689 | 249 | 4,80 | 2,79 | 1504 |
| 17 | 699 | 259 | 4,77 | 2,73 | 1505 |

**Quadro 12.9** Índices de excelência para detecção de talentos motores (feminino)

| Idade (anos) | Arremesso (centímetros) | Salto (centímetros) | Agilidade (segundos) | Velocidade (segundos) | Resistência (metros) |
|---|---|---|---|---|---|
| 6 | 228 | 141 | 6,58 | 4,01 | 850 |
| 7 | 235 | 154 | 6,57 | 3,85 | 860 |
| 8 | 261 | 158 | 6,41 | 3,79 | 875 |
| 9 | 294 | 170 | 6,03 | 3,55 | 966 |
| 10 | 315 | 179 | 5,79 | 3,43 | 1027 |
| 11 | 346 | 182 | 5,69 | 3,30 | 1043 |
| 12 | 380 | 190 | 5,60 | 3,11 | 1081 |
| 13 | 418 | 197 | 5,55 | 3,09 | 1129 |
| 14 | 430 | 198 | 5,50 | 3,06 | 1164 |
| 15 | 440 | 202 | 5,44 | 3,04 | 1204 |
| 16 | 450 | 206 | 5,30 | 3,02 | 1205 |
| 17 | 456 | 210 | 5,27 | 3,01 | 1206 |

## CONSIDERAÇÕES FINAIS

Em síntese, este capítulo propôs:

1. Inserir no debate pedagógico da educação física o tema sempre polêmico da identificação do talento motor e/ou esportivo.
2. Sugerir que este tema seja discutido para além das fronteiras que demarcam o espaço limitado do esporte de alto rendimento. Insistir para que as preocupações com jovens talentos representem uma ação pedagógica inerente à formação plena e adequada desse grupo especial de escolares que invariavelmente são discriminados nas práticas escolares. Tratar do tema no âmbito da educação especial e com isso fundamentar-se sobre o quadro teórico interdisciplinar que orienta a educação de crianças e jovens com altas habilidades.
3. Apresentar uma estratégia efetiva que possa auxiliar os professores de educação física escolar a identificarem crianças e adolescentes com alto desempenho motor.

Nossa expectativa é que em futuro próximo a identificação de crianças e adolescentes com alto desempenho motor nos programas de educação física escolar permita aperfeiçoar nosso modelo operacional de talento esportivo e que, desse modo, possamos estar mais próximos de oferecer em todas as escolas de nosso país a oportunidade para que esses alunos possam ter acesso ao esporte de excelência.

Acreditamos que dessa maneira podemos viabilizar para inúmeros jovens talentosos, todavia anônimos porque esquecidos pela educação física escolar, a possibilidade de sonhar com um futuro onde o esporte ocupe um lugar privilegiado no âmbito de sua realização pessoal.

### Referências

1. Guenther ZC. Desenvolver capacidades e talentos. Um conceito de inclusão. 2. ed, Petrópolis: Vozes, 2006.
2. Pereira MAM. Crianças sobredotadas: estudos de caracterização. Coimbra: Universidade de Coimbra, 1998.
3. Virgolim AMR. Altas habilidades/superdotação. Encorajando potenciais. Brasília: Ministério da Educação, Secretaria de Educação Especial, 2007.
4. Marland SP. Education of the grifted and talent. Report to the Congress of the United State by the US Commisioner of education. US Government printing office. Washington, 1972.
5. Armstrong T. Inteligências múltiplas na sala de aula. Porfo sepse. Artmed, 2001.
6. Gaya A. Projeto Esporte Brasil – PROESP-BR. Disponível em: <www.proesp.ufrgs.br>.

# Seção V

## Treinamento e Psicologia do Esporte

# Capítulo 13

## Estresse Psicológico no Esporte

Franco Noce • Varley Teoldo da Costa

### INTRODUÇÃO

O estresse é entendido como a totalidade das reações de adaptação orgânica, as quais objetivam a manutenção ou o restabelecimento do equilíbrio interno e/ou externo[1]. Do ponto de vista psicológico, o estresse está relacionado com a ativação das funções cognitivas e é compreendido, em geral, no sentido de uma exigência psíquica ou atividade mental[2].

No esporte de alto rendimento pode-se observar, frequentemente, que os atletas são submetidos a diversos tipos de pressão (torcida, resultado, tempo, cobrança do técnico e dos companheiros, calor, ambiente, entre outras) e que seu rendimento está relacionado com sua capacidade de superar essas situações[3-6]. Uma situação semelhante pode ser observada quando se analisa a atuação do técnico que, além de se controlar, tem de controlar o grupo de jogadores[7] e também de árbitros, que sofrem diversos tipos de pressão[8] . É importante, também, levar em consideração que outras pesquisas apontam para a existência de diferenças tanto no comportamento como nas situações críticas, quando comparadas equipes masculinas e femininas[9,10].

O voleibol, por exemplo, um esporte extremamente dinâmico e que vem sofrendo atualmente constantes modificações em suas regras[11], é caracterizado por ser uma modalidade que exige do atleta habilidade, precisão e regularidade[12]. Na vela, as exigências cognitivas e a precisão de movimentos fazem com que o controle emocional seja aspecto fundamental para o bom desempenho[13]. Essa condição e os diferentes tipos de pressão que o atleta sofre durante a competição podem gerar uma reação de estresse e uma provável queda na *performance*[4]. Um estudo monitorou os níveis de estresse e recuperação de uma equipe de voleibol feminino ao longo de uma temporada e mostrou que a carga de treinamento pode provocar aumentos significativos no estresse geral, no estresse emocional e no estresse social[14]. De acordo com De Rose Jr., Simões & Vasconcellos[15], quando as características de uma modalidade são aliadas à competição, estas assumem uma proporção muito maior, gerando situações potencialmente causadoras de estresse[15]. Nesse sentido, um recente estudo de Moreira et al.[16] concluiu que a importância da partida afetou as concentrações de cortisol e IgA salivar em atletas de voleibol de elite[6].

Estudos realizados anteriormente, de modo geral, chamavam a atenção para aspectos como a especificidade da tarefa/posição/função tática, a idade/experiência do atleta e as características próprias de gênero, entre outras[17].

Neste capítulo serão abordados o conceito de estresse, os fatores determinantes do estresse psíquico, o estresse no esporte, a estrutura das fases de estresse no esporte/competição e as medidas de intervenção com exemplos práticos de rotinas competitivas.

## CONCEITO DE ESTRESSE

De modo geral, o estresse é produto da interação do homem com seu meio ambiente físico e sociocultural. De acordo com Nitsch[2], existem fatores pessoais (processos psíquicos e somáticos) e fatores ambientais (ambiente físico e social) que interagem no processo de surgimento e gerenciamento do estresse. Essa interação levanta duas questões básicas na discussão sobre o assunto: quais são os determinantes nessa relação de influência mútua entre o indivíduo e o meio ambiente e como se pode interferir nesse processo de interação.

A partir desse ponto surgem outras questões que norteiam a análise do estresse: o que é o estresse? Como se origina? E quais são seus riscos (o que causa e quais são os efeitos)? Nitsch[2], na busca da delimitação desses problemas, chegou às seguintes conclusões principais: o estresse surge em proporções relativas a condições internas e externas e o meio ambiente (condições externas) indica com qual probabilidade uma determinada realidade provoca o estresse (tipologia do estresse) e com que frequência se encontra esta realidade no dia a dia (epidemiologia). Em relação à pessoa (condições internas), fica claro que, sob condições iguais, as pessoas podem reagir de maneiras diferentes, assim como sob distintas condições os indivíduos podem apresentar um mesmo comportamento. Isso está relacionado com o processo de avaliação subjetiva de cada indivíduo sobre a situação a enfrentar.

A concepção de estresse, compartilhada entre diferentes autores, mostra uma concordância unânime no que se refere à desestabilização psicofísica ou à perturbação do equilíbrio pessoa-meio ambiente[1,18]. O conceito de estresse como reação compreende a totalidade das reações de adaptação orgânica, as quais objetivam a manutenção ou o restabelecimento do equilíbrio interno e/ou externo[1]. Entretanto, em certa medida, o estresse é necessário à vida, para manutenção e aperfeiçoamento da capacidade funcional, autoproteção e conhecimento dos próprios limites. Nitsch[2] indica, nesse contexto, outro problema: "(...) uma avaliação, a princípio negativa do estresse, foi reforçada simplesmente por causa das medidas de intervenção, as quais têm em vista a exclusiva redução do estresse."

Uma característica importante na pesquisa do estresse diz respeito aos aspectos que se relacionam com o processo de sua análise. Se o principal ponto de vista da análise do estresse é a observação do organismo, da personalidade ou do sistema social, pode-se compreender o conceito de estresse como um produto tridimensional, ou seja, biológico, psicológico e social (Figura 13.1).

Os conceitos biológico, psicológico e social devem ser sempre pensados em uma dependência recíproca, pois processos psíquicos e sociais são ligados, de determinado modo, a processos biológicos. Processos sociais, por sua vez, são influenciados por meio de aspectos psicológicos e ambos podem tornar-se grandes influenciadores de respostas biológicas.

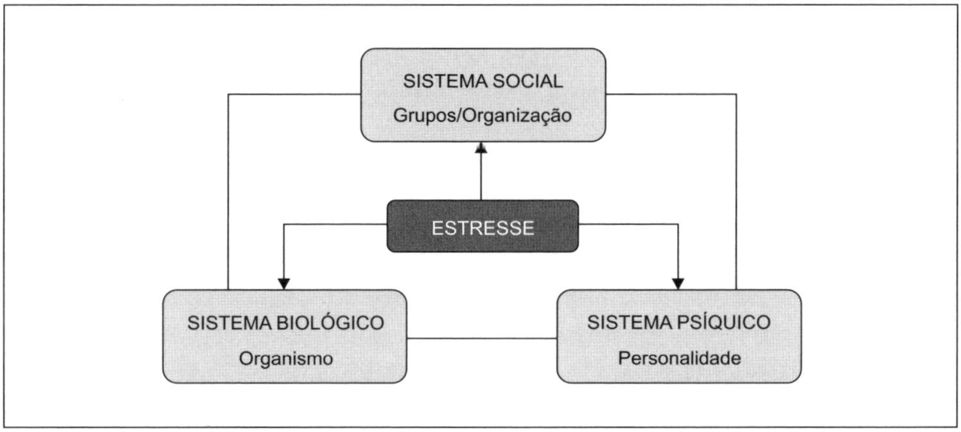


**Figura 13.1** Estresse como um produto tridimensional (Samulski et al., 2009:232).

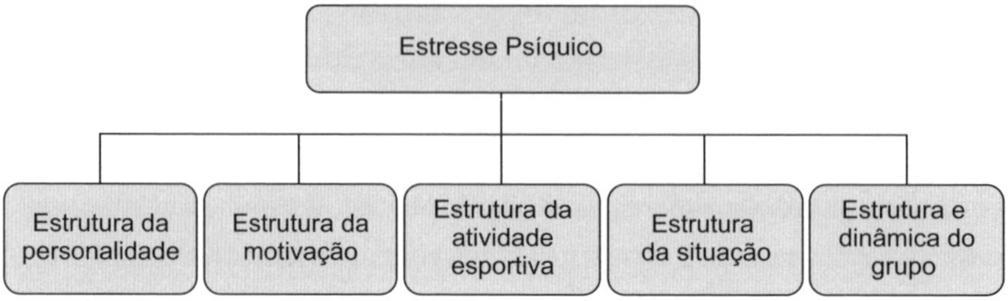


**Figura 13.2** Fatores determinantes do estresse psíquico (Noce, 1999:23).

O conceito básico do estresse psíquico no esporte pode ser discutido com base nos fatores que influenciam e determinam o surgimento deste fenômeno (Figura 13.2).

O estresse psíquico no esporte deve ser entendido como um processo complexo, que é determinado por diferentes fatores, como os listados a seguir:

## Estrutura da personalidade

Fatores como a sociabilidade, o temperamento, a emotividade, a estabilidade emocional, o nervosismo, a excitabilidade, a agressividade e a introversão/extroversão desempenham importante papel na estrutura de personalidade do atleta. Os esportistas com altos valores de emotividade, agressividade, extroversão e nervosismo mostram-se menos estáveis e regulados em situações de estresse, quando comparados com aqueles que apresentam emotividade e agressividade baixas. Bara Filho, Ribeiro & Garcia[19] encontraram diferenças significativas entre os gêneros ao avaliar o perfil de personalidade de atletas de alto rendimento. Segundo essa pesquisa, homens apresentaram traços mais fortes em agressividade ($p = 0{,}030$) e autorrealização ($p = 0{,}026$), enquanto nas mulheres os traços que se destacaram foram irritabilidade ($p = 0{,}000$), emotividade ($p = 0{,}006$), queixas físicas ($p = 0{,}000$) e inibição ($p = 0{,}050$).

## Estrutura da motivação

Alguns fatores, como motivação para o êxito ou para o fracasso, alto nível de aspiração, alta importância pessoal ou o resultado de uma competição, podem ter influência decisiva no estado psíquico do esportista[18]. Atletas orientados ao fracasso, que têm frequentemente um nível irrealista de aspiração (demasiado alto ou baixo), são especialmente suscetíveis ao estresse. O medo de frustrar, de perder e de falhar, para eles, desempenha um papel importante.

## Estrutura da atividade esportiva

A reação ao estresse depende, também, da estrutura da atividade da respectiva modalidade esportiva. Seguramente, as exigências psíquicas são diferentes entre atletas de vários esportes. Por exemplo, durante uma corrida de 100m rasos, a tensão psíquica certamente é mais alta (devido ao curto tempo da prova: ± 10s) do que em uma maratona, porque uma pequena falha (erro na partida) pode ser extremamente importante para o rendimento final. No esporte coletivo pode reduzir-se a situação de estresse, porque o atleta se sente responsável somente por uma parte das ações e, em caso de fracasso, pode compartilhar a culpa com os outros[4].

## Estrutura da situação

Trata-se da influência de fatores externos no estado psíquico do esportista, como, por exemplo, condições inadequadas do local da competição, jogar fora de casa, influência do público, alterações no planejamento da competição, competição em grandes altitudes ou calor intenso, entrevistas antes da competição e insultos do adversário. Fatores como a pressão do treinador para vencer e fatores ambientais, como jogar com muito calor, também foram identificados em diversas modalidades, como no futebol[5].

## Estrutura do grupo

Consiste na integração social do grupo (por exemplo, em uma equipe de futebol, esta condição representa um papel importante) ou na relação com os companheiros de equipe, com o treinador e com os funcionários, que se apresenta como um fator decisivo e influi no rendimento. Um atleta que não encontra o reconhecimento social dos demais companheiros pode perceber essa situação como uma carga psíquica[20]. No entanto, o papel do favorito do grupo, ou do líder, que tem o reconhecimento de todos pode converter-se em uma situação que também provoque o estresse, devido à grande responsabilidade e às altas expectativas que se têm em relação a esse atleta.

## Estresse no esporte

Ao observar um velocista momentos antes de uma corrida de 100m rasos, podem ser verificadas as seguintes possíveis reações: fica se movimentando o tempo todo, evita o contato com outras pessoas ou sua face fica pálida. Por meio de métodos fisiológicos para examinar possíveis alterações orgânicas, é possível notar aumento da frequência cardíaca e da secreção de adrenalina. Ao se colocar no lugar desse atleta, é possível vivenciar os seguintes processos psíquicos: o temor de não estar entre os primeiros, o medo de queimar uma largada e nervosismo. Vegetativamente, podem aparecer reações como sudorese, necessidade de urinar e dor no estômago.

Essas reações nos diferentes níveis de comportamento (vegetativo, fisiológico e psíquico) expressam um estado de extrema carga psíquica, ou seja, estresse. No esporte, encontram-se com frequência essas reações psicovegetativas antes da competição, especialmente antes de campeonatos e jogos importantes. De Rose Jr. et al.[21] destacam os sintomas de estresse pré-competitivo que podem levar o atleta a reações de ordem somática, cognitiva, emocional, comportamental e social. O desequilíbrio entre as demandas da competição e as possibilidades do atleta (especialmente o atleta jovem) pode contribuir para potencializar o surgimento de consequências de todas as ordens. Nesse sentido, é preocupante observar que mais de 50% dos atletas jovens (até 17 anos) já revelam a responsabilidade e a preocupação com o resultado da competição como os principais sintomas de estresse pré-competitivo.

Entretanto, situações de estresse semelhantes não se apresentam somente antes de competições, mas manifestam-se também tanto durante (por exemplo, na expectativa do goleiro antes de um pênalti ou na tensão do jogador que irá batê-lo) como depois da competição (após uma derrota, a qual foi devida a uma falha individual do atleta, como, por exemplo, um "gol contra" no futebol). Durante o período competitivo, os níveis de estresse sofrem um aumento significativo[14], influenciando inclusive a percepção subjetiva e as respostas adaptativas[22]. Stefanello[6], em estudo com jogadores de voleibol de praia de alto rendimento, observou que os aspectos relacionados com o jogo (em especial a facilidade/dificuldade da partida) foram os mais determinantes. Na vela, Segato et al.[13] verificaram que problemas com o barco, relacionamento com a tripulação, a regata em si, a arbitragem, estudo e problemas financeiros e familiares eram os fatores mais comuns.

De modo geral, Rosado, Santos & Guillén[23] sintetizam que a avaliação do estresse é focada em três perspectivas para o atleta: perda (quando os danos de uma situação já ocorrem), atenuação (diminuição da probabilidade de ocorrência dos danos) ou desafio (quando os atletas procuram pelas dificuldades como forma de superação ou estímulo).

## ESTRUTURA DAS FASES DE SITUAÇÕES DE ESTRESSE NO ESPORTE

Como é possível observar o fenômeno do estresse no esporte tendo como referência o aspecto temporal das ações esportivas? Samulski, Noce & Chagas[18] distinguem três fases temporais do estresse no esporte: fase pré-competitiva, competitiva e pós-competitiva:

1) A fase pré-competitiva é delimitada a partir de quando o atleta sabe que irá participar de determinada competição até momentos antes de seu início. Nesta fase, além do treinamento cotidiano, os aspectos da vida particular e profissional do indivíduo desempenham um papel importante. Pode-se dividir esta fase em: fase do treinamento e fase da adaptação à competição:
   a) **Fase de treinamento:** inclui o treinamento geral e o específico, que se refere imediatamente à competição.
   b) **Fase de adaptação à competição:** abrange a mudança completa do treinamento, a competição iminente (por exemplo, viagem para o campo, onde será realizada a partida, troca de roupa, orientações do treinador antes do início da competição etc.).
2) A fase competitiva é definida pelo começo e o término oficiais da própria ação competitiva. Pode ser diferenciada em três fases:
   a) **Fase inicial:** a fase imediatamente após o começo da competição, com o problema básico da adaptação imediata às condições da competição.
   b) **Fase básica:** nesta fase temos o problema essencial na realização do objetivo de rendimento propriamente dito.
   c) **Fase final:** pode ser caracterizada como a fase da última possibilidade.
3) A fase pós-competitiva começa imediatamente com o final da competição, ou seja, após a finalização da ação de competição. Esta fase apresenta duas fases distintas:

a) **Fase de relaxamento:** compreende a fase dos poucos minutos depois do final da competição: são característicos os processos fisiológicos de recreação que se iniciam, assim como as manifestações psicológicas, que derivam de interpretações subjetivas (por exemplo, a frustração por um mau posicionamento ou mau resultado).
b) **Fase de readaptação:** nesta ocorre a assimilação do sucesso/fracasso da competição ao treinamento e à vida cotidiana.

## MEDIDAS DE INTERVENÇÃO

Para o gerenciamento do estresse no esporte, diversas técnicas (cognitivas, motoras ou emocionais) podem ser utilizadas[18]. Garcés de los Fayos & Montalvo[24] listam uma série de possibilidades de medidas que visam à redução do estresse do atleta, que vão da organização do treinamento (evitando a sobrecarga de trabalho e permitindo períodos adequados de recuperação, passando por sessões sistemáticas de treinamento mental e estabelecimento de metas que proporcionem maior adequação às exigências do trabalho submetido ao atleta) a aspectos competitivos, como a adequação das competições à capacidade e à idade do atleta, bem como reduzir a quantidade de competições a um nível tolerável (evitando a sobre-exigência do praticante). Stefanello[6] verificou que técnicas cognitivas como o monólogo interno foram as mais utilizadas para superar situações críticas.

De maneira sintética, destacar-se-ão as rotinas e as técnicas de *coping* como formas de controle dos níveis de estresse. O *coping* é definido como a mudança nos pensamentos e ações que um indivíduo usa para gerenciar as demandas internas e externas de uma transação específica pessoa-ambiente que é avaliada como estressante[25,26]. Para Lazarus & Folkmann[27], o *coping* consiste em um conjunto de esforços cognitivos e comportamentais utilizados pela pessoa para lidar com as demandas internas/externas que surgem nas situações de estresse. Dias, Cruz & Fonseca[28] demonstraram, em um estudo com atletas de elite, que as estratégias de *coping* utilizadas por estes estavam centradas na resolução de problemas ou no gerenciamento das emoções. A dificuldade para se controlar emocionalmente foi uma das situações mais negativas relatadas no estudo de Simim et al.[29] com o futebol para amputados, e ansiedade, raiva e insegurança foram as emoções mais frequentes encontradas em atletas de futebol de campo das categorias de base no estudo de Pujals & Vieira[30]. Resultado semelhante foi encontrado por Rosado,

Santos & Guillén[23] em uma investigação com atletas de basquete de alto desempenho. Para jovens atletas de futebol, as estratégias de *coping* mais utilizadas são a "treinabilidade" e "confiança e motivação"[17]. A sensação de estar bem preparado para a competição gera em atletas jovens mais autoconfiança e sentimentos de autoeficácia.

A organização das estratégias de *coping* nas dimensões funcionais (orientado ao problema e orientado à emoção) foi proposta por Folkman & Lazarus[31]:

a) **Orientado ao problema:** consiste no esforço em gerir os aspectos da situação-problema que estão provocando o estresse. Autorresponsabilidade, resolução de problemas e autocontrole são exemplos de técnicas específicas.

b) **Orientado à emoção:** envolve a regulação das respostas emocionais provocadas pela situação-problema. Reavaliação da situação, distanciamento, distração e evitação são exemplos de técnicas que podem ser empregadas.

Outra possibilidade são as rotinas de preparação mental, que se têm mostrado como uma técnica muito eficaz para melhorar o desempenho do atleta[32]. De acordo com Samulski, Noce & Raboni[33], rotinas são condutas sistematizadas com elementos psicofísicos que auxiliam a manutenção do "foco" do jogador. As rotinas podem ser aplicadas em todas as modalidades, sejam individuais ou coletivas, e também em diferentes momentos da competição. Para melhor ilustrar, será utilizada a modalidade voleibol (Quadro 13.1).

**Quadro 13.1** Exemplo de rotinas psicológicas para a competição em voleibol (Samulski et al., 2013, p. 127)

| A) Antes do jogo | B) Durante o jogo | C) Após o jogo |
|---|---|---|
| Para análise dos adversários | Saque | No volta à calma |
| No aquecimento físico-mental | Entre pontos | Para recuperação física e mental |
| Na preleção | Durante os pedidos de tempo | Para análise do jogo |
| Para entrar em quadra | Entre *sets* | |

As rotinas podem ser aplicadas em diferentes situações e momentos do jogo.

## Rotinas antes do jogo

Nesse caso, as rotinas visam, principalmente, à estabilização de processos psicofísicos e a uma regulação ótima do nível de ativação. Esse tipo de rotina permitirá ao atleta entrar mais focado na partida e concentrar-se apenas nos estímulos relevantes. Situações potencialmente estressantes, como confronto visual com o adversário antes da partida, comportamento da torcida e expectativa do resultado, podem ser inibidas ao se aplicar a rotina: (a) orientação para o sucesso; (b) aquecimento físico e mental; (c) visualização de estratégias; (d) motivação para o jogo (ativação); (e) concentração para as primeiras ações do jogo.

### Rotinas durante o jogo

Uma partida de voleibol oferece diversas possibilidades para aplicação das rotinas. Serenini[34] demonstrou um efeito positivo ao se aplicar de maneira sistemática uma rotina para o saque no voleibol.

Rotina para o saque no voleibol (8 a 10s): (a) atitude e postura positivas; (b) fase de relaxamento por meio da respiração; (c) ritual; (d) decisão mental sobre o programa de execução; (e) visualização dos pontos importantes (posição inicial do jogador; lançamento da bola; contato com a bola; objetivo final); (f) execução da técnica do saque; (g) reintegração à equipe.

Os intervalos e pedidos de tempo durante a partida também são outros momentos importantes que podem ser utilizados de modo mais eficiente. Dependendo do "clima" do jogo, tanto atletas como comissão técnica podem se encontrar em estado de desequilíbrio e comprometer ainda mais o resultado da partida.

Rotina no intervalo (30s): (a) relaxamento por meio da respiração; (b) concentração nas instruções do técnico; (c) imaginação e repetição mental das instruções; (d) ativação e concentração nas próximas ações.

O intervalo durante o *set*, bem como o período entre os *sets*, pode ser usado para estabilizar o nível de ativação dos atletas em um nível ótimo, ajustar as ações da equipe em relação à tática adotada pelo adversário e efetuar correções necessárias nos diversos comportamentos apresentados pelo atleta (técnico, tático e psicológico).

Rotina entre os *sets*: (a) fase de relaxamento; (b) análise mental do *set* anterior; (c) antecipação mental do próximo *set*; (d) motivação para o próximo *set* (ativação); (e) concentração para as primeiras ações do jogo.

### Rotinas após o jogo

Após a realização da partida, é comum ver muitos atletas realizarem rotinas de alongamento e outras visando à "volta à calma". Entretanto, dependendo do tipo de competição em que a frequência das partidas é mais elevada, a rotina pós-jogo tem papel fundamental. Esta deve otimizar os processos gerais de recuperação do atleta, permitindo-lhe estar em condição ótima para a próxima partida.

Rotina após o jogo: (a) fase de recuperação: relaxamento mental e físico; (b) análise positiva do jogo; (c) medidas físicas de recuperação; (d) medidas recreativas de recuperação; (e) motivação positiva para as próximas ações.

## CONSIDERAÇÕES FINAIS

A maioria dos estudos sobre estresse e ansiedade no esporte aplicou vários métodos e instrumentos psicológicos, como entrevistas estruturadas, questionários, testes de personalidade e autoconfronto por meio do vídeo.

Na área do esporte de rendimento, foram realizados vários projetos com a finalidade de analisar o estresse do atleta. Ainda faltam informações mais sistemáticas sobre o estresse do técnico, do árbitro, do atleta jovem e das mulheres no esporte. Uma questão científica interessante seria também como se desenvolve o estresse em crianças e atletas jovens e como eles lidam com as situações estressantes.

Em relação às técnicas de controle do estresse, foi desenvolvida uma grande variedade de técnicas de relaxamento e técnicas cognitivas de controle do estresse. Na maioria dos casos, essas técnicas são aplicadas de maneira isolada. Indica-se a implementação de programas integrados de controle de estresse, os quais utilizem uma combinação de técnicas psicofisiológicas (por exemplo, *biofeedback*), psicológicas (técnicas cognitivas, como *Refraiming*), medidas modernas de fisioterapia (RPG – Reeducação Postural Global) e terapias alternativas. Desse modo, um programa integrado de controle do estresse poderia reduzir os níveis de ansiedade, estresse emocional e depressão de atletas, técnicos, árbitros e outras pessoas envolvidas no mundo do esporte e contribuiria, finalmente, para melhorar a qualidade de vida dessas pessoas.

Para lidar com o estresse no dia a dia do ambiente de treinamento com atletas jovens, Samulski, Noce & Chagas[18] recomendam: (a) o treinador deve aprender técnicas de controle de estresse e ser um modelo positivo de comportamento para seus atletas; (b) simular no treinamento situação de competição, introduzindo fatores de estresse; (c) evitar sobrecarga e excesso de treinamento (aplicar técnicas de relaxamento e recuperação durante e após o treino); (d) transformar fatores negativos, antes e durante a competição, em fatores positivos por meio do pensamento positivo; (e) o treinador deve desenvolver boas relações interpessoais com seus atletas e criar bom clima emocional.

## Referências


1. Selye H. Geschichte und Grundzüge des Stresskonzepts. In: Nitsch JR. Stress: Theorien, Untersuchungen und Massnahmen. Bern/Stuttgart/Wien, Verlag Hans Huber, 1981:163-87.
2. Nitsch JR. Stress: Theorien, Untersuchungen und Massnahmen. Bern/Stuttgart/Wien: Verlag Hans Huber, 1981:683.
3. Bahr R, Reeser JC. New guidelines are needed to manage heat stress in elite sports – The Federation Internationale de Volleyball (FIVB) Heat Stress Monitoring Programme. British Journal of Sports Medicine 2012; 46(11):805-9.
4. Noce F, Samulski DM. Análisis del estrés psíquico en colocadores brasileños de voleibol de alto nivel. Revista de Psicología del Deporte, Palma (Illes Balears) Spain, 2002; 11(1):137-56.
5. Santos PB, Coelho RW, Keller B, Stefanello JMF. Fatores geradores de estresse para atletas da categoria de base do futebol de campo. Motriz 2012; 18(2):208-17.
6. Stefanello JMF. Situações de estresse no vôlei de praia de alto rendimento: um estudo de caso com uma dupla olímpica. Revista Portuguesa de Ciência do Desporto 2007; 7(2):232-44.
7. Samulski DM, Noce F. Controlo do stress do treinador. In: Alves J, Brito AP eds. Manual de psicologia do desporto para treinadores. Lisboa: Editora Visão e Contextos, 2011:215-30.
8. Samulski DM, Noce F. Estrés psicológico en árbitros de deportes colectivos. In: García FG, organizador. Psicología del arbitraje y el juicio deportivo. Vol. 1, Barcelona: INDE Publicaciones, 2003:109-32.
9. Anshel MH, Sutarso T, Jubenville C. Racial and gender differences on sources of acute stress and coping style among competitive athletes. Journal of Social Psychology 2009; 149(2):159-77.
10. Nicholls AR, Polman R, Levy AR, Taylor J, Cobley S. Stressors, coping, and coping effectiveness: gender, type of sport, and skill differences. Journal of Sports Sciences 2007; 25(13):1521-30.
11. Noce F. Caracterização geral e psicológica do voleibol: considerações sobre as novas regras. Motus Corporis 2001; 8(1):75-82.
12. Noce F, Serenini ALP, Freire A. Voleibol. In: Greco PJ, organizador. Iniciação esportiva universal: metodologia da iniciação esportiva na escola e no clube. Vol. 2, Belo Horizonte: Editora UFMG, 1998: 249-84.
13. Segato L, Brandt R, Liz CM, Vasconcellos DIC, Andrade A. Estresse psicológico de velejadores de alto nível esportivo em competição. Motricidade 2010; 6(3):53-62.
14. Noce F, Costa VT, Simim MAM, Castro HO, Samulski DM, Mello MT. Analysis of overtraining symptoms during training and rehabilitation periods: a case study of Superleague women's volleyball team 2003/2004. Revista Brasileira de Medicina do Esporte 2011; 17(6):397-400.
15. De Rose Jr D, Simões AC, Vasconcellos EG. Situações de jogo causadoras de "stress" no handebol de alto nível. Revista Paulista de Educação Física 1994; 8(1):30-7.
16. Moreira A, Freitas CG, Nakamura FY, Drago G, Drago M, Aoki MS. Effect of match importance on salivary cortisol and immunoglobulin A responses in elite young volleyball players. Journal of Strength and Conditioning Research, 2012 [Epub ahead of print].
17. Nascimento Junior JRA, Gaion PA, Nakashima FS, Vieira LF. Análise do estresse psicológico pré-competitivo – estratégias de coping de jovens atletas de futebol de campo. Revista Brasileira de Ciência e Movimento 2010; 18(4):45-53.

18. Samulski DM, Noce F, Chagas MH. Estresse. In: Samulski DM, organizador. Psicologia do esporte: conceitos e novas perspectivas. 2. ed. Barueri: Manole, 2009:231-64.

19. Bara Filho M, Ribeiro LS, Garcia FG. Personalidade de atletas brasileiros de alto-rendimento: comparações entre os sexos masculino e feminino e correlação com nível de performance e tempo de treinamento. Revista Portuguesa de Ciências do Desporto 2005; 5(1):31-9.

20. Samulski D, Chagas MH. Análise do stress psíquico em jogadores de futebol de campo das categorias infantil e juvenil (15-18 anos). Revista Brasileira Ciência e Movimento 1992; 6(4):12-8.

21. De Rose Jr. D, Korsakas P, Vasconcelos BLC, Campos RR. Síntomas de estrés precompetitivo en jóvenes deportistas brasilenos. Revista de Psicología del Deporte 2000; 9(12):143-57.

22. Moreira A, Freitas CG, Nakamura FY, Aoki MS. Percepção de esforço da sessão e a tolerância ao estresse em jovens atletas de voleibol e basquetebol. Revista Brasileira de Cineantropometria e Desempenho Humano 2010; 12(5):345-51.

23. Rosado A, Santos AM, Guillén F. Estrategias de coping en jugadores de baloncesto de alta competición. Revista Iberoamericana de Psicología del Ejercicio y el Deporte 2012; 7(1):125-47.

24. Garcés De Los Fayos EJ, Montalvo CG. Calidad de vida y deporte: ¿conceptos siempre compatibles?: incidencia y manejo del estrés en desportistas. Revista de Psicología del Deporte 1997; 2(2):137-47.

25. Nicholls A, Polman R. Stressors, coping, and coping effectiveness among players from the England Under-18 Rugby Union Team. Journal of Sport Behavior 2007; 30(2):199-218.

26. Kim MS, Duda JL. The coping process: cognitive appraisals of stress, coping strategies, and coping effectiveness. The Sport Psychologist 2003; 17(4):406-25.

27. Lazarus RS, Folkman S. Stress appraisal and coping. New York: Springer, 1984.

28. Dias C, Cruz JF, Fonseca AM. Emoções, stress, ansiedade e coping: estudo qualitativo com atletas de elite. Revista Portuguesa de Ciências do Desporto 2009; 9(1):9-23.

29. Simim MAM, Costa VT, Samulski DM, Ferreira RM. Análise do estresse em atletas de futebol para amputados. Revista da Educação Física/UEM 2010; 21(2):237-44.

30. Pujals C, Vieira LF. Análise dos fatores psicológicos que interferem no comportamento dos atletas de futebol de campo. Revista da Educação Física/UEM 2002; 13(1):89-97.

31. Folkman S, Lazarus RS. If it changes it must be a process: a study of emotions and coping during three stages of a college examination. Journal of Personality and Social Psychology 1985; 48(1):150-70.

32. Gould D, Damarjian N. Treinamento mental no esporte. In: Elliott B, Mester J eds. Treinamento no Esporte. São Paulo: Phorte Editora, 2000:99-152.

33. Samulski DM, Noce F, Raboni M. Apoio psicológico aos atletas brasileiros durante as Paraolímpiadas em Atenas 2004: um relato de experiência prática. In: Silami-Garcia E, Lemos KLM, organizadores. Temas Atuais X: Educação Física e Esportes. Belo Horizonte: Livraria Health; 2005:233-47.

34. Serenini ALP. Análise dos efeitos de um programa de treinamentos mental no desempenho do saque em jogadores de voleibol de alto nível [Dissertação]. Belo Horizonte: Universidade Federal de Minas Gerais, 1995.

# Capítulo 14

# A Influência do Perfil Psicológico de Gênero em Variáveis Fisiológicas e Psicológicas no Atleta e no Não Atleta

Gislane Ferreira de Melo • Maria Paula Macedo Motta Capparelli • Nilton Soares Formiga

## INTRODUÇÃO

Os estudos na área da psicologia do esporte relacionados com as diferenças individuais (ansiedade, temperamento, personalidade etc.) de atletas de alto nível sempre foram foco de grande interesse entre dirigentes, treinadores, preparadores físicos e dos próprios atletas. Isso se deve ao fato de se buscar um perfil ideal (um traço diferencial específico) para esses sujeitos com o objetivo de atender ao alto rendimento esportivo e ao sucesso atlético. Apesar de se acreditar que a partir das diferenças fisiológicas, técnicas e táticas é possível encontrar uma menor variabilidade no âmbito esportivo, o presente estudo visa oferecer um diferencial teórico-empírico quanto ao êxito esportivo ao enfatizar a importância aplicada da ciência psicológica na área do esporte; salienta-se, assim, o processamento psicológico do atleta, o qual objetiva a melhoria da capacidade de enfrentamento tanto das circunstâncias de treino como daquelas relacionadas com as competições.

Desse modo, ao salientar a importância das diferenças individuais do sujeito esportista, pretende-se abordar aqui, especificamente, a perspectiva da personalidade; é destaque teórico que este constructo é capaz de explicar as diferenças individuais, proporcionando um marco teórico importante nos estudos a respeito das idiossincrasias do indivíduo e da estabilidade da conduta humana[1,2]. De acordo com Gazzaniga & Heatherton[3], partindo, especialmente, do constructo das características individuais avaliadas cientificamente ou em termos das crenças populares, torna-se possível, em situações e momentos variados, predizer reações ou disposições futuras das pessoas[4-6]. O conhecimento desse constructo não somente poderia contribuir na organização das relações interpessoais, mas também apontar em direção a um fator de proteção nessas relações, principalmente quando se busca apreender que alguns traços personalísticos são capazes de contribuir para comportamentos esportivos.

Com isso, de maneira geral, a orientação teórica neste estudo é sobre os traços de personalidade, os quais não dizem respeito às questões patológicas, mas à díade genética/meio ambiente, implicando o enfoque de que as características individuais consistentes do comportamento exibido pelo indivíduo em diversas situações são normalmente concebidas como disposições originadas no processo de socialização[7-9]. Assim, pode-se conceber a personalidade como "padrões relativamente constantes e duradouros de perceber, pensar, sentir e comportar-se, os quais parecem dar às pessoas identidades separadas"[10], ou ainda, que seria "a soma de características que tornam uma pessoa única"[11], ou ainda, "um conjunto de características individuais, as quais são relativamente permanentes e estáveis"[12]. Nota-se que em todas as definições o termo personalidade define um conjunto de características que dão ao indivíduo o sentido de individualidade, de ser único.

Apesar de Vanek et al.[13], na década de 1970, afirmarem que o estudo da personalidade do desportista constituiria uma incógnita, principalmente quando se pretende avaliar a personalidade ideal para o atleta em suas modalidades, essa condição é justificada por esses autores por ser cada atleta um ser único, tornando complexa uma generalização personalística do êxito esportivo. De acordo com Gouveia[14], a relação entre a personalidade e a *performance* desportiva não é forte, uma vez que os estudos ainda não apresentaram resultados significativos capazes de revelar a existência de um traço personalístico específico em atletas de diferentes modalidades. Este fato, segundo Gouveia[14], tem seus problemas na metodologia e no empirismo (especialmente no que diz respeito à interpretação dos resultados).

Essas concepções apontam em direção a uma fórmula ideal de personalidade, a qual estaria associando o atleta à obtenção de um sucesso profissional; este fato levou alguns pesquisadores à escolha de testes não apenas inadequados, mas não adaptados ao contexto da modalidade esportiva e à cultura, e que não tinham uma teoria que direcionasse metodologicamente o estudo sobre personalidade e esporte. Dentre esses problemas, segundo Casal[15], podem ser destacados outros, como, por exemplo:

- A falta de instrumentos específicos para o contexto esportivo, conduzindo os estudiosos a resultados e interpretações errôneos por falta de fundamentação.
- A utilização de instrumentos voltados para a área clínica, os quais se constituem em influenciadores de erros não menos graves, pois, no contexto desportivo, as qualidades descritas (nomotéticas ou ideográficas) se comportam de maneiras diferentes quando se comparam os mesmos desportistas no contexto social em geral e em sua especificidade esportiva.
- A sistemática de participação (macrociclo), o tempo de prática, o volume e a intensidade de treinamento podem interferir, tornando as amostras incomparáveis em uma mesma característica ao associar personalidade e esporte.
- Bara Filho & Ribeiro[16] complementam esta lista de variáveis sugerindo que na avaliação das características de personalidade de atletas devem ser consideradas a "interação com a modalidade praticada, a posição no jogo, em um esporte coletivo, ou a distância, em um esporte individual, juntamente com o nível de *performance* e a possibilidade de sucesso no esporte".

Não desmerecendo a utilização de instrumentos de avaliação da personalidade e respeitando as limitações de cada um deles, alguns pesquisadores continuam a avaliá-la a fim de encontrar, em seus estudos, alguns traços de personalidade característicos de atletas, comparando-os com não atletas[17], dividindo-os por sexo[17,18], comparando esportes coletivos e individuais[12,19-21], atletas iniciantes e profissionais[22-25], esportes de contato e não contato[17], dentre outros.

Mesmo com esses questionamentos teóricos e empíricos, a necessidade de buscar identificar qual a personalidade ideal de um campeão gerou inúmeros trabalhos em todo o mundo, bem como no Brasil[17,26-29].

Nessa busca pode-se citar que, em sua maioria, os estudos revelaram que os traços mais característicos dessa população podem ser citados como extroversão, dominância, agressividade, controle emocional, baixa ansiedade, autoconfiança e orientação ao rendimento, porém mesmo esses resultados apresentam controvérsias. Para técnicos de renome nos EUA, as cinco principais características da personalidade de grandes atletas devem ser: autoconfiança, vontade de vencer, concentração, persistência e competitividade, todas independentes do sexo[30]. Quando se investigou, longitudinalmente, a característica da personalidade de atletas, tornou-se possível afirmar que os indivíduos que persistem no esporte competitivo tendem a apresentar perfis de personalidade similares, bem como as diferenças entre os sexos tendem a ser menores com a prática desportiva[31].

Em função de tantas controvérsias, o propósito deste estudo é apresentar ao leitor um ponto de vista alternativo, o qual se volta para a avaliação do *perfil psicológico de gênero*; este constructo busca avaliar as diferenças de percepção cognitiva com relação à masculinidade e à feminilidade e não mais trabalhar com comparações entre sexos (homem e mulher) na avaliação de personalidade no esporte.

Esses estudos são todos oriundos de uma linha de pensamento que tem o autoconceito de gênero definido a partir de seus aspectos estruturais e funcionais, pois nessa perspectiva teórica o gênero é compreendido não como uma diferenciação de poder entre o masculino e o feminino (por exemplo, meninas brincam de boneca, meninos com carrinho), mas com base nos esquemas cognitivos de gênero. Com isso, a fim de contribuir para um melhor entendimento dessa dimensão teórica, buscar-se-á apresentar alguns conceitos da psicologia (sustendo na psicologia social), os quais associarão as variáveis envolvidas no treinamento de atletas e não atletas.

## AUTOCONCEITO: CONCEITO E ESTRUTURA TEÓRICA

De modo geral, o autoconceito é considerado uma estrutura cognitiva, maleável, multidimensional e hierárquica, fortemente influenciada pela cultura: um sistema que associa, organiza e coordena a variedade de imagens, esquemas, teorias, conceitos, metas e ideais que temos de nós próprios[32-38].

Essa estrutura cognitiva desenvolve-se gradualmente ao longo da vida, sendo elaborada a partir da influência que a imagem do indivíduo exerce sobre os outros, do julgamento que estes (outros significativos) realizam sobre o indivíduo, somados a uma espécie de autossentimento, orgulho ou vergonha, resultante dessa interação social[39]; deste último item resulta o conceito de autoestima. Essas dimensões avaliativas têm ainda por finalidade manter a relação prazer/sofrimento, conservar a autoestima e evitar todo e qualquer estímulo que seja aversivo à sua autoconstrução[40].

Segundo terminologia de Greenwald[41], ao relacionar os conteúdos da memória com as estruturas cognitivas do autoconceito, pode-se observar que este contempla os seguintes traços:

- **Egocentrismo:** o qual assume função de agente central que avalia, associa e interpreta as informações. Estudos demonstram que as informações são mais facilmente recordadas quando estão relacionadas com o *self*[42-44] e quando o *self* participa ativamente de uma tarefa e/ou situação[45].
- **Autoengrandecimento:** no qual o indivíduo tende a atribuir mais rapidamente para si os efeitos positivos de determinada tarefa e/ou situação e atribuir aos outros seus efeitos negativos[46,47].
- **Conservadorismo cognitivo:** no qual o *self* tende a preservar suas estruturas de conhecimento, como suas percepções, esquemas e memórias[36,42,48,49].

Por se tratar de uma estrutura multidimensional, este se subdivide em duas grandes dimensões, denominadas ***self* acadêmico**, o qual comporta as subdimensões verbal, matemática e assuntos gerais relativos à escola, e ***self* não acadêmico**, que comporta as subdimensões: física, social, emocional, de competência, familiar, resolução criativa de problemas, honestidade-confiabilidade e religião-espiritualidade. Cada subdimensão, por sua vez, se subdivide em novas subdimensões, revelando, portanto, a estrutura multidimensional deste constructo[50-58].

A multiplicidade de estudos relacionados com o autoconceito permite, portanto, caracterizá-lo como um constructo organizado[59-63], multidimensional[32,34,35,50,51,55], hierárquico[64], complexo[34,35,66-68] e maleável[52,54,69].

Sua estrutura, por outro lado, é formada por uma série de estruturas menores, as quais Markus[42] denominou autoesquemas. Estes são considerados "construções que resumem nossas experiências passadas e que permitem aos indivíduos compreender suas próprias experiências sociais e organizar a ampla variedade de informações que possuem sobre si mesmos"[70].

Ao serem estimulados, os autoesquemas se reúnem e formam estruturas cognitivas maiores, denominadas esquemas cognitivos. Os esquemas cognitivos funcionam como filtros perceptivos, retendo, estruturando e organizando estímulos que sejam consistentes à estrutura do esquema. "O resultado desta organização é um padrão perceptível, o qual será utilizado como base para futuros julgamentos, decisões, inferências ou predições sobre o *self*"[42].

Estudos vêm demonstrando que os esquemas cognitivos: aumentam a sensibilidade e o processamento de estímulos condizentes com a estrutura do esquema[42,67,70-72]; induzem uma maior memorização de estímulos autorrelevantes[42,67,70-73]; induzem comportamentos, atribuições e inferências consistentes com a estrutura do esquema[70,74,75]; aumentam a resistência a estímulos incongruentes à sua estrutura[42,48,49]; influenciam a percepção dos outros e/ou eventos[76-81].

Do mesmo modo, a vivência de experiências condizentes com a estrutura do esquema resulta em uma rede de associações mais fortalecidas e, portanto, em esquemas mais bem articulados ou mais desenvolvidos, os quais desencadeiam padrões mais consistentes de comportamentos, julgamentos e decisões. "À medida que os indivíduos não possuam um autoesquema articulado em uma determinada dimensão, eles não apresentarão respostas consistentes"[42].

Para Markus[42], dentre os autoesquemas que formam o autoconceito, encontram-se aqueles relacionados com os constructos de masculinidade e feminilidade, denominados esquema masculino e esquema feminino. Para alguns autores[70,82], a masculinidade e a feminilidade são construções universais, presentes em todas as culturas, e que acabam interferindo nas autoconstruções individuais, uma vez que, ao nascerem, os indivíduos são inseridos em culturas onde esses conceitos já se encontram estruturados.

Mediante o contato social com as diferentes dimensões que compõem os conceitos de masculinidade e feminilidade, o indivíduo acaba incorporando em seu autoconceito, em maior ou menor grau, traços, normas, papéis e valores condizentes com esses constructos, elaborando, portanto, os *esquemas de gênero*.

Assim, quando em presença de estímulos relacionados com o gênero, autoesquemas relativos à masculinidade tendem a se agrupar, formando o esquema masculino; de modo semelhante, autoesquemas relacionados com a feminilidade agrupam-se, formando o esquema feminino. A saliência do esquema masculino, por exemplo, induz um padrão perceptivo, o qual acabará regendo cognições, afetos e comportamentos de modo que estes sejam condizentes com a estrutura desse esquema. Processo semelhante ocorre com o esquema feminino.

Markus[42] demonstrou que os indivíduos diferem em relação aos esquemas de gênero, existindo indivíduos portadores do esquema masculino, do esquema feminino, dos dois esquemas ou aesquemáticos. Estudos posteriores demonstraram que os esquemáticos masculinos e os esquemáticos femininos tendem a memorizar mais facilmente palavras relacionadas com suas estruturas cognitivas[70,72,82], atribuir para si palavras consistentes aos seus esquemas[70,82], engajar-se em atividades congruentes e evitar atividades incongruentes aos padrões do esquema[83,84] e perceber o outro e/ou evento de acordo com a estrutura do esquema dominante[85,86].

Essa dualidade aparente existente entre os constructos de masculinidade-feminilidade abre a possibilidade de que essas estruturas venham a ser tratadas como pares de opostos e, portanto, possam ser avaliadas segundo os pressupostos do *Modelo Interativo* proposto por Giavoni[38]. Esse modelo avalia a interação existente entre os pares de opostos, interação esta que representa a síntese dialética ou síntese psicológica que ocorre entre esses constructos. Segundo Giavoni & Tamayo[87], "embora se possa detectar a existência dos opostos nos mais diversos campos do saber, pouca relevância tem sido dada ao processo de síntese dos mesmos".

O presente modelo parte do pressuposto de que todos os indivíduos trazem, em maior ou menor proporção, traços, atributos, valores, normas e papéis relativos a ambos os constructos que formam o par de opostos. Em muitos estudos, entretanto, observa-se que os autores concebem os opostos como estruturas dicotômicas e, portanto, unidimensionais. Isso pode ser encontrado na concepção da masculinidade-feminilidade[88,89], passando, posteriormente, para concepções bidimensionais[90,91] e, finalmente, detecta-se que cada oposto apresenta estrutura multidimensional[92-95], o que inviabilizaria, *a priori*, as demais concepções.

Segundo Giavoni & Tamayo[87], há um equívoco nessa forma de pensar, pois o fato de a masculinidade e a feminilidade serem constructos multidimensionais não invalida a concepção bidimensional dos mesmos. O equívoco está em confundir as dimensões que compõem a estrutura com a própria estrutura. Pode-se avaliar um constructo por meio de suas dimensões, mas também é possível avaliá-lo enquanto estrutura espacial. Por assumir forma espacial, cada constructo poderá ser resumido em um único vetor (ou uma única medida) capaz de representá-lo em um contexto bidimensional. Desse modo, estruturas multidimensionais podem ser reduzidas e representadas em contextos bidimensionais, mas o inverso não pode ocorrer.

Estudos que avaliaram indivíduos com traços da masculinidade e da feminilidade revelaram que estes apresentam respostas cognitivas, afetivas e comportamentais diferenciadas, quando comparadas às dos demais indivíduos[90,96-100].

Segundo Giavoni & Tamayo[87], poder-se-ia inferir que a presença dos dois constructos acabe gerando uma terceira variável, que se revela através das cognições, afetos, comportamentos e atitudes. Muito provavelmente, a relação entre os pares de opostos acabe gerando um movimento de síntese dialética, síntese esta que, além de não invalidar os dois constructos da qual é resultante, acabe gerando uma realidade mais elevada que incorpora, mas transcende a oposição.

Procurando, portanto, expressar matematicamente esse processo de síntese, resultante da interação que se estabelece entre os pares de opostos, foi elaborado o modelo interativo.

## MODELO INTERATIVO: A PERSPECTIVA TEÓRICA

Aplicando o modelo interativo aos esquemas de gênero (esquema masculino e esquema feminino), observa-se que, quando os esquemas são tratados como um par, duas variáveis matemáticas resultam do modelo, as denominadas variável ângulo e variável distância. Em termos matemáticos, a variável ângulo descreve se os esquemas são proporcionais ou não, enquanto a variável distância define o nível de desenvolvimento de cada esquema[38].

Em termos psicológicos, a variável ângulo (Figura 14.1) descreve, de modo geral, que indivíduos com predomínio de um esquema sobre o outro tenderão a engajar-se em comportamentos consistentes com o esquema dominante e evitar comportamentos consistentes com o domínio do esquema de menor predomínio, memorizar melhor atributos relativos ao esquema dominante e ter a percepção dos eventos regida pelo esquema dominante, dentre outros aspectos[38].

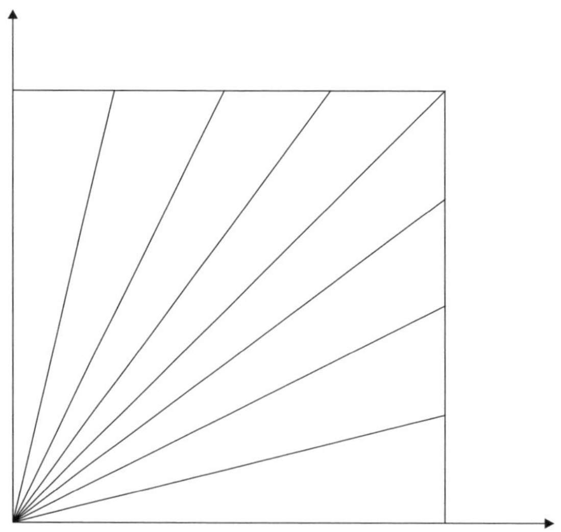

**Figura 14.1** Variável ângulo resultante do modelo interativo (Fonte: Giavoni, 2000).

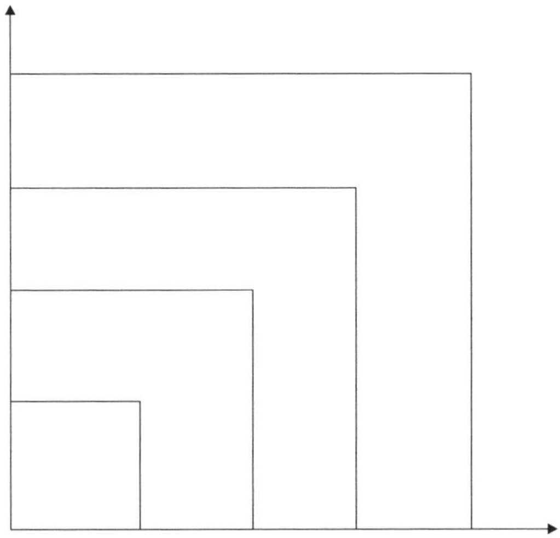

**Figura 14.2** Variável distância resultante do modelo interativo (Fonte: Giavoni, 2000).

Por outro lado, a variável distância (Figura 14.2) define o nível de desenvolvimento dos esquemas e apresenta correspondência com a consistência das respostas dos indivíduos, ou seja, quanto maior o nível de desenvolvimento dos esquemas, maior será a consistência comportamental, e vice-versa[38]. Indivíduos que apresentam simetria entre os esquemas tenderão a memorizar, engajar-se e perceber os eventos utilizando tanto as características que formam o esquema masculino como o esquema feminino. Assim, por não apresentarem predomínio de um dos esquemas, tenderão a dar respostas mais flexíveis, quando comparados aos demais grupos.

Assim, o modelo interativo prevê, por meio dos domínios da variável ângulo, três grupos principais de indivíduos, denominados:

- **Heteroesquemático masculino:** indivíduos que apresentam o predomínio do esquema masculino sobre o feminino.
- **Heteroesquemático feminino:** indivíduos que apresentam o predomínio do esquema feminino sobre o masculino.
- **Isoesquemático:** indivíduos que apresentam simetria entre os esquemas (Figura 14.3).

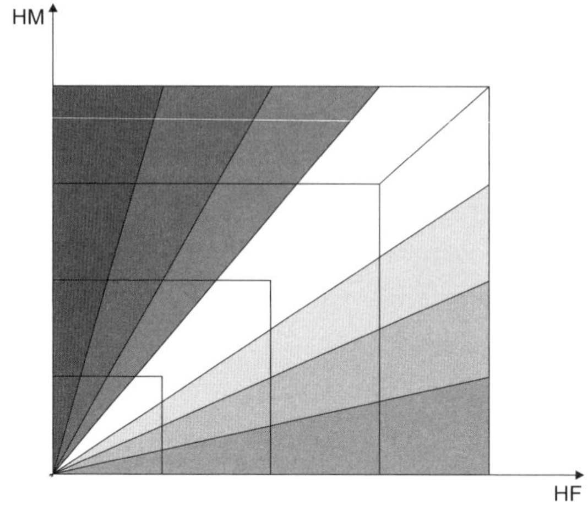


**Figura 14.3** Campos dos grupos tipológicos dos esquemas de gênero (Fonte: Giavoni, 2000).

Para avaliação do perfil psicológico de gênero são utilizados dois instrumentos: um para o sexo masculino, denominado IMEGA (Inventário Masculino dos Esquemas de Gênero do Autoconceito), constituído por 71 itens, e outro para o sexo feminino, denominado IFEGA (Inventário Feminino dos Esquemas de Gênero do Autoconceito), constituído por 75 itens. Assim, a partir da aplicação dos instrumentos, realizaram-se análises de angulações a fim de avaliar se o sujeito amostral é heteroesquemático masculino, heteroesquemático feminino ou isoesquemático.

A seguir serão apresentados os resultados dos trabalhos desenvolvidos nos últimos 10 anos de estudo. Trata-se de dissertações de mestrado e doutorado, as quais já foram ou estão sendo publicadas.

## APLICAÇÃO DO PERFIL PSICOLÓGICO DE GÊNERO NO ESPORTE E NO EXERCÍCIO: AVALIAÇÕES EMPÍRICAS

### Avaliação da resistência muscular e nível de satisfação com o treinamento em mulheres sedentárias*[101]

Esse estudo procurou investigar as diferenças entre os grupos tipológicos de gênero quanto à resistência muscular. A amostra foi composta por 52 mu-

*Artigo completo publicado na Revista Motricidade, em 2012.

lheres sedentárias classificadas em grupos tipológicos (heteroesquemático masculino [HM], heteroesquemático feminino [HF] e isoesquemático [ISO]). Testes de 1RM e RM foram aplicados para avaliar a força e o nível de satisfação com o treinamento, respectivamente. Os resultados revelaram que as mulheres HM e ISO obtiveram maior ganho de força, quando comparadas às mulheres HF. Esse ganho de força se deve à satisfação com a modalidade, uma vez que o treinamento resistido constitui-se como atividade culturalmente mais masculina e torna-se associada ao perfil de gênero dessas mulheres. Isso demonstra que mulheres HM e mulheres ISO se adaptam melhor aos exercícios resistidos do que mulheres HF.

As características da modalidade esportiva associadas à predominância do esquema de gênero demonstram distintas respostas motivacionais em relação a essa modalidade, resultando em diferentes níveis de realização desportiva.

## Avaliação da força de mulheres idosas segundo seus perfis psicológicos de gênero*[102]

Nesse artigo tratou-se de verificar a diferença na força de extensores e flexores do joelho, durante ações musculares isocinéticas em diferentes velocidades (60°/s e 180°/s), em mulheres com perfis psicológicos de gênero diferenciados. A amostra foi constituída por 42 mulheres idosas ativas, as quais foram subdivididas em três grupos segundo o perfil psicológico de gênero: Grupo 1 – heteroesquemáticas masculinas (n = 11); Grupo 2 – isoesquemáticas (n = 13); Grupo 3 – heteroesquemáticas femininas (n = 18). A força muscular de membros inferiores foi mensurada por meio do dinamômetro isocinético da marca Biodex 3 System Pro®.

Os resultados demonstraram que mulheres heteroesquemáticas masculinas apresentaram maiores valores no pico de torque e no traballho total do que mulheres heteroesquemáticas femininas, indicando que o perfil psicológico de gênero do indivíduo pode influenciar variáveis fisiológicas, como a força. Esse estudo confirmou os resultados encontrados no estudo de Custódio, Melo & Giavoni[101], inferindo que a prática de atividades físicas condizentes com os esquemas de gênero favorece o aprimoramento de variáveis da aptidão física, ou seja, homens e mulheres heteroesquemáticos masculinos têm tendência maior de desenvolver aptidões como força, resistência e potência, uma vez que a adesão a esse treinamento e a motivação para sua prática condizem com seu esquema de gênero.

---

*Artigo completo publicado na Revista Brasileira de Ciência e Movimento, em 2012.

### Níveis de potência de atletas de alto nível de futsal segundo seus perfis psicológicos de gênero*[103]

O estudo em questão teve por objetivo avaliar se atletas de futsal que diferem quanto à tipologia dos esquemas de gênero apresentam diferenças na composição corporal e nos níveis de aptidão física. A amostra foi composta por 92 atletas do sexo masculino, classificados em grupos tipológicos de esquemas de gênero: heteroesquemático masculino (HM), heteroesquemático feminino (HF) e isoesquemático (ISO).

Os testes *Squat Jump*, *Counter Movement Jump* e *Running Anaerobic Sprint Test* foram utilizados para mensurar, respectivamente, força explosiva e potência anaeróbia. Os resultados demonstraram que os grupos HM, HF e ISO não apresentaram diferenças quanto à composição corporal, mas que jogadores de futsal HM apresentaram índice médio de fadiga maior do que os atletas dos grupos ISO e HF. Na avaliação dos seis tiros executados pelos atletas observou-se que o grupo HM apresentou maior variação entre a potência máxima inicial e a final, quando comparado aos demais grupos. Os resultados permitem concluir que os diferentes perfis psicológicos apresentam-se melhor ao desempenho de determinadas posições do jogo e/ou a determinadas situações específicas durante o jogo.

Pode-se perceber que, apesar de se tratar de homens extremamente treinados (todos jogadores da Liga Brasileira de Futsal), os perfis psicológicos influenciam suas estratégias para melhor rendimento: mesmo que ao final a potência encontrada tenha sido a mesma (como era de esperar), a estratégia utilizada para se ter o melhor tempo diferiu conforme seus esquemas de gênero. Desse modo, se o treinador tem em mãos informações sobre o perfil psicológico de gênero de seus atletas, os quais apresentam o mesmo rendimento, ele poderá utilizar-se dessas informações para escolha de determinadas posições em campo ou, até mesmo, a inclusão ou não do jogador em situações específicas.

### Níveis de estresse pré-competitivo de atletas juvenis segundo seus perfis psicológicos de gênero**[104]

O objetivo desse estudo foi avaliar o nível de estresse pré-competitivo de atletas classificados em grupos tipológicos de esquemas de gênero. A amostra foi

*Artigo completo publicado na Revista Brasileira de Medicina do Esporte, em 2011.
**Artigo completo publicado na Revista Motriz, em 2010.

composta por 80 atletas, sendo 60% do sexo masculino, com idades entre 15 e 17 anos. Os resultados demonstraram que as mulheres apresentam maiores níveis de estresse do que os homens. No entanto, quando esses homens e mulheres são agrupados por perfil de gênero, observa-se que os atletas HM apresentam menor estresse físico quando comparados aos demais grupos HF e ISO.

Considerando esses resultados, é possível destacar que a utilização dos grupos tipológicos de gênero permite ampliar a compreensão da relação entre atleta, fatores psicológicos, como estresse, e valências da aptidão física a partir da perspectiva dos esquemas cognitivos.

## Nível de dor de atletas – percepção e tolerância à dor de atletas segundo seus perfis psicológicos de gênero*[105]

Analisando os grupos tipológicos de esquemas de gênero, os resultados demonstraram que os indivíduos HM e ISO apresentaram maior tolerância à dor máxima do que os HF. Os grupos tipológicos não diferiram em relação a limiar de dor, tolerância e intensidade de dor inicial e máxima. Esses resultados podem ser respaldados nos esquemas de gênero do autoconceito. Os esquemas são ativados na presença de estímulos consistentes a ele. Dessa maneira, o estímulo doloroso ativou o esquema masculino dos indivíduos HM e ISO, que apresentaram respostas de tolerância consistente ao esquema.

Um aspecto importante observado nos resultados foi o efeito da internação, com as mulheres atletas, independente do grupo tipológico, tolerando a dor máxima por mais tempo do que as mulheres não atletas. Esse comportamento foi semelhante à tolerância dos homens. As mulheres atletas também diferem entre si em relação à tolerância à dor máxima, com as HM e as ISO tolerando mais a dor do que as HF.

Quanto à percepção sensorial, os indivíduos HF relataram sensação mais desagradável de dor aguda, diferindo dos HM e ISO. Os homens HF relataram maior sensação desagradável de dor do que os HM e ISO. Essa característica talvez esteja pautada na cultura, segundo a qual ser masculino está relacionado com maior resistência à dor.

Pode-se concluir que os grupos tipológicos de esquema de gênero apresentam diferença na percepção e na tolerância à dor aguda, visto que o estímulo

*Artigo enviado para avaliação (reprodução autorizada pela autora).

doloroso ativa tanto o esquema feminino (percepção da dor) como o esquema masculino (tolerância à dor). Assim, os indivíduos com predomínio do esquema feminino tenderão a perceber melhor a sensação dolorosa e tolerá-la por menos tempo, enquanto indivíduos com predomínio do esquema masculino tenderão a suportar por mais tempo o estímulo doloroso, porém a percepção dolorosa não será tão desagradável.

Em geral, os estudos na área da saúde tratam gênero como sexo, ou seja, homens são do gênero masculino e mulheres são do gênero feminino, quando na verdade gênero e sexo têm definições distintas. O sexo refere-se exclusivamente a características biológicas e fisiológicas referentes ao homem ou à mulher. Quando a essas características são somados os aspectos psicológicos da masculinidade e da feminilidade (comportamentos, atitudes, papéis sociais etc.), então se refere ao gênero.

O presente estudo contribui cientificamente, visto que poucos estudos relacionaram o gênero e a dor. Destaca-se a necessidade de avaliar e encarar a dor não somente utilizando os aspectos biológicos e fisiológicos, uma vez que se demonstrou que os aspectos psicológicos, através dos esquemas de gênero, também influenciam a percepção e a tolerância à dor aguda.

No âmbito desportivo, a maior tolerância à dor pode ser crucial no momento decisivo de uma prova ou competição em que, além da tolerância à dor, estão envolvidos outros aspectos, como a autossuperação, o autocontrole e a determinação, entre outros.

## Referências


1. Ávila AE, Rodríguez SC, Herrero JRS. Evaluación de la personalidad patológica: Nuevas perspectivas. Em: Cordero E (org.). La evaluación psicológica en el año 2000. Madrid: TEA, 1997:79-107.
2. Barbaranelli C, Caprara GV. How many dimensions to describe personality? comporison of Cattel, Comrey, and the Big Five taxonomies of personality traits. European Review of Applied Psychology, 1996; 46(1):15-24.
3. Gazzaniga MS, Heatherton TF. Personalidade. In: Ciência psicológica: mente, cérebro comportamento. Porto Alegre: Artmed, 2005:470-96.
4. Paunonen SV. Hierarchical organization of personality and prediction of behavior. Journal of Personality and Social Psychology 1998; 74(2):538-56.
5. Peabody D. Personality dimensions through trait inferences. Journal of Personality and Social Psychology 1987; 46(2):384-403.
6. Trzop BM. The Big Five: taxonomy of trait theory. 2000. Disponível em: <http//www.personalityresearch.org/papers/popkins.html>. Consultado em: 24/12/05.

7. Costa PT, McCrae RR. Four ways five factors are basic. Personality and individual differences 1992; 13:653-65.
8. John OP, Donahue EM, Kentle RL. The "Big Five" Inventory & Versions 4a and 54. Berkeley: University of California; Berkeley: Institute of Personality and Social Research, 1991.
9. Saudino KJ, Plomin R. Personality and behavior genetics: where have been and where are we goin? Journal of Research in Personality 1996; 30:335-47.
10. Davidoff LL. Introdução à psicologia. São Paulo: McGraw-Hill do Brasil, 1983.
11. Weinberg RS, Gould D. Fundamentos da psicologia do esporte e do exercício. 2. ed. Porto Alegre: Artmed, 2001.
12. Samulski D. Psicologia do esporte: teoria e aplicação prática. Barueri: Manole, 2002.
13. Vanek M et al. Psicologia del deporte. Praga: Pedagogica, 1975.
14. Gouveia MJ. Tendências da investigação na psicologia do desporto, exercício e atividade física. Análise Psicológica 2001; 1(11):5-14.
15. Casal HV. Personalidad y deporte. Barcelona: INPE Publicaciones, 1998.
16. Bara Filho MG, Ribeiro LCS. Personalidade e esporte: uma revisão. Revista Brasileira de Ciência e Movimento 2005; 13(2):101-10.
17. Bara Filho MG, Ribeiro LCS, García FG. Comparação de características da personalidade entre atletas brasileiros de alto rendimento e indivíduos não atletas. Revista Brasileira de Medicina do Esporte, mar./abr., 2005; 11(2):115-20.
18. O'Sullivan DM, Zuckerman M, Kraft M. Personality characteristics of male and female participants in team sports. Personality and Individual Differences 1998; 25(1):119-28.
19. Schurr TK, Ashley MA, Joy KL. A multivariate analysis of characteristics: sports type and success. Clinical Research 1977:3.
20. Santos SG, Pereira SA. Perfil do nível de ansiedade-traço pré-competitiva de atletas de esportes coletivos e individuais do Estado do Paraná. Revista Movimento 1997; 4(6):3-13.
21. Pain MCC, Pereira EF, Villis JMC. Temperamento e traços de personalidade de atletas de orientação. Revista Digital – Buenos Aires, ano 10, n. 92, enero de 2006. Disponível em: <http://www.efdeportes.com/efd68/orient.htm>. Acesso em: 10/08/2008.
22. Gat I, Mcwhirter BT. Personality characteristics of competitive and recreational cyclists. Journal of Sport Behavior 1998; 21:408-20.
23. Gomes RA, Cruz JF. A preparação mental e psicológica dos atletas e os factores psicológicos associados ao rendimento desportivo. Treino Desportivo dez., 2001; 3(16):35-40.
24. Kitsantas A, Zimmerman BJ. Comparing self-regulatory processes among novice, non-expert, and expert volleyball players: A microanalytic study. Journal Applied Sport Psychology 2002; 14(2):91-105.
25. Scopel E, Andrade A, Levandowski DC. Avaliação das características de personalidade de goleiros profissionais e amadores. Psicologia: Ciência e Profissão 2006; 26(2):270-9.
26. Deschamps SR, Rose Junior D. Os aspectos psicológicos da personalidade e da motivação no voleibol masculino de alto rendimento. Revista Digital – Buenos Aires, ano 10, n. 92, enero de 2006. Disponível em: <http://www.efdeportes.com/efd92/motiv.htm>. Acesso em: 07/08/2008.
27. Vaz G. Estudo comparativo dos hábitos de vida e traços de personalidade de atletas de basquetebol juvenil nos estados de Santa Catarina (Brasil) e Oklahoma (EUA). 230f. Dissertação de Mestrado – UDESC – Florianópolis, 2006.

28. Bueno JLO, Di Bonifacio MA. Alteraciones de estados de ánimo presentes en atletas de voleibol, evaluados en fases de campeonato. Psicologia em Estudo 2007; 12(1):179-84.
29. Schneider AT et al. Saúde psíquica e saúde social das atletas da seleção olímpica feminina de handebol do Brasil. Fitness, Performance Journal 2007; 6(5):325-30.
30. Rossum JHA. Psychological characteristics of elite athletes according to top level coaches. High Ability Studies 1996; 7(1):15-23.
31. Harris DV. Involvement in sport: a somatopsychic ratio nale for physical activity. Philadelphia: Lea & Febiger, 1973.
32. Sampson EE. The decentralization of identity: Toward a revised concept of personal and social order. American Psychologist 1985; 40:1203-11.
33. Marsh HW, Barnes J, Richards GE. Multidimensional self-concepts: the effect of participation in outward bound program. Journal of Personality and Social Psychology 1986; 50:195-204.
34. Markus H, Kunda, Z. Stability and malleability of the self-concept. Journal of Personality and Social Psychology 1986; 51:858-66.
35. Markus H, Nurius P. Possible selves. American Psychologist 1986; 41:954-69.
36. Markus H, Wurf E. The dynamic self-concept: a social psychological perspective. Annual Review of Psychology 1987; 38:299-337.
37. Bracken B. A handbook of Self-concept: Developmental, social and clinical considerations. New York: John Wiley & Sons, Inc, 1996.
38. Giavoni A. A interação entre os esquemas masculino e feminino do autoconceito: modelo interativo, 2000. 259f. Tese de Doutorado. Psicologia. Universidade de Brasília, 2000.
39. Harter S. Historical roots of contemporary issues involving self-concept. In: Bracken BA. Handbook of Self-concept: Developmental, social, and clinical considerations. New York: John Wiley & Sons, Inc., 1996.
40. Banaji MR, Prentice DA. The self in social contexts. Annual Review of Psychology 1994; 45:297-332.
41. Greenwald AG. The totalitarian ego: fabrication and revision of personal history. American Psychologist 1980; 35:603-18.
42. Markus H. Self-information and processing information about the self. Journal of Personality and Social Psychology 1977; 35:63-78.
43. Rogers TB, Kuiter NA, Kirker WS. Self-reference and the encoding of personal information. Journal of Personality and Social Psychology 1977; 35:677-88.
44. Kuiper NA, Rogers TB. Encoding of personal information: self-other differences. Journal of Personality and Social Psychology 1979; 37:499-514.
45. Greenwald AG, Albert RD. Acceptance and recall of improvised arguments. Journal of Personality and Social Psychology 1968; 8:31-4.
46. Schlenker BR, Miller RS. Egocentrism in groups: self-serving biases or logical information processing? Journal of Personality and Social Psychology 1977; 35:755-64.
47. Bradley GW. Self-serving biases in the attribution process: a reexamination of the fact or fiction question. Journal of Personality and Social Psychology 1978; 36:56-71.
48. Swann Jr WB, Read SJ. Acquiring self-knowledge: the search for feedback that fits. Journal of Personality and Social Psychology 1981; 41:1119-28.
49. Swann Jr WB, Hill CA. When our identities are mistaken: Reaffirming Self-conceptions through social interaction. Journal of Personality and Social Psychology 1982; 43:59-66.

50. Tamayo A. EFA: escala fatorial de autoconceito. Arquivo Brasileiro de Psicologia 1981; 33:87-102.
51. Marsh HW, Relich JD, Smith ID. Self-concept: the construct validity of interpretations based upon the SDQ. Journal of Personality and Social Psychology 1983; 45:173-87.
52. Marsh HW. Age and sex effects in multiple dimensions of self-concepts: preadolescents to early adulthood. Journal of Educational Psychology 1989; 81:417-30.
53. Marsh HW. The multidimensional structure of physical fitness: invariance over gender and age. Research Quarterly for Exercise and Sport 1993; 64:256-73.
54. Marsh HW, O'Mara A. Reciprocal effects between academic self-concept, self-esteem, achievement and attainment over seven adolescent years: Unidimensional and multidimensional perspectives of self-concept. *Personality and Social Psychology Bulletin 2008;* 34:542-52.
55. Marsh HW, Barnes J, Hocevar D. Self-other agreement on multidimensional self-concept ratings: factor analysis and multitrait-multimethod analysis. Journal of Personality and Social Psychology 1985; 49:1360-77.
56. Marsh HW, Craven RG, Debus R. Self-concepts of young children 5 to 8 years of age: measurement and multidimensional structure. Journal of Educational Psychology 1991; 83:377-92.
57. Marsh HW et al. Physical self-description questionnaire: psychometric properties and a multitrait-multimethod analysis of relations to existing instruments. Journal of Sport & Exercise Psychology 1994; 16:270-305.
58. Marsh HW, Hattie J. Theoretical perspectives on the structure of self-concept. In: Bracken BA (org.) Handbook of Self-concept: Developmental, social and clinical considerations. New York: John Wiley & Sons, Inc., 1996.
59. Linville PW. Self-complexity as a cognitive buffer against stress-related illness and depression. Journal of Personality and Social Psychology 1987; 52:663-76.
60. Showers C. Compartmentalization of positive and negative self-knowledge: keeping bad apples out of the bunch. Journal of Personality and Social Psychology 1992; 62:1036-49.
61. Donahue EM et al. The divided self: concurrent and longitudinal effects of psychological adjustment and social roles on the self-concept differentiation. Journal of Personality and Social Psychology 1993; 64:834-46.
62. Showers CJ, Abramson LY, Hogan ME. The dynamic self: how the content and structure of the self-concept change with mood. Journal of Personality and Social Psychology 1998; 75:478-93.
63. Showers CJ, Larson BE. Looking at body image: the organization of self-knowledge about physical appearance and its relation to disordered eating. Journal of Personality 1999; 67:659-700.
64. Shavelson RJ, Hubner JJ, Stanton GC. Validation of construct interpretations. Review of Educational Research 1976; 46:407-41.
65. Higgins ET et al. Self-discrepancies and emotional vulnerability: how magnitude accessibility, and type of discrepancy influence affect. Journal of Personality and Social Psychology 1986; 51:5-15.
66. Strauman TJ, Higgins ET. Self-discrepancies as predictors of vulnerability to distinct syndromes of chronic emotional distress. Journal of Personality 1988; 56:685-707.
67. Hewitt PL, Genest M. The ideal self: schematic processing of perfectionist content in dysphonic university students. Journal of Personality and Social Psychology 1990; 59:802-8.
68. Bybee JA, Zigler E. Self-image and guilt: a further test of the cognitive developmental formulation. Journal of Personality 1991; 59:733-45.

69. Marsh HW, Byrne BM, Shavelson RJ. A multifaceted academic Self-concept: Its hierarchical structure and its relation to academic achievement. Journal of Educational Psychology 1988; 80:366-80.
70. Markus H et al. Self-schemas and gender. Journal of Personality and Social Psychology 1982; 42:38-50.
71. Kuiper NA, Rogers TB. Encoding of personal information: self-other differences. Journal of Personality and Social Psychology 1979; 37:499-514.
72. Mills CJ. Sex-typing and self-schema effects on memory and response latency. Journal of Personality and Social Psychology 1983; 45:163-72.
73. Josephs RA, Markus HR, Tafarodi RW. Gender and self-esteem. Journal of Personality and Social Psychology 1992; 63:391-402.
74. Andersen SM. Self-knowledge and social inference: the diagnostic of cognitive/affective and behavior data. Journal of Personality and Social Psychology 1984; 46:294-307.
75. Andersen SM, Ross L. Self-knowledge and social inference: I. The impact of cognitive/affective and behavioral data. Journal of Personality and Social Psychology 1984; 46:280-93.
76. Shrauger JS, Patterson MB. Self-evaluation and the selection of dimensions for evaluating others. Journal of Personality 1974; 42:569-85.
77. Lewicki P. Self-image bias in person perception. Journal of Personality and Social Psychology 1983; 45:384-93.
78. Lewicki P. Self-schema and social information processing. Journal of Personality and Social Psychology 1984; 47:1177-90.
79. Markus H, Moreland RL, Smith J. Role of the self-concept in the perception of others. Journal of Personality and Social Psychology 1985; 49:1494-512.
80. Aron A et al. Close relationships as including other in the self. Journal of Personality and Social Psychology 1991; 60:241-53.
81. Andersen SM, Glassman NS, Gold DA. Mental representations of the self, significant others, and nonsignificant others: structure and processing of private and public aspects. Journal of Personality and Social Psychology 1998; 75:845-61.
82. Bem SL. Gender schema theory: a cognitive account of sex typing. Psychological Review 1981; 88:354-64.
83. Frable DES. Sex typing and gender ideology: two facets of the individual's gender psychology that go together. Journal of Personality and Social Psychology 1989; 56:95-108.
84. Lobel TE, Menashri J. Relations of conceptions of gender-role transgressions and gender constancy to gender-typed toy preferences. Developmental Psychology 1993; 29:150-5.
85. Lippa R. Sex typing and the perception of body outlines. Journal of Personality 1983; 51:667-82.
86. Lippa R. The display of masculinity, femininity, and gender diagnosticity in self-descriptive photo essays. Journal of Personality 1997; 65:137-69.
87. Giavoni A, Tamayo. The psychological synthesis evaluated by the interactive model. Psicologia: Reflexão e Crítica 2010; 23(3):593-601.
88. Block JH. Conceptions of sex role: some cross-cultural and longitudinal perspectives. American Psychologist 1973; 28:512-26.
89. Constantinople A. Masculinity-femininity: an exception to a famous dictum. Psychological Bulletin 1973; 80:389-407.

90. Bem SL. The measurement of psychological androgyny. Journal of Consulting and Clinical Psychology 1974; 42:155-62.
91. Triandis HC. Individualism and collectivism. Boulder, CD: West View Press, 1995.
92. Archer J. The relationship between gender-role measures: a review. British Journal of Social Psychology 1989; 28:173-84.
93. Aubé J, Koestner R. Gender characteristics and relationship adjustment: another look at similarity--complementarily hypotheses. Journal of Personality 1995; 63(4):879-904.
94. Triandis H, Gelfand MJ. Converging measurement of horizontal and vertical individualism and collectivism. Journal of Personality and Social Psychology 1998; 74(1):118-28.
95. Gouveia V et al. Escala multi-fatorial de individualismo e coletivismo: elaboração e validação de constructo. Psicologia: Teoria e Pesquisa 2002; 18(2):203-12.
96. Bem SL. Sex role adaptability: one consequence of psychological androgyny. Journal of Personality and Social Psychology 1975; 31:634-43.
97. Bem SL. On the utility of alternative procedures for assessing psychological androgyny. Journal of Consulting and Clinical Psychology 1977; 45:196-208.
98. Heilbrun AB. Measurement of masculine and feminine sex role identities as independent dimensions. Journal of Consulting and Clinical Psychology 1976; 44:183-90.
99. Lorr M, Manning TT. Personality correlates of the sex role types. Journal of Clinical Psychology 1978; 34:884-8.
100. Silvern LE, Ryan VL. Self-rated adjustment and sex-typing on the Bem Sex-Role inventory: is masculinity the primary predictor of adjustment? Sex Roles 1979; 5:739-63.
101. Custódio MRM. Diferenças na aquisição de força máxima e força de resistência entre grupos tipológicos de gênero. 57 f. Dissertação (Mestrado em Educação Física). Universidade Católica de Brasília, Brasília, 2007.
102. Alves MGS, Cipriani M, Sampaio TMV, Silva AA, Melo GF. Força muscular isocinética em idosas: comparações entre perfis psicológicos de gênero. Revista Brasileira de Ciência e Movimento 2012; 20(4):5-12.
103. Gomes SA, Sotero R, Melo GF, Giavoni A. Avaliação da composição corporal e dos níveis de aptidão física de atletas de futsal classificados segundo a tipologia dos esquemas de gênero. Revista Brasileira de Medicina do Esporte 2011; 17(3).
104. Marques RS, Cipriani M, Melo GF, Giavoni A. Os níveis de estresse pré-competitivo de atletas classificados segundo a tipologia dos esquemas de gênero Motriz 2010; 16(1):59-68.
105. Leite CD. Avaliação da percepção e tolerância à dor aguda dos grupos tipológicos de esquemas de gênero. 96 f. Dissertação (Mestrado Educação Física). Universidade Católica de Brasília, Brasília, 2009.

# Índice Remissivo